编委会

名誉主编： 谢克亮

主　　编： 沈悦好　　刘海迎　　李　静

副 主 编： 李　欣　　周祎旻　　黄冬雪

编　　委： 谢克亮　　沈悦好　　刘海迎　　李　静
　　　　　　李　欣　　周祎旻　　黄冬雪　　王国林
　　　　　　彭　民　　高　莹　　唐　健　　柳　阳
　　　　　　王雪雅　　李　莉　　叶志冲　　高　燕
　　　　　　陈　越　　董丽波　　张　颖　　张　越
　　　　　　陈忆心

天津医科大学总医院危重症救治与舒适化医疗科普基地
天津医科大学总医院全生命周期护理科普基地

Intensive Care Unit

开启重生之门
——走进重症医学（ICU）

名誉主编：谢克亮
主　　编：沈悦好　刘海迎　李　静
副 主 编：李　欣　周祎旻　黄冬雪

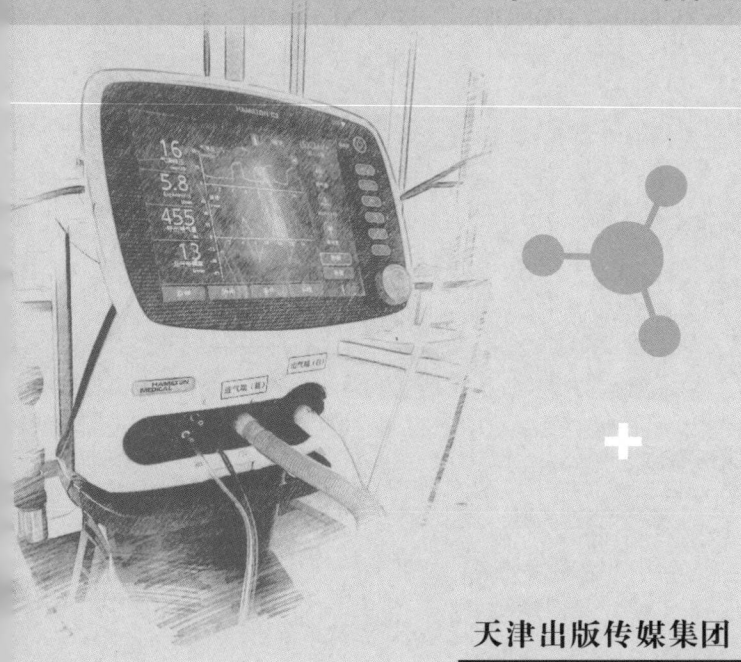

天津出版传媒集团
天津科学技术出版社

图书在版编目(CIP)数据

开启重生之门：走进重症医学：ICU / 沈悦好，刘海迎，李静主编. -- 天津：天津科学技术出版社，2025. 4. -- ISBN 978-7-5742-2961-7

Ⅰ. R459.7-49

中国国家版本馆CIP数据核字第20251Y94W7号

开启重生之门：走进重症医学：ICU
KAIQI CHONGSHENG ZHIMEN: ZOUJIN ZHONGZHENG YIXUE: ICU

责任编辑：	张　跃　王璐瑶
责任印刷：	刘　彤
出　　版：	天津出版传媒集团 天津科学技术出版社
地　　址：	天津市西康路35号
邮　　编：	300051
电　　话：	(022) 23332399
网　　址：	www.tjkjcbs.com.cn
发　　行：	新华书店经销
印　　刷：	天津印艺通制版印刷股份有限公司

开本 710×1000　1/16　印张 18.5　字数 300 000
2025 年 4 月第 1 版第 1 次印刷
定价：99.00元

前 言 /preface

在医院中有一个特殊的地方,它被厚厚的墙壁围着,里面有着最为专业和高效的医疗团队,他们专门负责救治最为严重的病患,那就是重症医学科(Intensive Care Unit,简称ICU)。

ICU这个词对于很多人来说并不陌生,因为它意味着生命的关键时刻,它对于患者的救治、护理和生命安全都有着至关重要的作用。然而,由于ICU涵盖领域广泛、知识面较为复杂,导致很多人对于ICU仍存在一些误解或者不充分的了解,这也是我们写下这本书的初衷。这本名为《开启重生之门——走进重症医学(ICU)》的书,是由天津医科大学总医院重症医学科(简称天总重症)发起,为了让更多的人了解ICU,这套医学科普书使用通俗易懂的语言,脉络清晰地回答了ICU"是什么?""有什么?""发生了什么?"等问题。同时通过ICU里的真实故事让人们认识疾病,增强疾病的预防和救治能力,也让更多的人体会医学人文润物细无声的传承和传播。

本书作者均来自天津医科大学总医院重症医学科(ICU),依托于天总平台,医护团队均拥有坚实的医学背景。天津医科大学总医院坐落于天津市区核心区域——和平区,建筑面积27.55万平方米,床位数2468张,职工人数逾4000人,是集医疗、教学、科研、预防于一体的三级甲等综合医院,是一所现代化医学中心。重症医学科(ICU)是抢救危重症患者的核心科室,其综合抢救能力已达到国内领先水平。重症医学科(ICU)成立于2011年,总医院特委派我国著名麻醉学专家、原总医院副院长王国林教授为重症医学科(ICU)的首席专家和学科带头人。现任科主任为麻醉学和重症医学博士生导师、博士后导师,天津市麻醉学研究所副所长,比利时布鲁塞尔自由大学(ULB)博士后(导师 Vincent Jean-louis 教授),天津市特聘教授青年学者,天津市高校中青年骨干创新人才,天津市"131"创新型人才,天津市卫生健康行业高层次人才"青年医学新锐",天津医科大学卓越教师谢克亮教授。谢主任主持国家自然科学基金4项,教育部留学回国基金和天津市重大研发项目等5项,发表SCI论文110余篇,获天津市科技进步二等奖和三等奖各1项。

天总重症主要收治天津市及周边省市的急危重症患者。科室逐渐发展壮大,共有4个病区、2个层流病房,总床位42张。每年能够收治各种危重症患者3000余例,抢救成功率可达90%以上。科室目前拥有危重症治疗领域所需的先进医疗仪器设备,总价值约4000万元。综合ICU在急性多脏器功能障碍综合征、脏器衰竭、脓毒症、急性中毒、多发创伤、血液重症、各种原因导致的休克、外科患者围手术期监护(如重症产科、心血管外科、多发伤)等方面积累了丰富的临床经验,每年为患者提供危重症救治及术后生命支持,获得医院各临床科室及广大患者的认可与支持。

天总重症还承担着天津医科大学危重症医学医护人员和天津市ICU专科护士的培训及继续教育工作。科室积极鼓励临床技术创新,注重对中青年医师进行核心技术的培养和锻炼,打造了一支以中青年骨干为主体、一专多能、综合实力强的高素质ICU医师队伍。

此外,科室还依托医院实力雄厚的检验科、中心实验室和天津市麻醉学研究所,建立了完善的基础研究平台,在脓毒症与多器官损伤的基础与临床研究方面达到国内领先水平。多年来,科室获得了诸多荣誉称号,在医院的救治工作、卫生人才梯队建设等方面都做出了突出的贡献。

在编写本书的过程中,我们十分注重读者的学习体验,将专业知识以简单易懂的语言表述,尽可能地克服了专业术语带来的难点。同时,我们还加入了丰富的插图和案例,以便读者更直观地了解ICU。我们力求将ICU的专业知识传达给更多的读者,让读者更好地了解ICU的各个方面,此书分为七章,包括:第一章,带

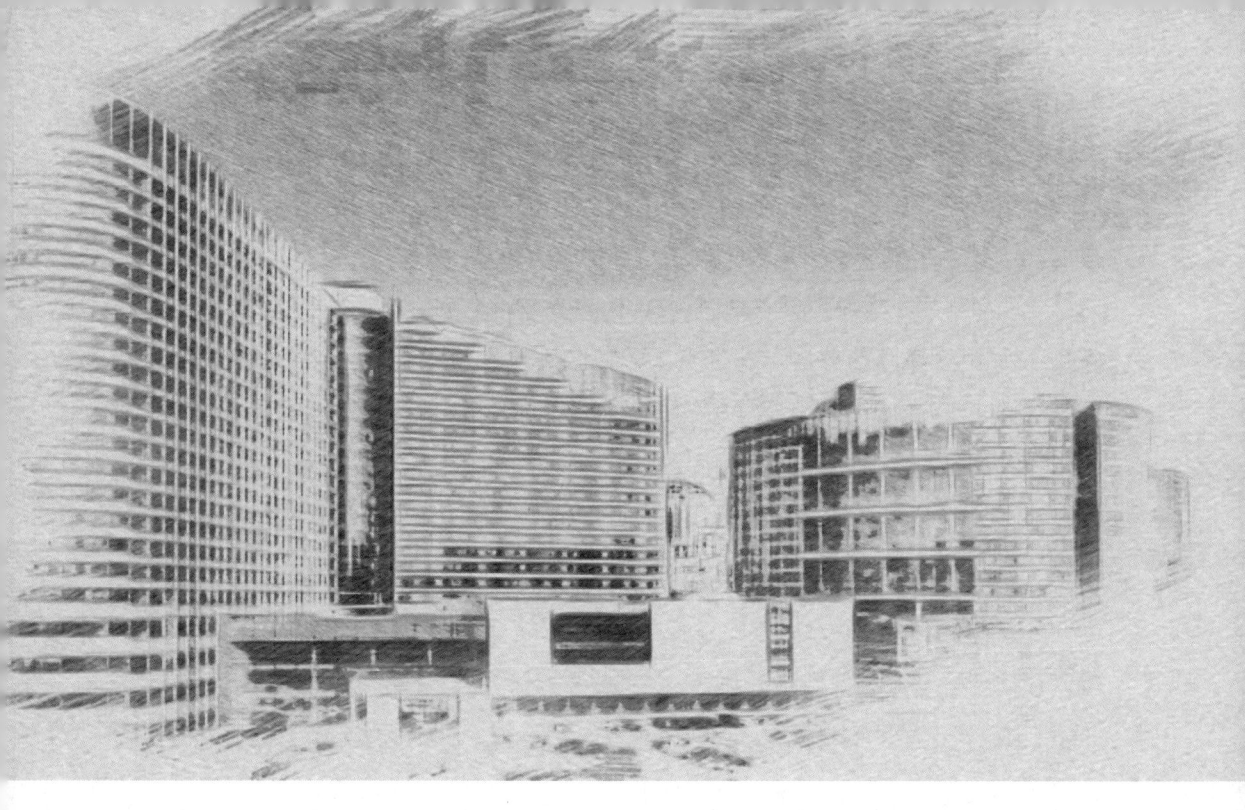

您了解ICU；第二章，ICU里的神器；第三章，ICU里家属的困惑；第四章，ICU里的环境；第五章，ICU里的科普；第六章，ICU里的故事；第七章，ICU里的伦理与法律。在编写过程中，我们参考了专业期刊、书籍、实践指南等，同时也加入了自己的思考和实践体验，力求做出真正有价值的内容。

了解ICU是一次由浅到深的旅程，它将费解的医学用语变成通俗易懂的文字，这不仅仅需要对医学知识深入透彻的理解，还需要收集大众关注的ICU相关的问题，最后我们需要将司空见惯的日常工作讲明白，讲透彻。

了解ICU是一次感悟的旅程，它让我们更加深刻地认识到生命的脆弱和可贵，更加珍惜我们所拥有的一切，更加感受到医护人员的无私和奉献。

了解ICU是一次需要勇气和坚忍的旅程，但它也是一次值得我们去追寻和体验的旅程。它能让我们更加感受到生命的真谛和医学的魅力，能让我们更加成熟和有担当，能让我们更加坚定和自信，去面对人生中的任何挑战和困难。

因此，我们写下这本书，希望能够帮助更多的人深入了解ICU，了解医护人员的辛苦和付出，了解ICU背后隐藏的医学奇迹和人性光辉。在这本书里，我们以最为生动和贴切的语言，介绍ICU的各个方面，让读者们能够更好地了解这个神秘而又充满挑战的领域,为我们的医疗行业加油鼓劲。

最后,要特别感谢谢克亮主任及ICU的各位同仁,在本书的编写过程中,他们提供了大量的实践经验和学术指导,没有他们的支持和帮助,本书的编写将无从下手。同时,也要感谢出版社和编辑们的努力,没有他们的支持和推动,就不可能有本书的出版。

希望本书能够给读者带来帮助,让更多的人了解ICU,感受医护人员的专业和责任,同时也期待读者能够在阅读过程中提出宝贵的建议和意见,为我们提供改进和完善的方向。

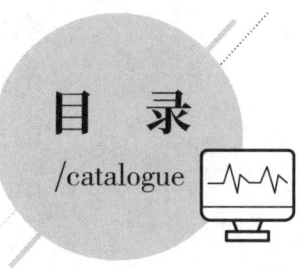

目 录
/catalogue

第一章　带您了解 ICU　　001

1. 老师讲桌旁的座位——揭秘重症监护的起源　　001
2. 医院的"海陆空三军"——不同名称的 ICU 有何奥秘　　003
3. 医院的"SVIP 客户"——ICU 收治什么样的患者　　004
4. "SVIP 客户"特权大起底——ICU 特殊护理　　006
5. "重生"的关键——ICU 康复锻炼　　008
6. 拯救生命的"魔法管"——气管插管　　010
7. 打开生命的"新门户"——气管切开　　012
8. ICU 患者最坚强的后盾——家属必修课　　015
9. 救命的"高速公路"——中心静脉　　017
10. 保护"豆腐块"的水里有什么——腰椎穿刺术　　018
11. 心脏的"最强助手"——体外循环　　020
12. 肝脏衰竭时的"替身演员"——人工肝　　022
13. 救命神技大盘点——ICU 里的生命支持技术　　024
14. 人体"发动机"性能监测——血流动力学监测　　027
15. 卧床患者护肤小秘籍——皮肤护理　　029
16. 此时无声胜有声——ICU 里的非语言沟通艺术　　031

17. ICU——"守护站"还是"保险箱"? ... 033
18. 生命的"营养快线"——胃管 ... 035
19. 守护生命的"特种兵"——ICU 医护人员 ... 037
20. 生与死之间的抉择——入住 ICU 的决策过程 ... 040

第二章　ICU 里的神器　043

1. 重症新宠——电阻抗断层成像技术（EIT） ... 043
2. 救命神器——呼吸机 ... 046
3. 医生的"第三只眼"——重症超声 ... 048
4. 终极武器——体外膜肺氧合系统（ECMO） ... 050
5. 可视化镇静——脑电双频指数 ... 053
6. ICU 里的消防员——冰毯 ... 055
7. 排痰小帮手——电振动排痰机 ... 058
8. 人工肾——血滤机 ... 061
9. 化验小能手——血气分析仪 ... 063
10. 医生的好帮手——心功能监测仪 ... 066
11. 低氧利器——高流量湿化治疗仪 ... 067
12. 预防隐形杀手——空气压力治疗仪 ... 070
13. 搏动生命奇迹——主动脉球囊反搏（IABP） ... 072
14. ICU 里的暖宝宝——体表加温治疗仪 ... 073

第三章　ICU 里家属的困惑　077

1. "千手观音"般的签字功夫——ICU 家属签字之谜 ... 077
2. 守护生命的"保险"——ICU 有创血压监测 ... 079
3. 原谅我们不能"如影随形"——ICU 探视限制的背后 ... 080

4. 不吃饭也能"续航"——ICU 患者营养攻略　082
5. "密室"之内如何"方便自如"——ICU 患者排泄问题　084
6. "一掷千金"的"黄金屋"——ICU 收费　086
7. 给你一瓶"魔法药水"——ICU 镇痛镇静　088
8. 痛苦的"五花大绑"还是安心的"温柔怀抱"——ICU 约束　090
9. 术后康复的"保险丝"——术后患者转入 ICU 的原因　092
10. "体检大餐"把身体"榨干"——ICU 抽血化验　094
11. 挑战与希望并存的一刻——输血　096
12. 大脑的"暂时短路"——ICU 综合征　099
13. 花钱如流水，但病情却"逆水行舟"——ICU 病情变化　102
14. "打破砂锅问到底"——家属与医生沟通的小攻略　104
15. 把握住"生命之河"的源头——输血手续　106
16. 别做"生命刺客" 保护"呼吸之道"——自行拔管的危害　108
17. 清醒患者的"闭目养神"——ICU 患者镇静　111
18. "无声之痛"还是"舒适之门"——将气管切开到底痛不痛　113
19. "守株待兔"还是"伺机而动"——家属要不要一直在门外等待　114
20. 如何当好"决策者"——ICU 患者家属决策攻略　116
21. 兵马未动，粮草先行——入住 ICU 的"战前装备"　118
22. ICU 的"神秘调料"——白醋　120

第四章　ICU 里的环境　123

1. "超五星级"的生命"安全岛"——ICU 环境设施　123
2. 医疗战场上的"前线阵地"——ICU 日常　127
3. 共同的"牵挂"——ICU 管路维护　131
4. 我不是"命运之神"——医护人员眼中的 ICU　133

5. 一墙之隔有何"天壤之别"——ICU VS 普通病房　　137

6. "生死交界"的神秘面纱——ICU 工作环境　　139

7. "飞虎队"的组建秘诀——ICU 工作人员配置　　140

8. "特种兵"是如何练成的——ICU 护士全解析　　142

9. "入住黄金期"——ICU 住院时长　　144

10. 躲在暗处的"敌人"——ICU 感染　　145

11. 演奏最温柔的"终章"——ICU 安宁疗护　　147

12. 唤醒沉睡身体的"全新能量"——ICU 早期活动　　149

13. 换个角度去呼吸——俯卧位通气　　151

14. 强大的"生命支持后援团"——ICU 必备设备　　153

15. 高效的"呼吸道清道夫"——叩背排痰　　157

16. 当手机遇上 ICU　　158

第五章　ICU 里的科普　　161

1. 学科强强联手为生命护航——多学科诊疗　　161

2. 节日杀手——急性胰腺炎　　165

3. 幸福从"心"开始——冠心病　　168

4. 小伤口大问题——破伤风　　171

5. 非同寻常的拉肚子——秋水仙碱中毒　　175

6. 夏日的隐形"杀手"——热射病　　178

7. 食道里的不速之客——食道异物　　181

8. 甜蜜的伤害——糖尿病　　185

9. 哮喘发作多凶险——哮喘急性发作合并心搏骤停　　189

10. 生死时速——心肌梗死　　192

11. 心脏的"门"坏了——心脏瓣膜病　　196

12. 冲动是魔鬼——有机磷中毒　　199

13. 无形杀手——沼气中毒 202

14. 黄金 4 分钟，给生命最大的希望——心肺复苏 205

15. 虚于武侠——曼陀罗中毒 209

16. 身体最重要——心肌炎 213

17. 高血压的危害——主动脉夹层 216

第六章　ICU 里的故事 221

1. 流浪汉的因祸得福 221
2. 受伤的心 223
3. 柳暗花明 226
4. 有时去治愈　常常去帮助　总是去安慰 229
5. 完整的家 231
6. ICU 里的婚礼 234
7. 生命的守候 236
8. 美食爱好者的危险冒险 240
9. 世上最爱您的男人 242
10. 用关怀与呵护去温暖每一颗心 245
11. 一善染心，万劫不朽 248
12. 重生之门 250
13. 从"心"开始 253
14. 保护伞 256
15. 生命相托，全力以赴 259

第七章　ICU 里的伦理与法律 263

1. "医"路护航：医疗法律与伦理的紧密交织 263

2. 医学伦理"指南针":核心原则与实践路径　　　　　　264
3. 破冲突之茧:法律与伦理的协调艺术　　　　　　　　270
4. 临床试验"伦理场":挑战与抉择的交织地带　　　　　271
5. 终末期"十字路口":医学伦理的深度考量　　　　　　273
6. 医疗"警示灯":法律责任与防范策略　　　　　　　　275
7. 医疗纠纷"化解密码":解锁法律解决的路径　　　　　277
8. 医疗"安全盾":合规管理与风险防控　　　　　　　　279

第一章 带您了解 ICU

1 老师讲桌旁的座位
——揭秘重症监护的起源

ICU（Intensive Care Unit）的概念来自现实需求。ICU 从最初观念的提出到建立 ICU 的雏形，直至现在国内外相继建立各种较完善的综合性或专科 ICU，经历了 100 多年的历程。早在 1854 年克里米亚战争期间，弗洛伦斯·南丁格尔为加强监护一些病情严重的伤病员，要求把他们的床位集中放置在护理站附近，这便是 ICU 的雏形，它确立了早期在单独区域内集中治疗和护理危重伤患者的重要性。特别是第二次世界大战期间，专设的休克单元为严重创伤的士兵提供了有效的复苏，这使得人们充分认识到了重症监护的重要性。20 世纪 50 年代脊髓灰质炎大流行，因许多患者需要机械通气，促进了呼吸专科监护病房的建立。1958 年，彼得博士在巴尔的摩城市医院开创了一个多学科综合性 ICU。1970 年，美国重症医学会作为一个独立的学术团体正式成立，从此 ICU 迈入了飞速发展的快速通道。在一些战事频繁的国家和地区，ICU 的发展尤其受到重视。第一次海湾战争中，复杂的 ICU 系统已经部署到多国部队的陆军流动医院。美国开赴战区的最大医疗保障船"仁慈号"，其 1000 张床位中，仅 ICU 床位就达到 80 张。之后，人们在实践中逐渐认识到将病情危重的人员集中在一个区域，由具备特殊医疗和护理技能的医护人员给予密切护理和治疗，可以促使其痊愈。在接下来的几十年里，世界各国医院相继建立了 ICU 病房。现今，对于患者的生存与死亡，新旧技术力量间的较量正逐渐由对疾病的系统治疗转向对危重状态的治疗。换句话说，危重状态治疗的成败决定患者的生命，而ICU就是挽救患者生命的地方。1982年，北京协和医院成立了我国首家ICU病房。2008年7月4日国家对学科进行了认定，在学科分类标准中将ICU作为临床医学二级学科，并建立了学科代码；2009年1月19日，卫生部将《医疗机构诊疗科目名录》中ICU更名为"重症医学科"，重症医学科过去习惯称为ICU，是将危重患者集中管理的病室，配备有专业医护人员及先进的医疗监测和治疗手段。与传统医学相比，重症医学更为关注患者在危重状态时的病情特点和所面临的共同威胁，以及由此导致的器官功能损害。在决定患者预后方面，对复杂和难以驾驭的并发症的控制能力起着越来越重要的作用。这标志着我国重症医学的发展进入了一个规范化、系统化的新阶段。

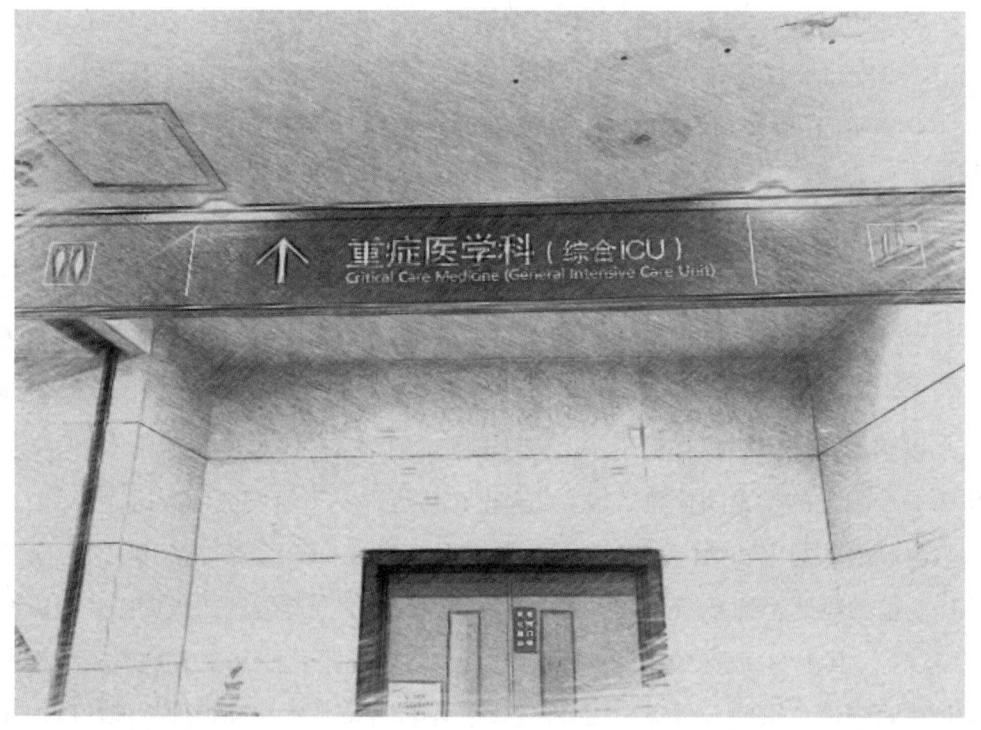

图1-1

2 医院的"海陆空三军"
——不同名称的 ICU 有何奥秘

ICU 分为综合性重症监护病房和专科监护病房。患者由专科医师管理,即相同类型的患者在同一 ICU 单元内,这就是专科 ICU,比如烧伤重症监护病房(BICU)、呼吸重症监护病房(RICU)、肾病重症监护病房(UICU)、新生儿重症监护病房(NICU)、产科重症监护病房(OICU)、儿科重症监护病房(PICU)、麻醉重症监护病房(AICU)、移植重症监护病房(TICU)等。如今,人们逐渐认识到,ICU 患者无论其病因如何,都有类似的临床表现和病理生理过程,由具有重症监护资格的医师和护理人员团队为其提供相关治疗和护理,可以取得更好的效果。因此,逐步确立了综合 ICU 的医疗和护理团队的作用与地位。综合 ICU 主要包括:外科重症监护病房(SICU)、内科重症监护病房(MICU)、急诊重症监护病房(EICU)等。SICU 收治对象:需要血流动力学监测、呼吸机支持或需要进行系统监护的术后患者;伴有心、脑、肺、肝、肾等重要脏器功能不全的创伤、手术患者;大器官移植术后患者;严重创伤合并创伤性休克的患者;创伤患者有窒息史,呼吸异常,需要开放气道或机械通气患者;脑外伤格拉斯哥昏迷评分(GCS)< 8 分,有瞳孔散大或仍表现为意识障碍患者;非计划二次手术术后患者;多发伤患者等。MICU 面向整个内科系统,是专门收治内科重症监护患者并给予加强监护和精确治疗的单位,是各内科重症监护患者的强有力后盾。MICU 收治的患者为内科各种专科患者,广泛覆盖各种系统常见的疑难杂症疾病,包括:急性呼吸衰竭、慢性阻塞性疾病呼吸衰竭、严重肺部感染、肺部肿瘤等各种原因引起的肺性昏迷。MICU 对于重症严重患者严密、动态、准确的检测与及时高效的治疗,尤其在呼吸道管理与机械通气、血流动力学管理、氧代谢管理、液体管理和营养支持,完成各种呼吸衰竭、多脏器官功能衰竭、各类休克等危重病情监护、抢救、治疗与护理。其工作重点主要是生命体征维持、脏器功能替代、内环境稳定、休克复苏、院内会诊抢救等。EICU 收治对象:各种肺内或肺外原因所致呼吸衰竭,需用无创或有创通气支

持的患者；各种原因所致循环衰竭，经一般处理或简单液体复苏仍不能改善者；需呼吸或循环支持的大咯血，消化道大出血患者的保守治疗；重症胰腺炎患者；重度颅脑损伤不能手术或脑梗塞患者，且经呼吸循环支持有可能生存者；早期脑梗塞有溶栓适应证者；癫痫大发作或持续状态，需呼吸循环支持者；急性中毒、电击、溺淹、中暑，需呼吸循环支持者；大面积烧伤，剥脱性皮炎，需呼吸循环支持者，需行床旁持续血液滤过的患者等。综合 ICU 和专科 ICU 各自有不同的特点和作用，专科 ICU 主要接收本专业原发病危及生命的重症患者，治疗上以控制原发病或者该脏器的功能替代为主，突出的是原发病的控制和治疗；综合 ICU 则不着重于专科疾病，而主要关注于各科之间相通的危重病医学方面的问题。

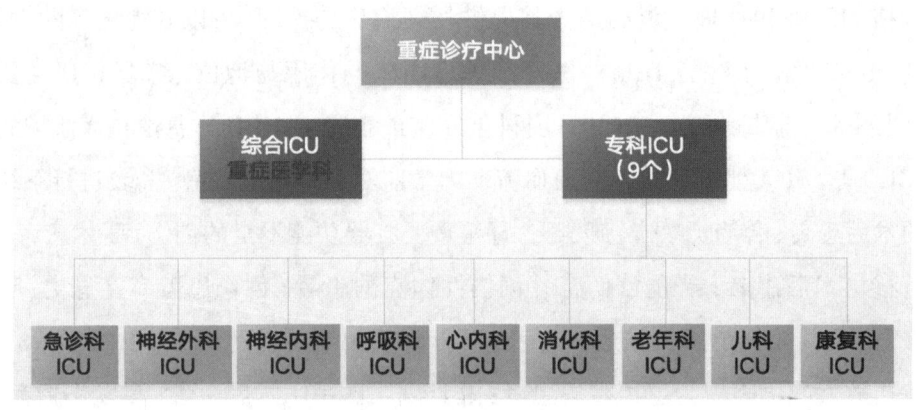

图 1-2

医院的"SVIP 客户"
——ICU 收治什么样的患者

提到 ICU，我们很多人会有一种"惶恐不安"的感觉，有些人甚至将其当作充满了悲痛与希望的"神秘区"。对于被送入 ICU 抢救的患者家属而言，更容易因为焦虑、担忧等产生许多疑问。那么，ICU到底是什么？ICU主要收治哪些患者？

在这个病房里工作的医务人员隶属于一个新兴的医学学科——重症医学科。该学科致力于提高危重患者的治愈率，降低发病率和死亡率，其主要研究内容包括急危重症疾病的发生、发展规律，各类先进的医疗监测与治疗手段等。该学科依托的"阵地"便是ICU，而ICU主要收治的患者为急危重症患者，也就是老百姓常说的"被下了病危通知书的患者"，重症医学是以重症患者为救治对象，探讨疾病进展导致器官损害的发生、发展的特点及内在规律，并在器官损害的早期及时进行干预与治疗，体现了现代医学模式的重大转变，是现代医学的重要组成。重症监护病房的主要收治对象如下。

1. 经ICU救治，在短期内可获得康复的急性、可逆、危及生命的器官功能不全患者，经过ICU的严密监护和加强治疗短期内可能得到康复的患者。比如在严重车祸中出现外伤的患者、急性重症胰腺炎患者、消化道大出血患者、各类休克患者、严重创伤患者、各种气道急症需行呼吸管理患者、急性心力衰竭患者、严重心律失常患者、急性心肌梗死患者等。

2. 存在各种高危因素，具有潜在生命危险，经ICU严密监护和治疗可能减少死亡风险、有潜在生命危险的患者。各种大型复杂手术后的危重患者、全麻术后麻醉作用尚未消失或生命体征尚未稳定、需严密观察的患者。例如，一名需要接受外科手术的患者，如果在术前存在高龄、贫血、营养不良、肝肾功能受损等高危因素或在手术中出现休克表现等，均可能直接导致患者在术后出现高危的生命风险。此时，手术医师通常都会联系ICU，并建议患者家属在手术结束后将患者送往ICU进行监护及动态对症处理，以尽可能地降低患者的术后风险。

3. 在慢性器官功能不全的基础上，出现了急性加重且危及生命的状况、经ICU积极救治可能恢复到原有状态的慢性器官功能不全患者。ICU对此类患者的抢救方式通常为：在解决慢性器官功能不全疾病（例如中风后偏瘫、慢性肾功能不全、慢性心功能不全、慢性阻塞性肺病等）基础上出现的急性病因，以及该病因导致的急性器官功能受损，并在患者离开ICU前，尽量帮助患者恢复到急性发病前的慢性器官功能受损状态，但这些患者仍然需要到专科（比如肾内科、心内科、呼吸科、神经科等）进行长期治疗。例如：慢性心功能不全急性加重的患者，慢性阻塞性肺病并发呼吸衰竭的患者。

患者在到医院就诊时，接诊医生如果发现患者符合以上三种情况，均会紧急邀请 ICU 医师会诊。因此，如果来参与会诊的 ICU 医师明确向患者或患者家属提出需要将患者转入 ICU 救治的建议，患者及患者家属一定要提高重视、积极配合，千万不要因为一时犹豫而错过最佳的抢救时机。

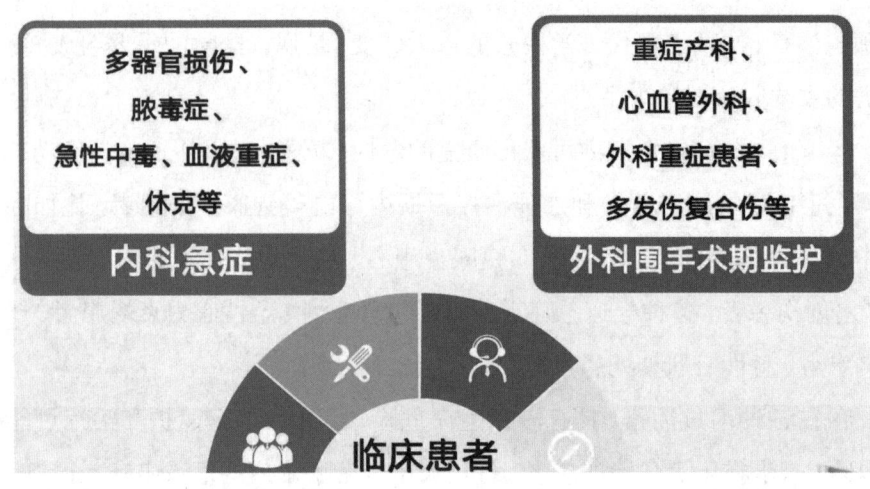

图 1-3

4 "SVIP 客户"特权大起底
——ICU 特殊护理

三分治疗，七分护理，医生的每一项治疗措施背后是护士们繁杂而辛勤的付出，在 ICU 内，更是如此。这里住的患者病情危重，且绝大多数是昏迷或者绝对卧床、生活不能自理的患者；这里没有家属的陪护，所有的工作均由医护人员完成。因而，这里的医护人员往往需要承担更大的压力和责任。不仅需要有精湛的综合业务能力，更要具有强烈的责任心和神圣的使命感，我们每天与时间赛跑、与死神做斗争，努力将专业的医疗护理服务延伸到工作的每个细节。

1. 日常护理类：包括有全身擦浴、口腔护理、会阴抹洗、鼻饲、大便处理等工作。即主要解决的是患者日常"吃、喝、拉、撒"和清洁身体的问题。

2. 针对ICU特殊器官支持的各类护理项目：

（1）针对呼吸系统项目有：气管插管或气管切开护理、吸痰、无创呼吸机或有创机械通气护理、定时翻身拍背护理、振动排痰、俯卧位通气等；

（2）针对循环系统项目有：动脉穿刺置管护理、深静脉置管护理、监测中心静脉压、主动脉球囊反搏护理、ECMO护理等；

（3）针对神经系统项目有：神经系统体征监测评估、颅内压监测护理、镇静镇痛评分、肢体功能锻炼等；

（4）针对泌尿系统项目有：每小时出入量计量、血液透析管道护理、CRRT治疗；

（5）针对消化系统项目有：计量和评估胃液、大便等量和性状；人工肝或血浆置换治疗等；

（6）针对内分泌和代谢系统项目有：监测血糖等；

（7）其他重要引流、造瘘方面的护理：包括胸腔引流、腹腔引流、脑室引流、伤口创面引流、肠道造瘘等相关护理。

可见，在ICU病房中，涉及的护理项目众多，对专业水平的要求十分高。因此，任何一个医院的ICU护理团队，都是由经过严格训练和认真筛选出的专业护理人员组成的，他们都具备高水平的技术、丰富的经验、强烈的责任心。正是这批优秀的护理人员，每日都在ICU病房中，承担着大量而又繁重的特级护理工作。他们与ICU医生一样，在承担体力和技能上的考验同时，也在各类救治急危重症患者过程中承受着心理的巨大压力和情感挑战！

因此，请各位家属放心！我们ICU的护理团队一定会尽最大努力照顾和护理您在ICU病房中的亲人，同时与ICU医生们一起并肩作战，挽救患者的生命！

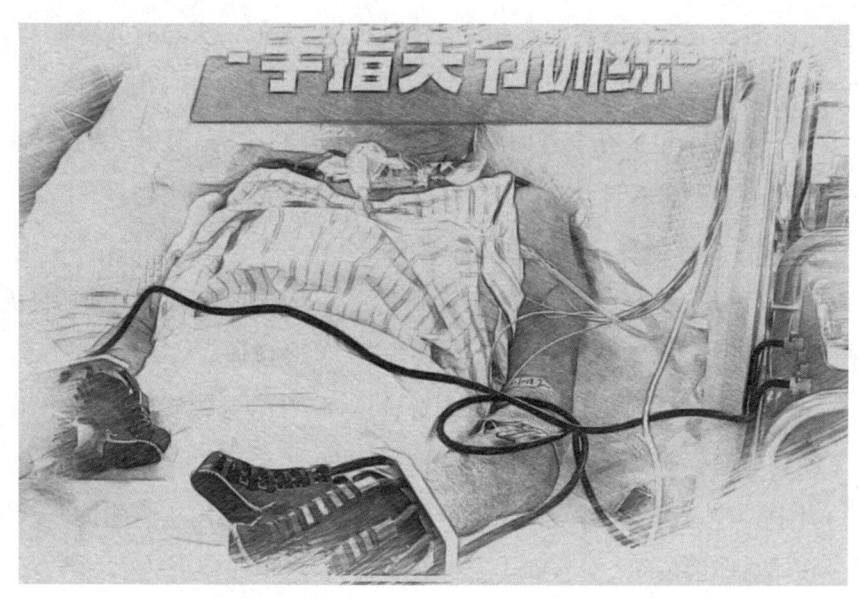

图 1-4

5 "重生"的关键
——ICU 康复锻炼

在患者住院期间,医护人员会进行一些康复治疗,比如呼吸训练、床上运动等等。部分患者和家属可能觉得,在 ICU 住院期间,首要问题难道不是治疗患者的疾病吗?为什么不等出院后再去康复医院进行专业的锻炼呢?那现在让我们一起了解早期的一些看似"不起眼"的康复治疗手段有哪些重要作用吧。

要回答这个问题,我们需要了解一下重症医学这个学科领域发展的新动态。作为重症医学的医务人员,我们的治疗目标已经从原来的力争做到"救活"患者,发展到使活下来的重症患者能够"活好",尽量降低病残率,保证患者及其家庭的生活质量。因此,国内外的重症医学专家们在近些年来,提出并逐渐推广重症康复治疗理念。主要目标是:在对急危重症患者进入 ICU 进行积极抢救过程中,也应尽早启动有针对性的康复治疗活动，从而让患者获得更多恢复身体各项重要机能的机会以及协同促进重症各系统功能支持的治疗。

重症康复涉及的范围广泛，包括神经系统康复、骨科康复、呼吸系统康复等，具体来说，采用的康复措施和手段也非常丰富，例如吞咽功能训练、呼吸肌功能锻炼、作业治疗、四肢功能锻炼、发音锻炼等。

由此可见，康复已经成为成功救治急危重症患者非常重要的部分，也起到了重要的作用。

1. 促进患者早期脱机，缩短住院时间

研究显示，由于重症患者早期接受了康复治疗，气管切开率下降，脱机失败率下降，平均住院时间也随之下降。

2. 改善患者功能状态，降低死亡率

对 ICU 患者进行早期康复治疗可以降低氧化应激以及炎症反应，预防胰岛素抵抗，改善微血管功能障碍。研究发现，早期进行康复治疗有降低住院患者死亡率的趋势。

3. 改善患者心理状态

早期进行康复治疗不仅能改善重症患者的功能状态，在心理状态方面也有很大的促改善作用。当重症患者开始康复锻炼，他们对疾病的康复会更乐观，更有信心。

4. 能够缓解谵妄状态

发生于 ICU 的谵妄及转出 ICU 后认知功能的损害非常普遍。人类疾病和健康的相关研究均提示，运动可以改善神经精神系统的预后。

5. 有助于减少镇静药物的使用

早期深镇静会导致拔管延迟，并对神经系统的预后产生不良影响。在 ICU 优先选择早期活动可以使患者远离深镇静，降低镇静深度。此外研究显示，将早期活动作为集束化治疗的一部分，确实能够使谵妄的发生减半，并使患者的活动加倍。

重症肺炎是 ICU 常见疾病，呼吸机相关性肺炎（VAP）也是 ICU 患者常见的重要并发症之一。早期康复治疗可促进患者配合护士进行痰液体位引流，靠重力作用使肺叶或肺段内深部气道分泌物排出，结合胸部物理治疗，例如叩背、机械振动排痰等则更有利于痰液引流,从而有利于肺炎控制,同时降低 VAP 的发生率。

早期康复治疗能够改善重症机械通气患者的功能状态和心理状态,一旦开始进行康复功能锻炼,患者对疾病的康复就更加乐观。因此 ICU 实施早期康复治疗,有利于重症患者的生理和心理功能的恢复。

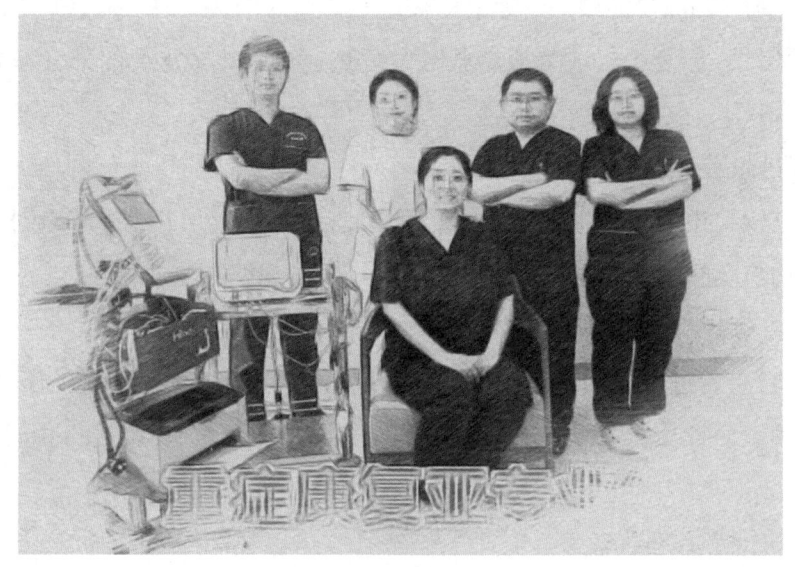

图 1-5

6 拯救生命的"魔法管"
——气管插管

由于呼吸道疾病或其他原因导致呼吸困难的患者进入 ICU 后,医生首先要求家属签字的知情同意书恐怕就是气管插管了。面对医生急切而又焦急的眼神,家属更是六神无主:为什么要气管插管?插管的过程痛苦吗?保留这根管患者会遭罪吗?

气管插管是一种特制的管子,医生通过口腔或鼻腔,穿过声门,将它放置在气管内的过程称为气管插管术，这是一项救命的技术，是呼吸道管理中应用最广泛、最有效、最快捷的手段之一，是医务人员必须熟练掌握的基本技能，对抢救患者生命、降低病死率起到至关重要的作用，为气道的通畅、有效引流痰液及机械通气提供支持与条件。口、鼻、咽及喉部软组织损伤、异物或分泌物潴留均可引起上呼吸道梗阻，威胁患者生命，及时建立人工气道，能够保证上呼吸道通畅，拯救患者生命。

患者意识改变（特别是昏迷）以及麻醉时，正常的生理反射受到抑制，导致气道保护性机制受损，易发生误吸及分泌物潴留，可能导致严重肺部感染。因此对于气道保护性机制受损的患者，有必要建立人工气道，以防止误吸和分泌物潴留。

另外，需要接受有创机械通气的患者，也需要首先建立人工气道，提供与呼吸机连接的通道。通过这根管道，护士能及时吸出气管内分泌物、痰液或异物，防止异物进入呼吸道，保持呼吸道通畅。如果患者需要使用呼吸机，气管插管还是连接患者和呼吸机之间的桥梁，也就是说，呼吸机送出的氧气和人体呼出的二氧化碳都要通过这根管子。

ICU患者的气管插管一般都是紧急气管插管，这主要见于以下几种情况：①患者突然呼吸停止；②由于供氧或通气不足需要连接呼吸机机械通气者；③咳嗽力量弱，不能自行清除呼吸道分泌物、胃内容物反流或出血，有可能误吸者；④呼吸道损伤、狭窄、阻塞，气管食管瘘等影响正常呼吸者；⑤由于呼吸肌的病变，导致无法正常呼吸者。

插管时，医生会采用轻柔的手法，避免损伤牙齿和声带等组织。清醒的患者，大多烦躁不安难以耐受，医生会给予适当的镇静，让患者保持舒适，直到可以拔除气管插管。有效的人工或机械通气可防止患者缺氧和二氧化碳潴留。气管插管是否及时，直接关系着抢救成功与否、患者能否安全转运及患者的预后情况。

气管插管虽然是一项急救的措施，但气管插管的过程也是有一定风险的。气管插管时，尤其是在挑起会厌时，由于迷走神经反射，有可能造成患者的呼吸、心搏骤停，特别是生命垂危或原有严重缺氧、心功能不全的患者就更容易发生了。因此插管前应向患者的家属交代清楚，取得理解和配合。插管时应充分吸氧，并进行监测，备好急救药品和器械。对于插管困难的，有时还需要应用纤维支气管镜引导。最近用于临床的可视喉镜，也为医生带来了很多方便。

经口气管插管的使用快速而方便，在呼吸、心搏骤停抢救时较常使用，但经口气管插管固定困难，大多数患者意识恢复初期，可因烦躁不安或难以耐受，导致过早拔管撤机。对这类患者予以适当的镇静或改变插管方式，可保证适时撤机。需要较长时间机械通气或昏迷者，及痰液较多、排痰不畅者，以气管切开为宜。

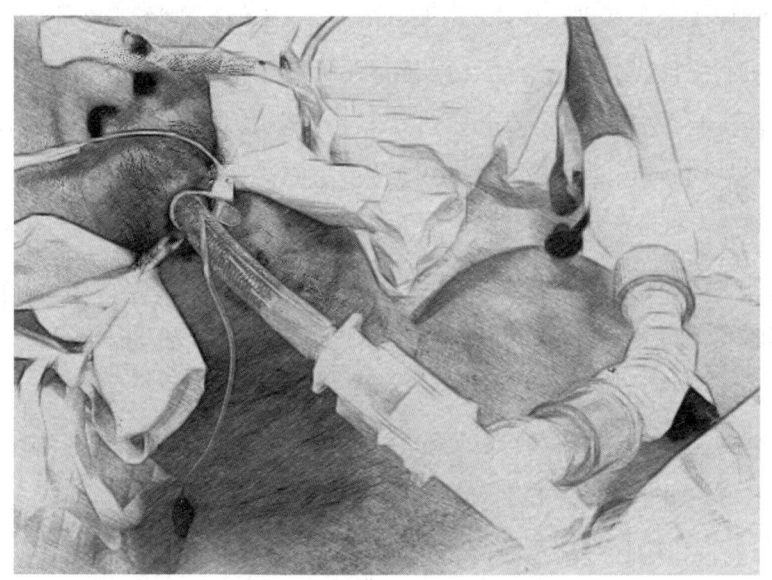

图 1-6

7 打开生命的"新门户"
——气管切开

在 ICU 很多带有气切套管的患者，您可能会疑问，患者都已经气管插管了，为什么医生又让进行气管切开呢？由于气管插管的管腔较长，呼吸的阻力很大，患者容易呼吸费力。气管插管经过口腔进入气管，不利于保持口腔的卫生，成为诱发肺部感染的一个诱因。对于清醒的患者带有气管插管时舒适度很差。当医生建议为患者进行气管切开术时，很多家属陷入纠结甚至抗拒的情绪，担心会导致患者从此不能讲话，生活质量下降。虽然气管切开较气管插管创伤大，手术的过程也有并发症，但气管切开对患者总体来讲还是利大于弊的。

气管切开是切开颈段气管，放入塑料或金属气管套管，建立人工气道的一种方法。气管切开的原因同气管插管基本上是一样的，目的是解除喉头梗阻、呼吸肌功能失常和呼吸道潴留所引起的呼吸困难。与气管插管相比，气管切开放入气切套管后，吸入的空气不再经过咽、喉部，减少了呼吸道死腔，改善了肺部气体交换，也有利于肺功能的恢复。此外，气管切开后也为使用呼吸机提供了方便。塑料气管套管和金属气管套管不太一样，如果需要呼吸机，则必须使用塑料套管，因为塑料套管有球囊，起到封闭气道的作用。气管套管也分为不同的型号，型号越大，管径越粗。使用可以调节长度的气管套管，用于特殊的患者。

常用的气管切开术有传统的气管切开和微创气管切开两种方法。传统的气管切开就是局部麻醉后，选取甲状软骨下缘与胸骨上窝之间作为气管切开的位置，用手术刀依次切开皮肤、皮下组织、肌肉后，暴露气管，在第3~4气管环处，挑开2个气管环，插入气管套管。气管套管上的带子系于颈部，打死结以牢固固定，最后用一块开口纱布垫于伤口与套管之间。经皮微创气管切开时患者的体位、消毒、麻醉与手术部位都与传统的气管切开相同。微创器械包括成套的气管穿刺针和扩张器。用穿刺针成功穿刺气管后，采用扩张器扩张穿刺孔至合适的直径后放入气管套管。较之传统的气管切开术，微创气管切开创伤小，出血少，操作快。

临床中哪些患者需要进行气管切开呢？

1. 预期或需要较长时间的机械通气治疗，以建立人工气道，提供与呼吸机连接的通路。

2. 上呼吸道梗阻导致气管插管困难，如鼻咽及喉部软组织损伤、异物或分泌物潴留、双侧声带麻痹、有颈部手术史或颈部放疗史等无法气管插管者。及时建立人工气道，能保证上呼吸道通畅，拯救患者生命。

3. 减少通气无效腔，利于机械通气支持：各种原因造成的严重的通气功能障碍，如肺气肿、肺心病，气管切开可减少无效腔容量，改善通气功能。

4.气道保护性机制受损：任何原因引起的咳嗽反射抑制、排痰困难及反复误吸或下呼吸道分泌物潴留，均有必要建立人工气道，防止反复误吸和分泌物潴留。

5.口腔、颌面、咽、喉、头颈部大手术或严重创伤的患者，为了便于麻醉和维持手术前后呼吸道通畅，可预防性气管切开。

6.破伤风患者容易出现喉痉挛，反复抽搐时需要使用镇静药物甚至肌松药物，预防性气管切开，可防止发生窒息，必要时进行机械通气。

7.高位颈椎损伤，特别是损伤后立即出现呼吸困难者，应及时施行气管切开；无明显呼吸困难者，应严密观察，做好气管切开手术准备。

气管切开术是ICU最常用的手术之一。其优点包括患者的舒适性、安全性、便于沟通、便于口腔和气道护理；缩短入住ICU时间、机械通气天数。

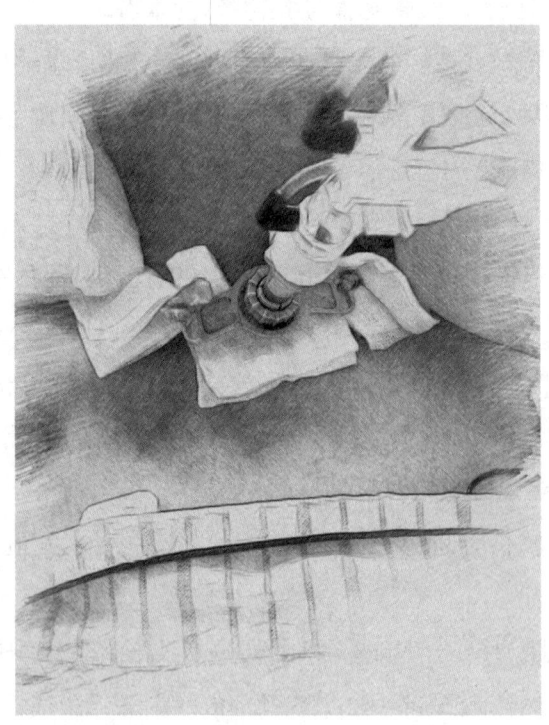

图1-7

8 ICU 患者最坚强的后盾
——家属必修课

ICU 指的是重症医学科，是一个集中了大量现代医学设备和仪器、投入了大量人力物力对出现了脏器功能损害、已经或潜在危及生命的患者进行严密监护、脏器功能支持、生命体征维护的学科。因此，如果您的亲人需要收入 ICU 救治，那患者往往已经存在或潜在生命体征不稳定、一个或多个脏器功能障碍，危及生命。虽然病情危重，但通过 ICU 的严密监护、精细化治疗，在短期内可能获得康复。当转入 ICU 后，作为亲人的您需要做些什么呢？

1. 充分认识 ICU

您思想上需要做的，就是对亲人所患疾病及目前疾病状态要有一个充分的认识。我们知道，现代医学经过几千年的发展，并且依赖现代化学、物理学、分子生物学等学科的协同发展，已经取得了很大的进步，但是医学其实还有很多未知和无奈之处，很多疾病和脏器功能损害往往是不可逆的（如肝硬化、肺纤维化、心力衰竭、慢性肾衰竭等），对于这部分患者，我们转入 ICU 的目的主要是进行脏器支持，通过对患者的精细化管理，维护好患者身体细胞生活的环境，帮助患者熬过当前的难关。但对于很多患者，由于往往存在多个脏器功能损害，治疗矛盾非常多，犹如走钢丝，随时可能掉入万丈深渊。因此，即使转入 ICU 后医生会穷尽一切努力救治患者，但很可能未必能保证患者有一个好结果，家属应有充分的认识和心理准备。

2. 充分理解 ICU

作为家属，对于后续的治疗时间应当有充分的思想准备。或许有的时候家属会以为患者转入 ICU 只是监护一两天，没事就能出来。常言道："病来如山倒，病去如抽丝。"患者一旦发展到危重状态，需转入 ICU 救治的程度，基本上不可能三两天就能够"平稳转出来"，一旦决定转入 ICU，家属就应当做好长期作战的准备。

3. 充分配合 ICU

家属需要对治疗费用方面有充分的准备。毕竟，对于危重患者，我们对患者身体的任何一个微小变化都要微察秋毫,犹如对一株极为娇嫩的幼苗灌溉一般:多一分,则水漫金山;少一分,则海枯石烂。因此,对于危重症患者,需要集中大量先进仪器设备,投入大量医护人力,对患者进行监护、精细化管理,能根据患者病理状态、监测结果,及时、精准调整治疗方案,且往往需要使用大量品质优良的药物、耗材。因此治疗费用往往较为高昂,作为家属,应当做好充分的准备。

ICU患者不需要家属的陪护,探视时间也是固定的。家属可协助医生治疗的方面包括:①提供全面详细的病史及诊治经过,以利于医生对患者病情做出正确诊断及治疗;②及时缴纳费用,以免影响用药,耽误治疗;③与医生良好沟通,以利于定制下一步诊疗计划;④如患者病情较稳定,可按时提供适宜的饮食。

当然,我们每天对患者悉心救治,评估患者疾病发展状况并及时告知家属。但毕竟医学是一门非常专业的学科,医生和家属拥有的知识和掌握的信息不对等,因此家属未必能完全明白患者疾病状态和救治措施。但是,对患者的救治,绝对不是一位非专业人士上上网,度娘就能解决问题的。因此作为家属,应当对医生有足够的信任,让医生敢于救治,只有这样,才有可能对您的亲人有最佳的方案和结果。毕竟,医生、患者和家属是同一战壕的战友。

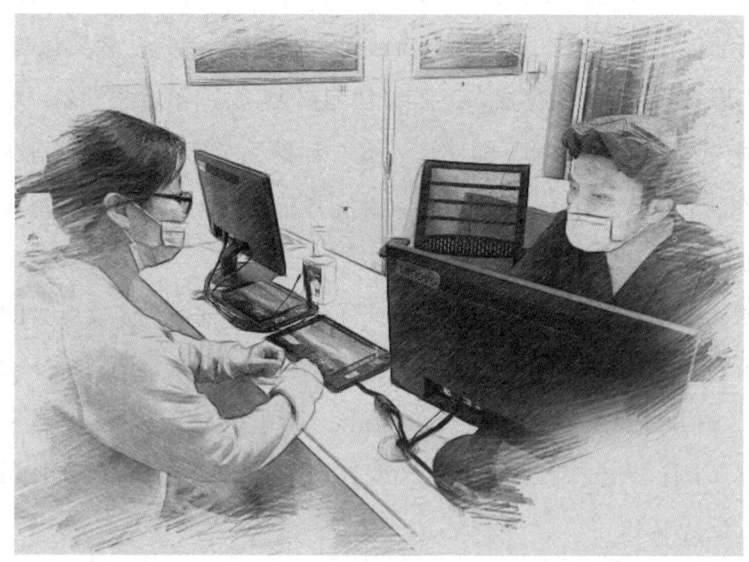

图 1-8

9 救命的"高速公路"
——中心静脉

相信生活中每个人都有生病去医院输液的经历,护士会娴熟地在患者的手上扎上一根细细的针,液体顺着这个通路进入患者的血液内,扎针的这个血管就是我们平常所说的"小静脉",一般的患者用根小静脉输液就足够了。中心静脉我们也称为"大静脉",中心静脉导管就是放置在人体的大静脉内的。中心静脉导管是指经颈内静脉、锁骨下静脉或股静脉置入,尖端位于上腔静脉或下腔静脉的导管。我们体内相对比较表浅又容易穿刺到的有锁骨上、下静脉,颈内静脉和股静脉等。因此这些静脉也成为留置中心静脉导管时最优先考虑的位置。

为什么部分患者一旦进入ICU,医生就会要求留置中心静脉导管呢?

首先重症患者需要通过静脉而不是口服用药,需要建立输液通路,为反复输液建立良好的通道,保留时间长,避免反复穿刺造成痛苦。小静脉输液的速度是受限制的,而中心静脉能满足大量快速静脉输液的要求,如休克的患者或失血量较大的手术患者,有了中心静脉,就能在短时间内输入大量的液体,而外周小静脉满足不了这些要求。具有刺激性的液体,经外周静脉输注时会产生静脉炎,而中心静脉就可以避免。经中心静脉输注的药物能够达到全身起效的时间要明显快于外周小静脉,所以还可以为抢救赢得时间。肿瘤患者化疗时应用中心静脉能防止化学性静脉炎的发生,防止药液外渗。中心静脉还有一个特点是能够满足长时间输液的要求,因此成为长期肠外营养、长期抗生素注射、长期止痛药注射的给予途径。

中心静脉置管的另一个重要作用是提供监测的途径,这是外周小静脉根本无法做到的。中心静脉导管的尖端放置在上腔静脉和右心房交界处,通过中心静脉导管的远端测得的压力称为中心静脉压,反映右心房的压力,是用于评估循环的重要生理参数,用于判断右心功能和体内有效循环血容量的多少。

临床中选择不同的穿刺部位,对患者的危险性是不同的,由于股静脉周围只有动脉、肌肉和神经,而且体表可以压迫,因此穿刺时发生出血的危险性要小于颈内静脉和锁骨下静脉,并且不会发生气胸。但是由于靠近会阴部,发生感染的机会要多于上述部位,影响患者下床活动,长期放置发生下肢深静脉血栓的机会也大。颈内静脉和锁骨下静脉相比,都可以发生气胸、出血等并发症,但是颈内静脉还会影响头部的活动,所以,对大部分 ICU 的患者来说,锁骨下静脉是我们最常选用的位置。

建立良好而有效的深静脉通道是抢救患者成功的关键之一,深静脉置管具有方便快捷、创伤小及输液速度快等特点,且可通过导管监测中心静脉压,及时了解液体平衡及心功能状态,是危急重症抢救过程中实用而可靠的治疗及监测手段。

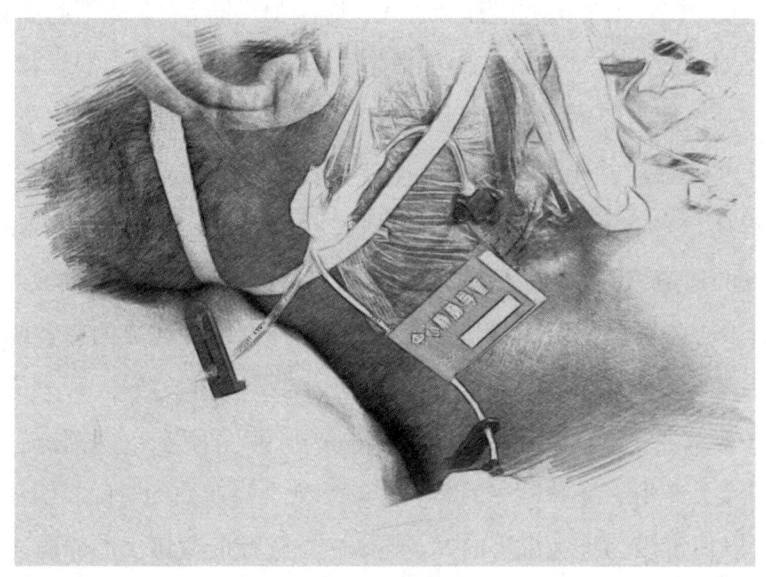

图 1-9

10 保护"豆腐块"的水里有什么
——腰椎穿刺术

"腰穿"是腰椎穿刺术的简称,是神经系统疾病诊断和治疗过程中常用的操作。"腰穿"是在腰部用细针通过腰椎间隙穿刺，收集一些脑脊液进行检验分析，能给神经系统疾病的诊治提供重要信息。平时很多人对"腰穿"有恐惧心理，认为"腰穿"是骨髓腔穿刺，放出的脑脊液会伤害人的"元气"，甚至会影响人的功能与生命等。其实这种认识是错误的，有些疾病本身会导致患者智力障碍，比如脑膜炎、脑炎等，而和腰椎穿刺没有关系，且穿刺针只是抽取少许脑脊液，并未触及脑组织或脊髓。

穿刺前，患者取侧卧位，头颈部和两膝尽量屈向胸部，腰背部向后弓。这种屈曲位使腰部屈曲，棘突间的椎间隙变宽，利于腰穿针进入鞘膜囊内。穿刺结束后，医生一般会嘱咐平卧4~6小时。

正常人颅内有140~180毫升脑脊液，平均150毫升。脑脊液平均以0.3~0.4毫升/分钟的速度产生，也就是每天可以产生500毫升左右脑脊液，同时也吸收这么多，达到一个平衡。因此，腰椎穿刺仅取脑脊液几毫升，是很安全的操作。腰椎穿刺毕竟是有创的操作，会有一定的损伤性，比如出血、感染、疼痛等，在操作过程中严格按操作规范执行，发生并发症的概率极低。

有人会问那什么是脑脊液呢？

我们的大脑外包裹着一层薄薄的膜，这层膜叫软脑膜，在软脑膜之外，还有一层稍微厚一点的膜，叫蛛网膜。在蛛网膜和软脑膜之间有一个间隙，这个间隙被称为蛛网膜下腔。在这个间隙里面，有供应大脑的血管，而且还充满了一种清亮的白色液体，这就叫脑脊液。我们还可以有个生动的想象：脑组织就像是豆腐块，装在塑料袋里，然后把袋子放在木盒子里，木盒子就是硬脑膜，塑料袋就比作蛛网膜。我们在袋子里加点水，可以减轻豆腐块活动中碰碎的风险，袋中的水就是我们上面提到的脑脊液，这样想象的话，大家是不是更容易理解了。

我们大脑表面的蛛网膜下腔和脊髓的蛛网膜下腔是相通的，一直从大脑延伸到我们的腰背部。所以医生可以通过腰穿找出脑子的毛病。当我们的脑组织发生了病变的时候，比如有炎症的时候，脑脊液的颜色可能会变黄，变浑浊；血管发生破裂有出血的时候，会出现血性脑脊液。我们不光查看脑脊液的颜色，还要检查脑脊液中的白细胞个数，蛋白质、糖等成分的变化，另外还可以查找有没有病原菌或者寄生虫、肿瘤细胞等等。随着分子生物学的发展，现在通过围绕脑脊液开展的检查越来越多，可以帮助我们发现许多以前未知的疾病。

因此，"腰穿"在某些神经系统疾病的诊断治疗过程中是必须的，有时是其他方法不能替代的，只要很好地把握适应证，正确熟练地规范操作，"腰穿"并不可怕。

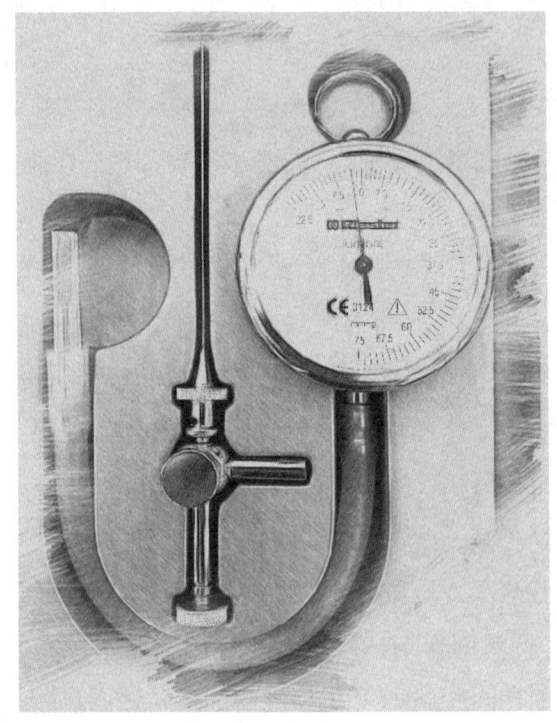

图 1-10

11 心脏的"最强助手"
——体外循环

有人或许会疑惑，心脏搭桥手术毕竟是在心脏表面进行，还能理解，可其他手术竟然是在心脏里面进行操作？可是人的心脏一直在跳动，给全身供血，心外科医生是怎么做到的呢？这就涉及心外科手术一个极其重要的组成部分——体外循环。

所谓体外循环，就是指心脏停止跳动期间，血液在身体外部特殊装置中循环的过程。其原理是使用人工管道将人体的大血管与人工心肺机连接，将静脉血引出到氧合器（即"人工肺"）内充入氧气，并同时排出二氧化碳，再经过血泵（即"人工心"）将含氧的血液注回动脉系统，从而使血液绕过心脏和肺的正常循环而在体外进行血氧交换，这一过程就是所谓的体外循环灌注技术，简称体外循环。体外循环过程中，由于人工装置取代了人体功能，因此也称心肺转流，体外循环机也称为人工心肺机。

进行体外循环的目的是在实施心脏直视手术时，维持全身组织器官的血液供应。在体外循环下完成的心脏手术称为心脏直视手术，是相对心脏闭式手术而言的术语。正是这一技术，使得心脏外科医生可以在没有血液的情况下清楚地看见心脏内部的结构，并可以在心脏完全静止的情况下进行手术，从而极大地提高了手术的准确性，也降低了手术操作的难度。

其实，这项技术已经有六十多年的历史了。1953年，美国外科医生Gibbon成功完成了人类第一例体外循环下心脏手术。Gibbon医生自己发明了人工心肺机，他用自制垂屏式氧合器人工心肺机，为一名房间隔缺损患者进行体外循环心内直视手术，这一成功宣告了体外循环时代的到来。心中直视手术时，外科医生需要将患者的心脏"暂时休息"，利用一系列特殊人工装置将回心静脉血引流到体外，经人工方法进行气体交换，调节温度和过滤后，输回体内动脉系统，这项重要的生命支持技术既保证了手术时安静、清晰的手术视野，又保证了心脏以外其他重要脏器的供血，是心脏大血管外科发展的重要保证措施。

体外循环基本装置包括血泵、氧合器、变温器、贮血室和滤过器五部分。血泵，即人工心脏，是代替心脏排出血液，供应全身血液循环的装置。氧合器，即人工肺。代替肺脏使静脉血氧合并排出二氧化碳。机体与血槽、血槽与氧合器、氧合器与动脉血泵之间，均需以管道相连接。

毫不夸张地说，如果说心脏外科手术是一艘航空母舰，那体外循环机无疑就是那艘"保驾护航"的巡洋舰。

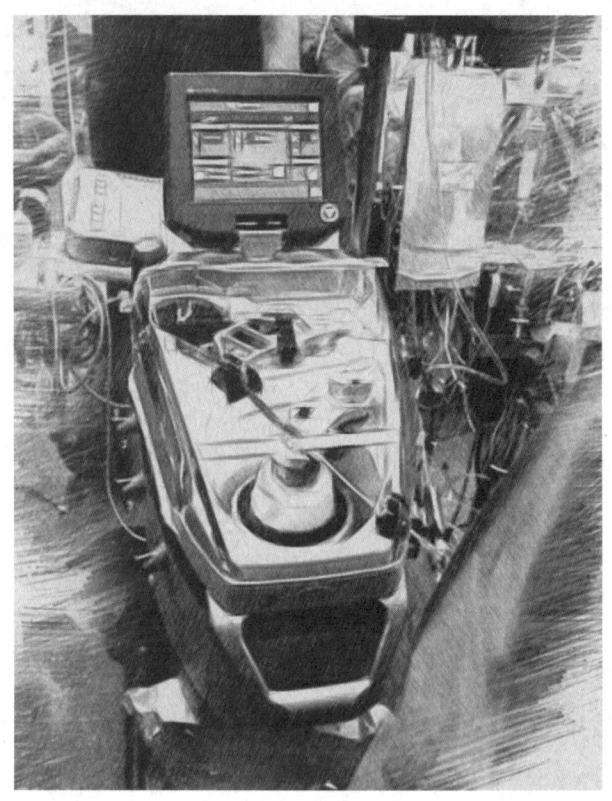

图 1-11

12 肝脏衰竭时的"替身演员"
——人工肝

您知道，人体内最能忍的器官是什么吗？没错，就是肝脏。肝脏，可称作忍者器官，它从不轻易喊疼，当它觉得疼痛难忍时，情况已经相当危险了。肝脏作为人体的"加工厂"器官，具有合成、解毒、代谢、分泌、生物转化以及免疫防御等功能，当受到病毒、酒精、药物、免疫等引起严重损害时，肝细胞大量坏死，导致上述功能发生严重障碍或失代偿，出现以凝血功能低下、黄疸、肝性脑病和腹水等为主要表现的一种临床症候群,死亡率极高,称之为肝衰竭。肝脏是人体的重要器官,相当于发动机。发动机出现问题,人体这台机器将出现一系列的严重后果,甚至停止运转。我们该如何帮助患者清除有害物质?

在临床治疗中,肝脏有一位外援:人工肝。人工肝,并不是放个假的肝脏在体内!人工肝脏是暂时替代肝脏部分功能的体外支持系统,是基于肝细胞的强大再生能力,通过体外的机械、理化和生物装置,清除各种有害物质,补充必需物质,从而治疗肝衰竭或相关肝脏疾病。人工肝可以帮助自体肝细胞再生、肝功能恢复,或者改善晚期肝病患者的症状,成为肝移植的"桥梁",提高患者生存率,简称"人工肝"。

人工肝工作原理和透析类似:机器将患者的血液抽出来,通过不同的吸附柱净化后回输体内,以达到清除致病介质的治疗目的。该技术已在肝病治疗领域被广泛应用。

人工肝适应的疾病广泛包括自身免疫性疾病、高脂血症、毒物中毒、脓毒血症、高胆红素血症等到目前临床上仍以各种原因所致的肝衰竭为主。主要使用孔径大小不同的膜分离血液,利用弥散、滤过、吸附的原理去除各种致病物质,补充蛋白、凝血因子等有用物质来起到治疗的效果。目前治疗模式多样,根据不同疾病选用不同的治疗模式或联合治疗,主要包括双重滤过血浆置换、双重血浆分子吸附治疗等。人工肝治疗使用的主要装置包括各型号血液净化仪器、外周循环血滤管、血浆分离器、血滤器、胆红素吸附器、血液灌流器等所有耗材均为一次性医疗物品,不会重复使用。

人工肝技术就像垃圾转运卡车,把每天体内源源不断产生的代谢废物进行清除,它本领强大,不仅能缓解患者病情,替代肝脏解毒、代谢功能,还能通过人工肝血液净化系统暂时替代受损肝脏行使各项功能,维持内环境平衡,并最终挽救患者生命。

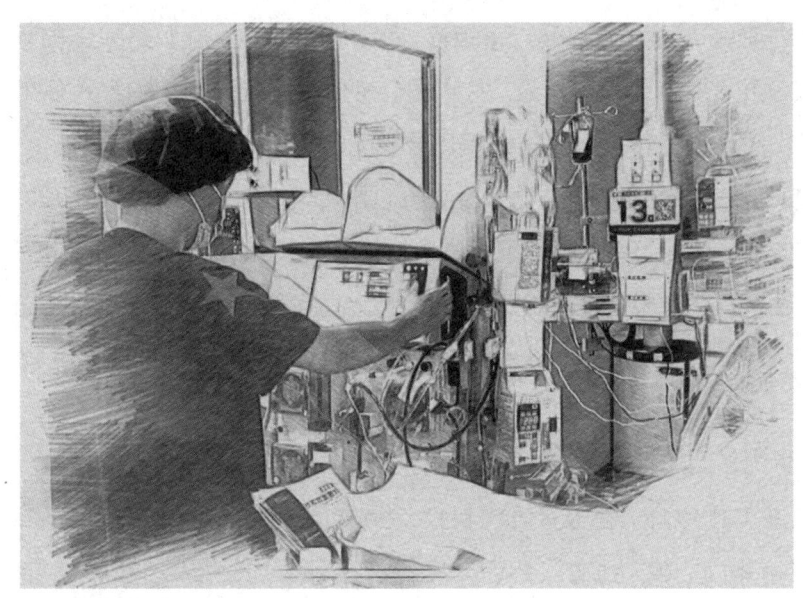

图 1-12

13 救命神技大盘点
——ICU 里的生命支持技术

ICU 是患者的最后一道防线，ICU 不单治病，更重要的是为患者提供生命支持，那作为一个有着各种先进医疗手段保障患者生命安全的地方，ICU 究竟有哪些看家本领呢？

1. 呼吸功能支持技术：机械通气

呼吸机是 ICU 的基本治疗设备，通过经口气管插管、气管切开套管或面罩连接呼吸机来替代、辅助患者的自主呼吸。适用于因各种原因导致肺脏对氧气及二氧化碳不能有效地进行气体交换所致呼吸功能衰竭的危重患者。如：全麻大手术后呼吸功能尚未完全恢复，药物如吗啡、脑血管疾病如脑干出血等引起的呼吸抑制，肺部疾病如重症肺炎、重症哮喘、慢性阻塞性肺部疾病引起的缺氧、二氧化碳不能呼出等，以及神经肌肉系统疾病如重症肌无力引起支配呼吸的肌肉力量麻痹等。合理应用机械通气，可以纠正患者缺氧和二氧化碳潴留状态，帮助患者维持呼吸系统的通气功能，保证全身氧的供应。

2. 循环支持技术：主动脉球囊反搏装置、心脏起搏器

主动脉球囊反搏装置是目前临床应用较广泛且有效的机械辅助循环装置，其治疗机理是球囊在心脏舒张期充气、心脏收缩前放气，由此使心肌供血供氧增加，心肌耗氧量下降，以达到改善心功能的目的。急性大面积心肌梗死、心脏手术等导致心肌收缩功能差引起顽固性低血压的危重患者，应用血管活性药物如多巴胺、去甲肾上腺素、肾上腺素等收缩血管药物往往不能有效改善血压，长时间低血压则会导致全身脏器灌注不足、缺氧、功能损害。主动脉内球囊反搏装置可以有效提高血压，尤其是舒张压，以保证心脏和其他重要脏器的有效灌注，改善心肌供血、供氧，增加心肌收缩力。

心脏临时起搏器主要用于抢救和治疗某些严重的心律失常及心律失常导致的低血压、心脏骤停等。如急性心肌梗死、高钾血症、抗心律失常药物应用等导致的严重窦性心动过缓及因心动过缓引起低血压的危重患者，通过安装临时起搏器可以维持正常的窦性心律和心脏跳动频率，从而保证全身脏器的有效血液供应，维持正常的脏器功能。

3. 肾脏支持技术：血液净化技术

血液净化技术又称肾脏替代治疗，是利用机器清除血液内代谢产物、过量药物和毒素、纠正代谢失常、清除炎性介质等，以维持体内水和体液、电解质、酸碱平衡的一种生命支持技术，包括血液透析、连续性肾脏替代治疗等几种方式。适用于：急性肾衰或慢性肾衰急性加重伴有高血钾、无尿或少尿、酸中毒、尿毒症，以及伴有急性难治性心衰、急性肺水肿，还可应用于全身感染状态如重症感染、急性胰腺炎来清除炎性介质、药物或毒素等。

4. 肝脏支持技术：人工肝技术

人工肝是为患者提供肝脏功能支持的人工器官装置，目前国内应用的人工肝技术是联合应用血浆置换、血液透析、血液过滤、血液/血浆灌流和分子吸附再循

环等技术,分离血浆和细胞成分,弃去血浆,而将细胞成分和与血浆等量的置换液一起输回患者体内,借以除去患者体内的各种有毒病理性物质如过高的胆汁酸、血氨、内毒素和胆红素等,以减轻肝脏负担、替代肝脏代谢功能的一种治疗手段。

5. 心肺支持技术:体外膜肺氧合(ECMO)

ECMO其本质是一种改良的人工心肺机,核心部分是膜肺(人工肺)和血泵(人工心脏),用于部分或完全替代患者心肺功能,使其得以充分休息,从而为原发病的诊治争取时间。ECMO工作原理是将静脉血从体内引流到体外,经膜式氧合器(也就是常说的"人工肺")氧合和二氧化碳排除后再用离心泵将血液注入体内,承担气体交换和血液循环功能。ECMO是利器,但却不是神器,其并发症也非常多,如出血或栓塞等,与死亡率的增高显著相关,且耗材及维护费用高昂,因此往往是多种综合治疗无效时才使用的"最后一招"。

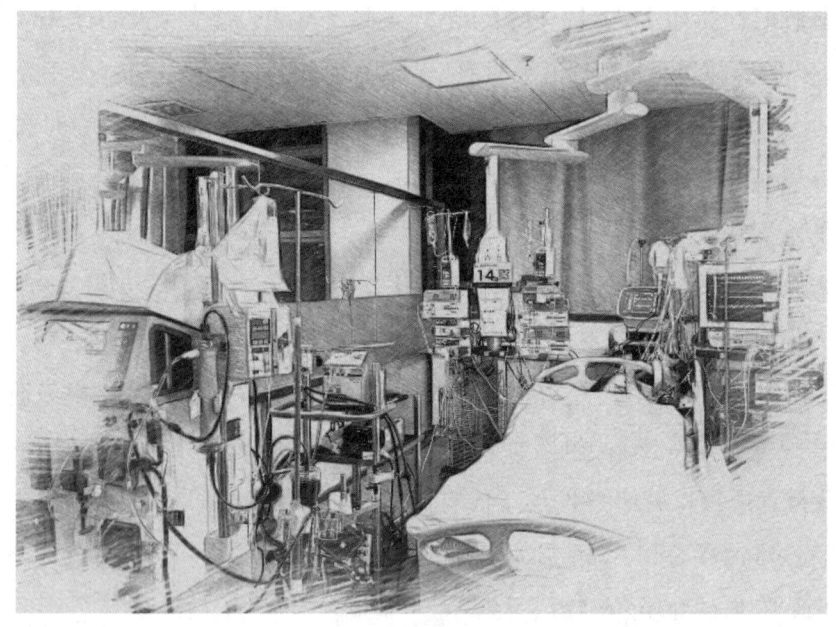

图1-13

14 人体"发动机"性能监测
——血流动力学监测

血液自心脏泵入动脉，经静脉回流至心脏。心脏作为实现泵血功能的肌肉型器官位于整个循环的中心，通过节律性收缩，将心脏内血液重复泵入血管系统。血液循环由肺循环和体循环组成。在肺循环中，血液从心脏至肺部再回流至心脏。而在体循环中，血液经动脉流至各器官再回流至心脏。因为体循环途径长于肺循环途径，所以左心需要更大的肌肉收缩强度。

血液循环为人体细胞提供营养和氧的供给，保护动脉与静脉系统。血液循环的过程能简化成饮用水的分装及销售过程。货车（相当于血液中的血红蛋白）在总批发商处（相当于肺）装载瓶装水（相当于氧气）；接下来货车驶向零售商（相当于左心）；瓶装水被零售商出售给消费者（相当于各器官、组织）；在饮用后空瓶（低含氧血）从消费者手中被零售商（右心）回收；最终，满载空瓶的货车驶回总批发商处（肺），重新灌装饮用水（氧）。确保组织获得足够的氧供应是重症医学治疗中的一个主要目标。根据氧气由空气至机体细胞的级联通路，明确哪一个环节有问题，就可以针对性的治疗。

以下是关于左心与右心的血液循环的详细描述：左心输送的高含氧血液经动脉到达身体不同部位，由大动脉到小动脉最后进入毛细血管。在毛细血管中血液与细胞进行氧气及其他气体的交换。在完成交换后，低含氧血液经小静脉汇入上腔静脉及下腔静脉回流至右心。右心泵出低含氧血液进入作为氧气与其他气体交换场所的肺，在肺泡中，吸入的氧气通过弥散作用进入血液。由此产生的高含氧量血液经肺静脉，回流至左心。随后血液自左心泵出经动脉至全身各器官，完成了一次循环过程。

医生往往通过下面途径增加患者氧供通过调整呼吸机和（或）增加吸入氧浓度来提高摄氧量，增加血液的氧含量。通过输入红细胞，增加氧气的运输载体，来增加血液中的氧含量。增加血流量，从而改善氧供。但通过增加血流提高氧供并不像踩油门可以使汽车开得更快那么简单,我们还需要对决定心输出量的因素有更细致的理解。因此临床上需要血流动力学监测,血流动力学监测由一组专业监护人员通过有创或无创的手段对各种压力、波形、心排血量、动静脉血气、氧合等数据进行测量和分析以判断患者的循环功能状态。

目前临床上的监测方法很多,随着科技的进步,越来越多地采用无创方法。以前需要放置肺动脉导管监测血流动力学,即经体表插入各种导管或探头到心腔或血管腔内,从而直接测定心血管功能参数的方法。此监测方法测定的心排量是临床公认的"金标准",但其有创加上对设备、技术及操作人员的要求,严重限制了它的临床应用。在有创的基础上发展出来的对机体创伤较小的监测方法——脉搏指示剂连续心排量测定监测方法,该监测方式结合了肺动脉导管监测技术原理并通过分析动脉波形获得连续的心排量。该方法导管创伤小,技术要求略低,只需要一根中心静脉导管和动脉导管,无需使用右心导管。现在可以应用多普勒心排量监测。多普勒心排出量监测通过测定主动脉血流而测定心排量。可以监测容量与心腔内径,发现心脏结构与功能问题。此项监测需专业人员操作,难以在ICU持续监测。

现在还有一种微创血流动力学监测系统,该装置与外周动脉导管相连,对动脉波形进行分析,结合患者的个人资料来计算心排出量,而且可以连续监测。其还可同时监测血氧饱和度、血压和血容量,通常用于监测危重病、心血管功能障碍、创伤或大手术的患者,尤其是患者血容量的变化比较大时。

目前临床还通过经食管超声心动图监测心功能,将超声探头放在食管内对心脏大血管进行检查,采用经食管二维超声心动图和脉冲多普勒血流联合应用,并与心电图相结合。其最大优点是可以通过超声观察心脏内部结构,发现气栓或血栓。

对于重症患者而言,患者的前、后负荷及心肌收缩力均发生巨大改变并且相互影响,此时仅根据患者的血压及心率等常见的临床参数,很难正确判断患者的血流动力学状况。临床医生需要更多的血流动力学参数的帮助来准确地判断血流动力学改变,通过分析血流动力学参数从而及时制订或者调整治疗措施。

围手术期的血流动力学监测是反映患者心脏、血管、血液、组织氧供氧耗及器官功能状态等方面的重要指标。通过监测可实时了解患者心功能状态、容量状态，在容量监测下进行合理的容量治疗，可保证围术期患者的循环血容量和组织灌注，从而避免容量不足或是容量过负荷，减少并发症的发生，促进术后恢复。

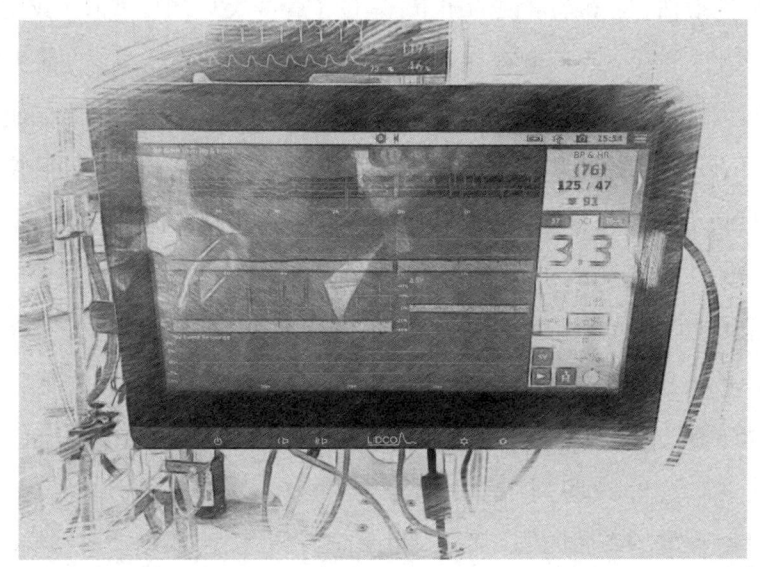

图 1-14

15 卧床患者护肤小秘籍
——皮肤护理

ICU 患者多病情较重且复杂，长期卧床、物理性刺激、营养状况差等多种因素均增加患者皮肤并发症发生风险，不仅增加患者痛苦，而且延长住院时间，造成资源浪费和经济损失。对于长期卧床的患者来说，皮肤护理是家属与护士最为关心的问题之一，因为患者的皮肤很容易出现失禁性皮炎或压力性损伤等问题。

1. 失禁性皮炎是指皮肤长期或反复暴露于尿液和粪便中所造成的炎症，伴或不伴有水疱或皮肤破损。与压力性损伤好发于骨突部位不同，通常呈弥散状，多发生在皮肤皱褶处。临床表现是有红斑的完整皮肤，有或没有浅表性、部分的皮肤丧失。伤口的边界通常不清晰，呈弥散状，伴有瘙痒或疼痛，以及继发性的真菌感染。

2.压力性损伤，也就是常说的压疮，是位于骨隆突处的皮肤和/或软组织的局部损伤。它由强烈和/或长期存在的压力或压力联合剪切力导致，而失禁性皮炎也是发生压力性损伤的危险因素之一。压力性损伤的易发部位多为无肌肉包裹或肌肉层较薄、缺乏脂肪组织保护又经常受压的骨隆突处。比如，在仰卧位时好发于枕骨、肩胛部、肘、脊椎体隆突处、骶尾部、足跟。侧卧位时好发于耳部、肩峰、肘部、肋骨、髋部，膝关节的内、外侧及内、外踝等。临床表现多为完整皮肤或开放性溃疡，可能会伴有疼痛感。医疗器械相关性压力性损伤是由于体外医疗器械产生压力而造成的皮肤或/和皮下组织（包括黏膜）的局部损伤，损伤形状与压迫部位器械形状一致。多发生在使用医疗器械的脂肪组织较为薄弱的部位。比如耳朵、鼻子、嘴唇、脖子、外阴部、手指、腿部等。

无论什么程度的皮肤问题，都会对危重患者的病情、病程造成影响。因此对于皮肤问题，永远是预防胜于治疗。在皮肤还没有出现严重的问题时，就应该采取必要的预防措施来维护皮肤的完整性。

1.避免局部组织长期受压：每2小时翻身一次，必要时每1小时翻身一次；保护骨骼隆突处和支持身体空隙处，可使用各种减压垫或新型敷料；正确使用石膏、绷带及夹板固定。

2.避免摩擦力和剪切力：平卧位时抬高床头一般不应高于30度；半卧位或坐位时间每次缩短在30分钟内，并防止身体下滑；协助患者翻身、更换床单时请抬起患者避免拖拉推等动作；使用便器时，不可硬塞、硬拉，不使用破损的便器。

3.保护皮肤免受刺激：每天早晚各检查患者全身皮肤一次；床铺保持清洁、干燥、平整、没有碎屑；每天用温水清洁皮肤；大小便失禁、出汗及分泌物多的患者，及时擦洗干净。

4.加强营养：应给予高蛋白、高维生素、富含锌元素的饮食，注意少食多餐，纠正贫血、低蛋白血症等易发压力性损伤的危险因素。

危重患者皮肤管理，我们不做"消防员"，应做到防患于未然，预防是关键。

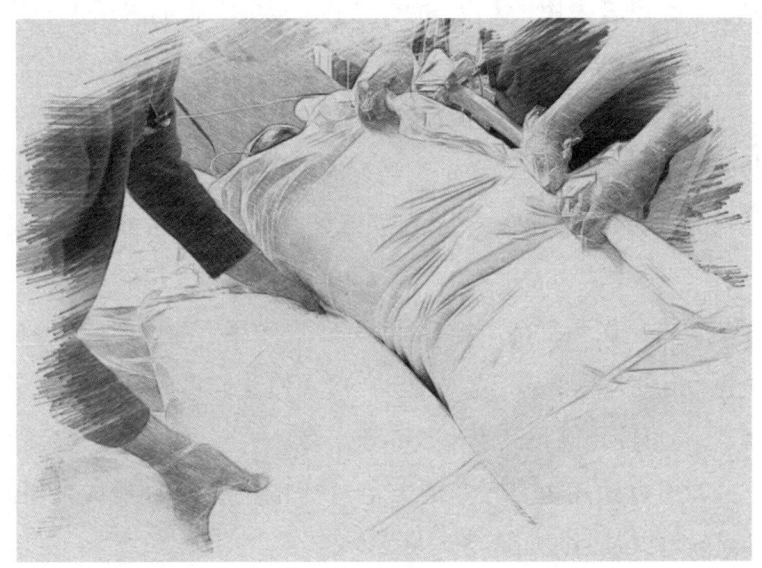

图 1-15

16 此时无声胜有声
——ICU 里的非语言沟通艺术

在 ICU 病房里，收治的患者随时有生命危险，且患者通常因疾病或治疗原因，无法说话无法沟通。许多患者都因气管插管或是气管切开而不能说话，气管插管和气管切开是 ICU 抢救患者的重要手段，是利用机械辅助通气维持、改善患者通气功能的前提。但由于经口气管插管后，患者言语交流障碍，难以表达自身需求，也有一部分患者因为极其虚弱而发音无力，也无法表达，导致诸多沟通困难。ICU 病房中没有家属，患者的护理工作相较其他科室来说更为困难。在缺少了"有声"沟通的情况下，为减少沟通障碍的发生，缓解患者心理问题。对于意识清醒却不能说话的患者，护士如何与他们进行便捷有效的沟通，就成了医护人员急需解决的问题。

ICU护士会教患者采用"无声"的方法进行沟通。我们采用了规范化的手势语、图片卡、写字板和摇铃等多种便于患者理解和表达的非语言交流方式。

我们会使用这种简单的手势语，例如："好的""OK""可以""不行""放心""特别好"等，与患者进行简单的沟通交流，这种方法尤其适用于老年人，特别是年纪大耳背的患者，听力比较差，当他听不清我们说什么的时候，这种方法更简单易懂。

对于一些想表达更为复杂内容，并且可以自己写字的患者，我们会提供这种写字板和纸笔，让患者写下自己想表达的内容，使我们可以更好地了解患者的身体状况和需求，尽可能地满足其生理及心理需要。

对于一些没有办法用语言呼叫的患者，我们会提供手摇铃或呼叫器，让患者在有需求的时候可以及时呼叫医务人员。

当患者想表达某些复杂的内容，却难以表达清楚以及肢体活动困难，无法书写，我们准备了各种彩色图片，供患者有需要时使用，询问患者是哪一个，患者可以用点头或摇头回应。

总而言之，首先ICU护士会在与患者交流时注意控制自己的声音和节奏，让患者能完整听到并理解所说的内容。其次，ICU病房内一般会准备有写字板、医疗护理措施相关图册等，让不能言语的患者能利用这些工具来反馈自身的感受、表达自己的意愿。这样耐心的"对话"，能提高患者治疗的依从性，也能促进患者身心的顺利康复。而随着接触的增多，护士和患者之间互相的了解也会加深，双方的默契也会大增，护士会与患者约定一些手势，如一个手指表示"口干，想润唇"，用两个手指表示"冷"等。很多时候，家属还在纠结、猜测患者的想法时，ICU护士已经完全明白患者在表情上或者是情绪上的变化的含义，这是在ICU病房里常发生的事情。

ICU医务人员通过有效的沟通方式及措施可以及时反馈患者的信息，满足其生理和心理需求，从而使其更好地配合治疗和护理工作。医务人员会用以上方式与患者交流，这不仅提高了患者插管期间的舒适度、满意度，及时解决患者的需求，也有利于建立良好的医患关系，体现以人为本的思想理念，使患者满意，家属满意。

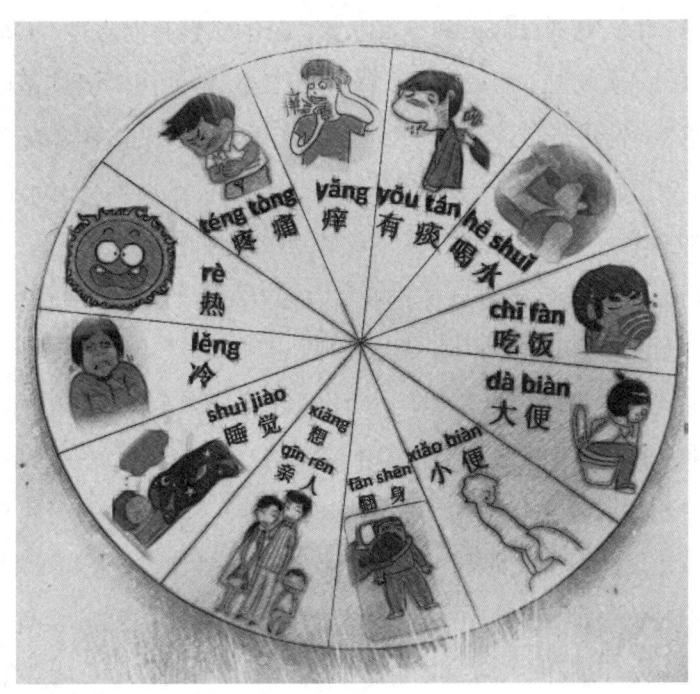

图 1-16

17 ICU
——是"守护站"还是"保险箱"？

ICU 和其他专科一样，是一门科学，而不像买东西，不是花了钱就能得到心仪的结果。ICU 有自己的收治标准，把具有潜在生命危险，有可能在未来的一段时间发生器官衰竭的患者收入 ICU 密切监护治疗，降低因疾病所致的死亡风险，防止恶劣情况的发生，为后续的病情康复创造条件。大部分患者在经过精细地管理治疗后，病情可以得到改善，转入普通病房继续治疗。比如说慢性支气管炎急性发作的患者，出现严重的呼吸困难、呼吸衰竭，甚至引起神志不清、循环障碍，及时通过 ICU 的呼吸支持治疗，并加以药物阻断病情的急性进展，使疾病得到有效控制，症状得以缓解，并恢复到发病前的慢性状态。医学科学有局限性，不是万能的。比如大面积脑梗死、脑出血、心脏疾病、严重创伤等，即使患者身体基础良好，也可能因为起病急、病情进展迅速、机体反应强烈，对身体重要脏器造成严重的不可逆损伤，甚至不给我们抢救的机会，直接导致患者死亡，预后不良。对于一些已经严重脏器衰竭的患者，身体机能处于疾病终末期，此时医生的作用远不及患者自身的抵抗力，真正结局如何，患者自身的抵抗力起着关键的作用。

有一些危重患者转入 ICU 后，通过积极治疗能够好转。但仍然有一定比例的患者会恶化甚至死亡，所以医院里的 ICU 常常是与太平间合作最紧密的科室之一。重症医学业内有一项重要的评价指标是 ICU 病死率，也就是一段时间内入住 ICU 的患者中死亡或者恶化自动出院的比例，如果一家 ICU 的病死率过低，并不一定说明这家 ICU 水平高，而很可能说明收治的患者太轻了。ICU 所擅长的是支持治疗，也就是呼吸循环肾脏支持，在支持的同时完善原发病的诊断和治疗，支持的过程给原发病诊治提供了宝贵的时间。总体来说，疾病是否能够治好，很大程度上取决于疾病本身。某些患者不论谁治、怎么治、在哪里治都能好，还有一些患者不论医护多么努力、患者和家属多么积极，也不论是否转到全国乃至全球最好的 ICU，最终都难逃阴阳相隔的结局，只是存活的时间或长或短，剩下的患者才是有可能通过 ICU 医护人员和患者及家属努力而最终转危为安。所以 ICU 并不总是"有效"，而实际上住 ICU 有很多已知或未知的风险。首先，对患者来说，尤其是神志清楚的患者，除了疾病本身的症状外，ICU 诊治所包括的各种穿刺、置管、翻身、吸痰和束缚常常伴随着疼痛或不适，病房内 24 小时不间断照明、此起彼伏的各种仪器报警声，乃至医护人员沟通交流的对话都可能成为噪音，这些都可能成为患者不适的原因。其次，ICU 的诊疗措施和环境本身就是医源性伤害的来源，比如院内感染、穿刺并发症等，虽然有很多预防措施，但是这些伤害一旦发生，对于危重患者来说有可能就是致命的。以院内感染为例，ICU 常常是医院里耐药菌定植的大户，环境中耐药菌的负荷较大，这些耐药菌对普通人可能没有太多影响，但是对于免疫力低下的危重患者来说，一旦定植变为感染，治疗极为困难。

换言之，ICU虽然收治的都是重症患者，但大部分患者经过精细的管理治疗后，原有的脏器功能不全得到控制，病情可以得到改善，甚至康复。当然有部分患者的情况是我们都不想看到，却也无法避免的。

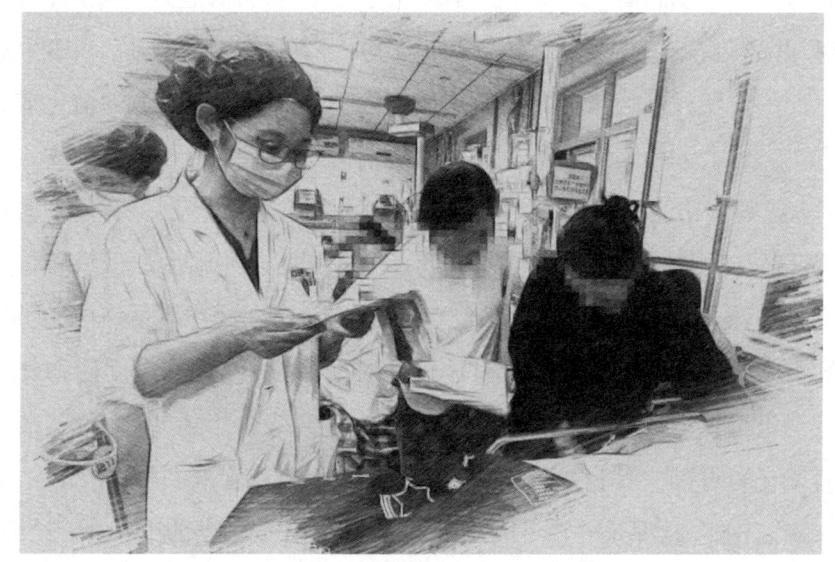

图 1-17

18 生命的"营养快线"
——胃管

胃管是指将管道经患者鼻腔送入胃内。ICU的大部分患者由于疾病原因不能经口进食，需要通过胃管将食物送进胃内。胃管还有胃肠减压和引流的作用，对于消化道出血、胰腺炎等患者，行胃肠减压将胃内容物排出，减轻胃的负担。胃管可真是小管路大用途。

1. 胃管是帮助患者"吃进"东西的专线。在无法正常进食的情况下，经鼻腔将胃管送入胃腔后，可流动的营养物质（流质饮食）就可以通过这根软管被"吃"进胃肠道，使得患者营养与能量需求得以满足；一些昏迷患者，在无法自行口服药物时，胃管也就成为帮助患者"吃"药的重要工具。很多危重患者不能经口进食，比如昏迷、需要经口气管插管接呼吸机的患者，通过胃管可以鼻饲营养液。

2. 胃管也是帮助患者"掏出"东西的专线。一旦将胃管置入胃腔后，就可以用它来"掏"出胃内积存过多的气体或液体，这被称为胃管引流减压。当医生需要知道胃内东西的性状或者为了让胃内的东西不往下走而影响胃以下的消化道疾病治疗时，留置胃管引流减压就成为必须进行的操作。危重患者由于遭受严重创伤、感染、大手术或脏器功能受损等情况，容易并发胃黏膜出血，特别是有基础胃部病变如胃溃疡、胃炎病史的患者，甚至有发生消化道大出血的风险。所以放置胃管后通过定时回抽胃液，若观察到胃液呈暗红色甚至红色，或送检胃液潜血试验呈阳性，提示有胃黏膜出血的倾向，可以及时进行针对性治疗，除静脉应用药物外还可通过胃管注药进行胃内局部止血处理。

3. 胃管还可以减少不良事件的发生，不管是利用胃管来"吃"东西，还是利用胃管来"掏"东西，它都是一项非常有帮助的诊治措施。危重患者由于长期卧床，胃蠕动差，胃肠胀气，吞咽能力下降，疾病本身如颅脑病变导致的高颅压、肝肾功能衰竭、消化系统疾病等致使患者恶心、呕吐，这时胃内容物容易反流呛入呼吸道，引发吸入性肺炎，甚至还可能直接引起窒息、死亡。通过定时回抽胃液观察胃液的量，可以评估患者的胃蠕动情况，指导鼻饲饮食的速度和量，在患者出现恶心、呕吐、胃内容物反流等情况前做出快速处置，预防误吸等不良事件的发生。

放胃管时会出现不适感，但其实放置胃管时的不适感，比我们饮酒过度呕吐时对消化道的刺激要小许多，放置后稍有不适感但可耐受，尤其是近年来高分子材料技术的发展，胃管的直径越来越小，柔韧性越来越好，患者的舒适性也越来越高。

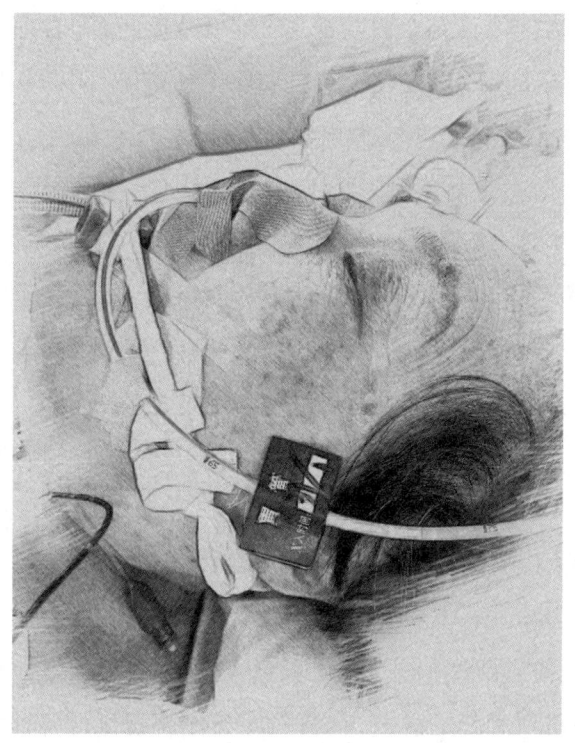

图 1-18

19 守护生命的"特种兵"
——ICU 医护人员

ICU 的医护人员都是受过专门训练、掌握重症医学基础知识和基本操作技术、具备独立工作能力的人员,对专业素质要求更高。

1. 精准的业务水平

医生在进入 ICU 工作之前一般受过专业的训练,熟悉 ICU 的工作流程及常见危重病的诊治。ICU 的患者往往有某一个或几个脏器功能障碍,但人体是一个有机的整体,各器官之间有着非常复杂的相互联系,所以 ICU 的医生都必须接受多个学科的培训，在治疗中具有全面的观念。对于危重患者，必须善于抓主要矛盾，对病情的发展进行全面细致的观察，积极采取干预措施，阻断病理生理发展过程。对于危重情况能够当机立断，迅速作出判断及处理，以免延误病情。所以对 ICU 医生的要求比对专科医生更高，不仅要对本专业研究精深，还要广泛掌握各学科的知识。

ICU 护士的筛选是十分严格的。ICU 患者病情重，病情变化快，随时有危及生命的可能，而在床边能够观察和直接得到第一手临床资料的是护士。当患者病情突然变化时，护士是最早发现并处理的，这种迅速地判断能力是以丰富的临床知识为基础的。ICU 医生所得到的关于患者病情发展的信息很多来源于护士。ICU 护士不仅要有多专科医疗护理及急救基础知识，还要对病情有系统的认识，掌握各种监护仪器的使用、管理、监测参数和图像的分析及其临床意义。

2. 高度的工作责任心

ICU 收治的患者病情都很危重，且瞬息万变。医务人员在岗时一定要思想高度集中，完全熟悉每位患者的病情，认真按照操作规程执行各种治疗和护理措施，严防患者之间的交叉感染，一丝不苟、按时按量保证患者得到及时、准确地治疗。

3. 细致的观察力

ICU 内的患者有些神志不清，有些极度虚弱，有些由于创伤性的治疗不能及时表达出自己的不适变化，此时需要医护人员有细致入微的观察力。如患者基本的生理需要：冷和热，要随时触摸其皮肤；患者满头大汗时是否为低血糖反应；神经科的患者瞳孔的变化反映疾病的变化；管路中各种引流液的颜色、性状、量反映疾病的转归等。病情变化时，几分几秒内就有生命危险，所以要时刻观察好患者的变化，抓住有限的抢救时机，挽回患者的生命。

4. 敏锐的分析能力

在细致地观察到患者有变化之后，要有敏锐的分析能力，要果断、机敏、慎独。任何疾病总是在发展变化的，并无固定模式，要利用学到的丰富知识和逻辑思维能力，对病情变化做出准确的判定，并积极正确处理，使患者通过熟练的诊断和处理被抢救，提高患者的抢救成功率。

5. 具有真诚的同情心

疾病本身对患者及患者家属是最大的威胁。患者进入陌生的环境,对自身生命的担忧,缺少亲人的陪伴,时常表现为惧怕、悲观、无助。此时要充满爱心地关心他们,与患者尽最大可能地交流,帮他们盖盖被子,多一句问候,多一些解忧,多一些安慰,把积极的信息传达给他们。能保持在患者的视野中活动,使患者能得到安全感、亲切感。并随时将抢救、诊断、治疗的信息传达给急切的患者家属,使家属及时得到真实的病情,并疏导家属的情绪,使家属放心地把患者交给我们去救治。

6. 健康的体魄

ICU 工作量重、心理压力大,要 24h 守护在患者的床边。医护人员要保持充沛和旺盛的精力,富有健康积极地工作,以快乐的白衣天使形象给患者以良好的心理感受和美的体验。激发患者对美好生活的热爱和创造美好生活的愿望。

希望我们的精心救治可以减轻患者的病痛,促进患者早日康复。

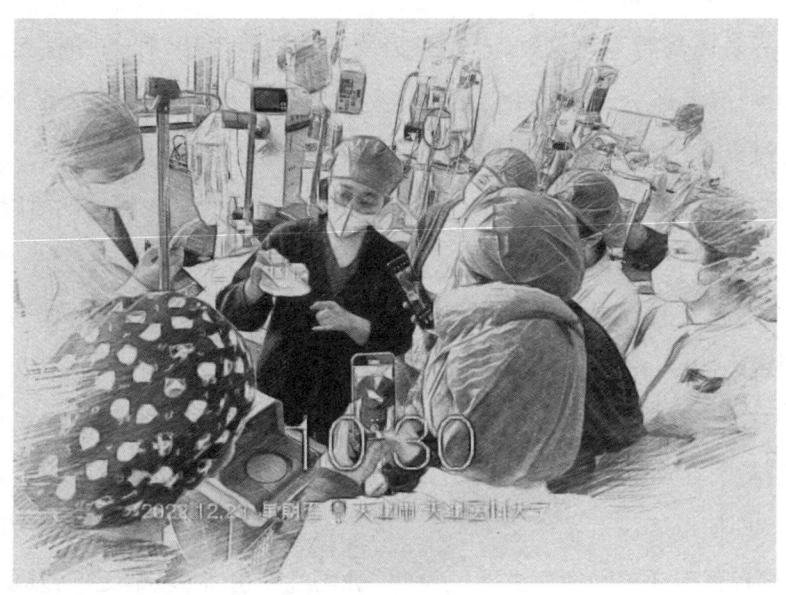

图 1-19

20 生与死之间的抉择
——入住 ICU 的决策过程

在生命最危急的时刻，ICU 成了守护健康的最后防线。如何选择要不要进 ICU？

ICU 的收治范围是有一定标准的，患者是否需要入住 ICU 由专科经治医生及 ICU 医生来判断。他们具有严谨的工作态度和务实科学的工作作风，会从医学专业的角度给患者及其家属提供有效的建议。

如果患者病情不重，却因为过度担忧病情而进入 ICU，会造成医疗资源浪费，从而使更应该得到及时救治的患者丧失机会。另一点，因为 ICU 内不允许家属陪护，而且危重病患者均要进行 24 小时不间断的监测及治疗。陌生环境、声光电的刺激，以及随时可能面临的抢救，甚至周围患者的死亡，都会对患者产生刺激，从而出现焦虑、恐惧等精神异常。

有些患者因疾病本身发展，严重到需要器官功能支持，比如呼吸支持（呼吸机）、升压药或者床旁血液净化治疗，这些措施在普通病房是无法很好地实施。ICU 可通过支持治疗维持基础生理指标，等待针对原发病的治疗起效，或疾病自愈。还有些患者接受了较大型手术，或者因为基础疾病而造成围术期风险增加，需短期内密切监护以防出现恶性事件。这些患者是可能入住 ICU 获益的。如果患者属于急性发病，并且经过积极治疗预后会比较好，且生活质量较高，那么入住 ICU 是非常明智的选择。

另一方面，有一些患者病情其实已处于不可逆的境地，即使收住 ICU 也很难改变最终结局，但如果本人或家属仍希望"搏一把"，ICU 也会考虑收治并实施最后的努力。即使奇迹没有发生，但对亲人来说，这些努力也可能起到很大的安慰作用。如果患者属于老年慢性病进展至晚期、肿瘤晚期患者、救治无望或因某种原因放弃治疗的患者，则不属于 ICU 的收治范围，此种患者则没有入住 ICU 的必要。

反之，如果患者讳疾忌医，待到病情发展到无可挽回的地步，即便是再高明的医生、再先进的技术、再完善的监测设备,也无济于事。因此决定是否入住ICU主要还是要听从医生的建议,同时也要患者及家属根据自身的情况进行慎重考虑。

从ICU专科医生的角度看,主要取决于以下几个因素:年龄和基础生活质量;导致本次入院疾病的可逆性以及预期对生活质量的影响;本人和家属意愿;经济基础。相信专业医生的判断,在医疗方面医生和患者永远在一条战线上,同时,树立理性的生死观,当亲人的生命进入不可逆状态,生活质量难以维系,平静离开并不是一个坏的选择。

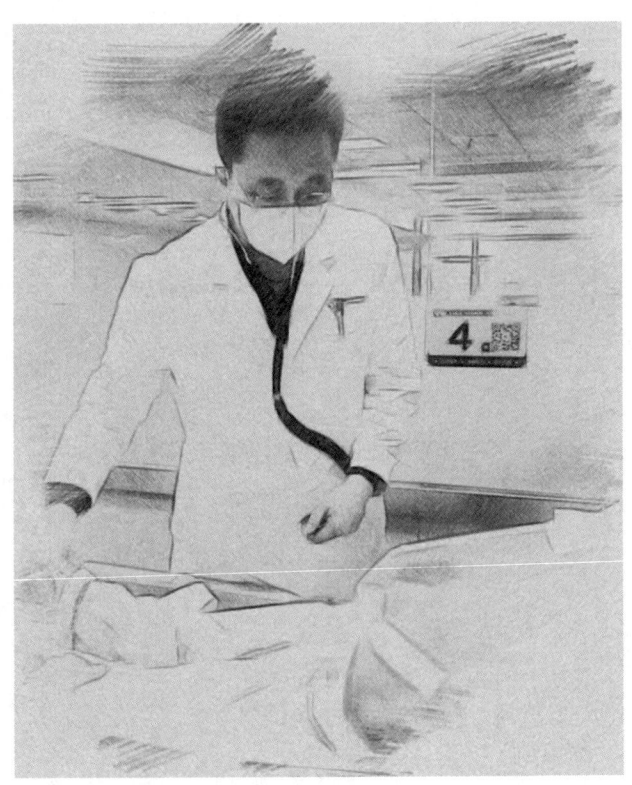

图 1-20

第二章 ICU 里的神器

1 重症新宠
——电阻抗断层成像技术（EIT）

大家好，我是今天的主角，我的中文名字叫电阻抗断层成像，英文名字叫（ElectricalImpedanceTomography，简称 EIT）。我是一种无创、无放射性的影像学诊断方法，支持实时的床旁肺功能动态评估，可作为其他成像方法如 CT 或超声成像的替代方案，EIT 技术以其非侵入、安全无辐射、成本低廉、成像速度快、可连续测量且实时可视化等优点在医学成像技术领域备受关注，在临床具有广泛的潜在应用价值。今天，由我来给大家讲讲我的故事。

我是如何诞生的？

20 世纪 80 年代初，在 Barber 和 Brown 教授的帮助下我诞生了。自此以后，我就在科学界受到越来越多的关注，一大批专家学者都在积极从事相关的研究。虽然我当时并不完美，但是也被应用在了各个科研领域，且都发挥了重要的作用，包括胃排空、肺通气功能监测、肺血流灌注、心脏功能、神经功能、肺积水量化及乳腺癌筛查等。后来，有一大批科研人员对我进行更新换代，我就走进了常规临床实践当中，成了医护人员的好帮手。

医生如何对我进行操作？

我是通过运用电阻抗断层成像技术来持续生成肺通气断层图，实现床旁可视化实时的肺通气监测。首先，需要在胸壁上放一条含有 16 个电极的电极带。另外，身体的中心点须贴上一个参考电极,可确保不同的电极所测得的数据都参照了相同的电位。打开开关,经过一系列专业操作,就能把患者的呼吸状况直接显示出来。简单来说分三步,第一步取出机器,第二步绑上带子,第三步打开机器,然后神奇的图像就显示出来了。我身上不同的颜色代表了不同的含义。

我的超能力

当任何一个重症患者出现严重呼吸衰竭的时候,说明病情已经非常危重,一旦处理不及时,随时有生命危险。此时,医生需要在最短的时间内明确呼吸衰竭的原因,才能争取最大的可能挽救患者生命。ICU医生的十八般武艺必须包括我呀。在很久之前,医生只能靠"视触叩听"去仔细查体,作为肺监测的基本方法,但不能实现定量化实时监测,还有受到个人因素的影响;床旁胸片很重要,积极完善床旁胸片可以明确呼吸衰竭的一些病因,但比较费时,也是只能每次照一次,也存在辐射,实时的X光照射也是不可行的;肺CT当然非常重要,但往往在转运过程中随时可能出现病情恶化导致生命危险,因而并不是每个患者都适合外出检查。铺垫了这么多,终于轮到我隆重登场了,毕竟这是我的专业领域,再加上我的"三无"特征(无需转运、无创、无辐射),最重要的是我具有实时监测肺通气功能,近年来我进一步升级,实现了通过盐水造影进行肺血管灌注显像,让医生识别是否存在肺大血管堵塞,如大面积肺栓塞等。

接下来,我就简单举三个例子来展现一下我的超能力。

①心外科手术后极易出现ARDS(急性呼吸窘迫综合征),就是大家常常所说的"伤心也伤肺",是一种死亡率较高的疾病,所以一旦出现就需要积极抢救,分秒必争。在该患者心电监护和呼吸机均没有发现明确异常的时候,我已经察觉到了异样,医生进行了及时干预,让患者肺通气正常,迅速脱机拔管,转出ICU。别人可能永远都无法体会,但我知道好医生加好武器就是重症患者的福音。

②俯卧位治疗一直是新冠感染患者的有效手段,尤其是重症新冠感染患者治疗的绝密武器,挽救了太多患者的生命。因为我的参与,让俯卧位的治疗效果更加可视化。

③接下来是一位术后出现大面积致死性肺栓塞的患者,EIT肺通气相对正常,

盐水造影肺血流灌注监测，发现存在区域肺灌注缺失稀疏，导致通气血流不匹配，这是患者呼吸衰竭的主要原因。

我是医生的好帮手

重症患者进行标准化和个体化治疗都很重要，目前较多专家都建议在重症患者呼吸管理的各个环节使用 EIT 都要用我来进行监测，对患者的呼吸状态进行连续动态评估，达到精准治疗的目的。通过以上病例的展示，相信大家对我已经有了更加深刻的了解，虽然我在很多患者身上都可能会出现异常，但是背后的病情可能是不一样的，所以必须要医生好好进行把关把关。

既然这么说，那我在评估患者呼吸衰竭的时候就是 ICU 医生最佳的武器了吗？当然不是的。为了更好地为重症患者服务，我也偷偷总结了我和我的小伙伴在 ICU 应用时候的异同，毕竟只有知己知彼，才能让医生在使用我们的时候选择最合适的工具，从而让患者的病情尽快转危为安。

当然一件重症诊疗的新武器，需要大家实践应用才能更好地发现它的优势，同时也能给它提出更多的要求。它还有很多潜能有待开发，以后继续和医护人员共同探索，希望我们的努力能够让更多的患者获益！

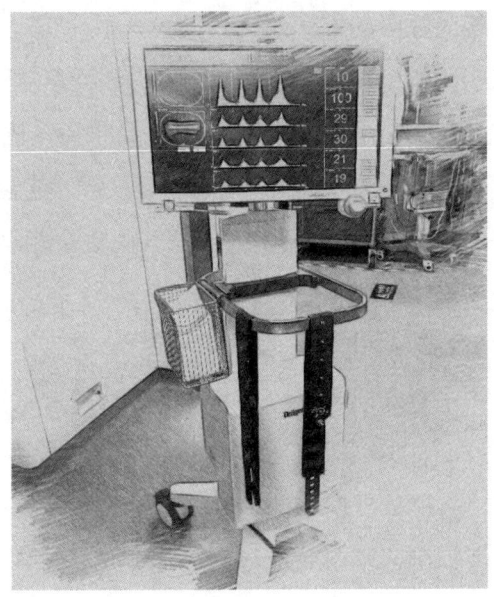

图 2-1

2 救命神器
——呼吸机

ICU 在许多人心中都有一个共同印象——神秘,不仅是因为 ICU 里面全部都是危重患者,还在于 ICU 封闭式的管理,以及超级多的医疗设备,这里的"救命神器"种类繁多、功能齐全。它们随时处于备战状态,是 ICU 的一支"突击队",是医护人员的"得力助手"。2020 年,由于新冠感染,呼吸机变得人尽皆知。说它是 2020 年最具影响力的医疗设备也不为过。下面带大家一起探索呼吸机。

什么是呼吸机?

呼吸机是一种可以辅助患者呼吸,改善气体交换并起到预防和治疗呼吸衰竭,减少并发症,挽救及延长患者生命的至关重要的医疗设备。简单来说,对于肺功能不全、呼吸衰竭的患者,呼吸机就是代替、支持他们呼吸的手段。一方面改善患者缺氧状态,保证重要脏器的氧气供应。另一方面帮助患者排出体内过多的二氧化碳,纠正呼吸衰竭,起到了扭转乾坤的作用。

呼吸机是如何代替人呼吸的?

人在吸气时,肺进行扩张,肺内压低于大气压,因为压差,空气就进入肺内。而气体之所以被呼出体外,则是由于肺缩小,肺内压高于大气压。

呼吸机在吸气相时会产生正压,比患者肺内压力高,就会将气体压入肺内,当压力上升到一定水平时,呼吸机会停止供气,呼气阀也会相继打开,患者的胸廓和肺就会产生被动性的萎陷,产生呼气。

呼吸机有什么类型?

总体而言,呼吸机分为有创和无创两种,主要是通过与患者的连接方式来区分。有创呼吸机:有创即有创伤,为了缓解患者呼吸困难,将一根特殊的管路经过鼻腔或口腔插入气道,这根特殊的管路叫做气管插管,呼吸机与这根管路连接将氧气注入患者肺部。呼吸机还配有加湿器,加湿器可以调整呼吸机向患者输送氧气中的湿度和温度,以保持与患者的体温一致。与此同时,医生还会给使用呼吸机的患者用药,来配合呼吸机进行呼吸。

无创呼吸机:症状轻微的患者不必使用有创呼吸机,医生可为他们使用面罩、鼻罩和口罩这种无创呼吸机来辅助呼吸,多用于神志清楚的患者,无创呼吸机又细分为医用和家用,医用的设备会相对大型,功能复杂、通气模式多样。ICU 中使用的通常是有创呼吸机,以确保患者身体中的血氧能够保持正常水平。

如果把无创机械通气比作危重患者呼吸支持的一根"拐杖"的话,我们的有创机械通气就相当于一把"轮椅"。如果患者病情加重了,患

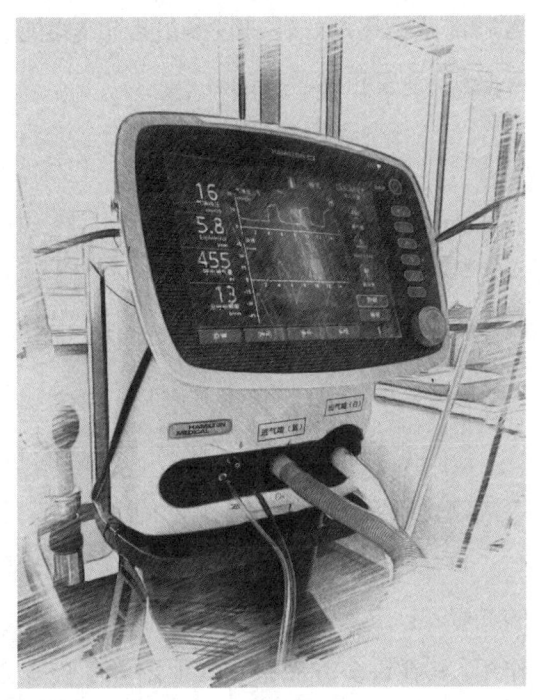

图 2-2

者就不得不暂时换掉"拐杖"而选择"轮椅"。如果患者病情在减轻的话,患者就可以从"轮椅"向"拐杖"过渡。无论哪种方式,呼吸机都在积极帮助患者维持生命。在呼吸机的帮助下,患者的心脏和肺部功能就能得到明显改善。

什么时候上呼吸机?

简而言之,就是患者缺氧了,感觉呼吸困难了,吸氧或者高流量氧疗之后,还是不好,或者一开始患者就处于窒息的状态,那就需要使用呼吸机了。

上了呼吸机,还能吃饭吗?

如果是无创呼吸机,患者通常要佩戴面罩,是无法直接吃饭的。可以在不使用呼吸机的时候摘下面罩吃饭。如果是有创呼吸机,会在口腔内插一根管子进入气道,患者是无法直接吃饭的。一般是输营养液或者用鼻饲管把流食打到胃里。

总的来说,呼吸机是一种能够起到预防和治疗呼吸衰竭,减少并发症,挽救及延长患者生命的至关重要的医疗设备。当患者出现急性呼吸衰竭时,呼吸机就是一种很好的治疗手段。对大部分患者来说,使用呼吸机只是采取临时治疗措施,随

着肺部感染逐渐好转,呼吸功能和咳痰能力逐渐恢复,部分患者是完全可以脱离呼吸机,恢复正常呼吸的。

医生的"第三只眼"
——重症超声

"工欲善其事,必先利其器。"普通的心电监护、无创血压自不必说,今天我就为大家介绍属于我们重症医生特别的"眼睛"——重症超声。

重症超声在近几年的重症治疗及护理过程中已被广泛应用,被誉为医生护士的"第三只眼"、可视化的听诊器,在危急重症患者的救治工作中起着不可替代的作用。其在许多方面有着其他影像学检查方法无法比拟的优势。从超声引导下的各种穿刺到各脏器功能的监测,以及各种类型休克、呼吸困难、循环衰竭、无尿、容量状态、心功能状态、容量反应性评估等临床状况,均可以快速准确地获取患者的临床信息,在诊断方面发挥着非常重要的作用,同时也为危急重症治疗方案的制订提供依据、指明方向。总之,重症超声就是利用超声技术对患者身体各项指标进行评估,从而确定治疗方向的一种技术手段。

为什么要做重症超声?

由于重症患者往往存在多脏器障碍,具有以心肺为核心,恶性循环急剧加重、全身炎症反应失控、全身性病理生理紊乱的特点。患者自我调节能力受限,这就意味着重症治疗的容错空间小,治疗必须更精细、更符合病理生理需求,对重症医生来说是一大挑战,因此要求我们更深入、全面地掌握重症患者的身体状况。通过重症超声,重症医生能快速发现患者当前急需解决的病理生理改变,量化血流动力学和脏器功能状态,进行规范指导和精细化的管理,从而为重症患者的诊疗创造时机。

重症超声与普通超声的区别？

重症超声将患者各器官视为可能会相互影响的整体，通过即时地对各器官部位一起检查，评估患者整体情况。然而普通超声则多以一个器官作为检查目标，检查结果较为单一。普通超声比较重视解剖结构的解读，而重症超声更关注实时变化。

重症超声能做什么？

床旁超声是重症医生在接触重症患者时首先使用的关键设备，因其具有多部位实时动态监测、无创安全、方便快捷的特点，备受重症医生青睐。用它我们可以即时评估患者心、肺、肾、胃肠道、颅内等重要脏器功能和血流动力学状态，排除某些危险性疾病（如急性心包填塞、急性心肌梗死、急性肺栓塞、气胸、急性腹腔出血等），进行各种高难度的血管和体腔穿刺等。在患者病情逐步稳定后，我们可以再次通过超声评估患者治疗后的反应，发现某些潜在的高危因素（如深静脉血栓、肺水肿等）。危重患者的另一个特点是病情变化快，治疗过程中经常需要快速连续评估。床旁超声可以直接推到床边，可以随时检查，反复检查，相比其他影像学检查得到的是某一个时间点的静止图像，超声则可以连续记录一段时间的动态图像，对判断病情变化更有帮助。此外，超声最大的优势是无创、无害。放射检查会伴随着射线的损伤，而超声就完全不用担心这一点了。随着信息技术的不断发展，重症医生的"眼睛"会越来越多，但重症超声的作用始终是不可替代的。并且随着研究的深入，其重要性会愈发凸显。因此，临床上合理、准确、即时地使用重症超声，对重症患者的评估和治疗有着极大的益处。

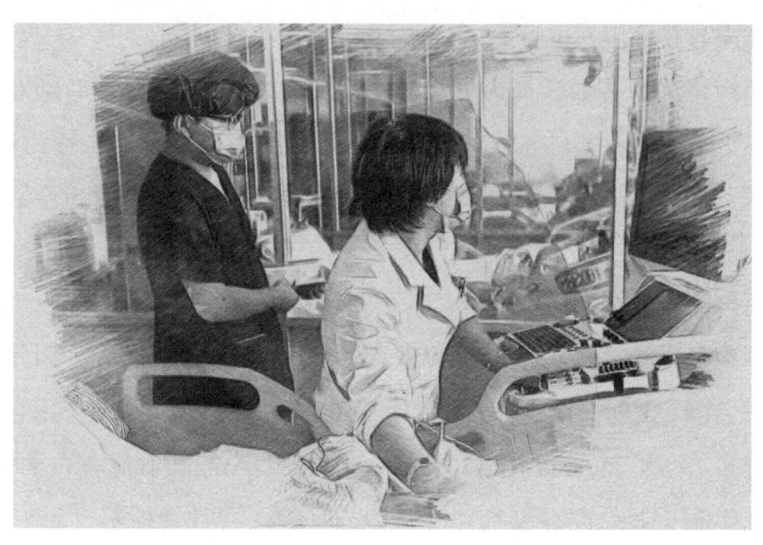

图 2-3

4 终极武器
——体外膜肺氧合系统（ECMO）

说到 ECMO，我们不得不想到 2019 年底暴发的新冠感染，病毒肆虐，席卷着华夏每一寸土地，人民群众的生命及身体健康重于泰山，当生命受到严重威胁时，作为治疗新冠病毒感染重症患者的终极手段——ECMO 则力挽狂澜，得到了广泛的关注与认可。正是因为其具有强大的功能，而且新冠病毒对人体最直接的攻击部位是肺部，因此 ECMO 成为抗疫过程中不可或缺的"神器"，如今已大有"名器"，成了 ICU 医生手中最后一张底牌，也是患者赖以生存的最后一根"救命稻草"。

ECMO 作为近几年医学的高频词，频频出现在公众的视野里，且它能发挥重要的作用，那么，这位"勇士"到底是什么呢？让我们一探究竟吧。它的全称是体外膜肺氧合（ECMO：Extracorporeal Membrane Oxygenation），名字很长，我们国人常把它音译为"叶克膜",简单地可以理解为体外人工肺或人工心肺机。它的本质就是一种走出心脏手术室的体外循环技术,核心部分是膜肺(人工肺)和血泵(人工心脏),这样一台设备可以同时用于部分或完全替代患者暂时罢工的肺脏和心脏,可以进行长时间的心肺支持,使其得到充分休息,为心脏、肺脏病变恢复赢得宝贵时间。它之所以被誉为一项顶尖的生命支持技术,是因为它代表了一个医院、一个地区乃至一个国家危重症急救水平。其实这项技术早在 20 世纪 50 年代就已出现,当时作为一项体外循环技术,首次成功用于临床心脏手术。1972 年,ECMO 技术首次成功救治了一名 24 岁因多发性创伤导致急性呼吸窘迫综合征(ARDS)的患者。在过去数十年中,此技术的应用有了快速的发展,但在我们国家起步相对较晚。特别值得一提的是,2009 年甲型 H1N1 流感暴发,经采用 ECMO 辅助支持的重症患者脱离了危险期,极大降低了死亡率。

　　叶克膜,它的膜肺真有这么大的魔力吗?它是如何工作的呢?其原理就是将患者的静脉血引出体外,在特殊材质的氧合器(膜肺)中氧合,即去除二氧化碳,增加氧气,接下来,ECMO 还会利用其自身的加温系统将引出的血液温度升高到和我们人体正常体温一样的温度,之后被氧合的温暖的血液重新泵回患者体内的循环系统。简单来说,ECMO 就是心肺替代,它是一种可以在患者心肺停止或衰竭的情况下替代心肺系统工作的医疗急救设备。它可以帮助心跳停止或没有呼吸的患者维持生命,以度过疾病的危险期。根据血液回输路径不同,ECMO 分为 VV-ECMO(静脉到静脉系统)和 VA-ECMO(静脉到动脉系统)两种模式。如果患者只是单一肺功能受损(比如严重新冠感染时),我们采用 VV-ECMO 治疗模式,替代人的肺脏工作,相当于"人工替代肺",弥补肺功能的不足,让人体自身的肺能够得到充分的治疗和休息。等人体的肺部感染开始恢复,发病时的缺氧症状得到改善,我们自身机体的肺能够承担起机体功能时,体外膜肺就可以撤掉。之后,人体自己的肺就可以维持自身正常运转,从而成功救治患者。如果患者心脏功能受损(比如暴发性心肌炎时),我们采用 VA-ECMO 治疗模式,既替代人的心脏又替代肺的工作,相当于"人工替代心肺",它可以在心肌严重受损的时候完全替代心脏的功能,为治疗争取宝贵的时间。

说完了 ECMO 的原理，我们再来讲一讲什么情况下可紧急使用 ECMO。ECMO 可以适用于各种原因引起的心跳呼吸骤停；急性严重心功能衰竭（重症爆发性心肌炎、心肌梗死等）；急性严重呼吸衰竭（新冠感染、火灾气体吸入、肺挫伤等）；各种严重威胁呼吸循环功能的疾患（重症哮喘、溺水、外伤、感染等）。近两年，我院还开展了多例 ECMO 辅助下冠状动脉介入手术，由此，ECMO 为复杂且高风险的心脏介入手术提供了更加安全的保障，从而降低了手术风险。在使用 ECMO 过程中，我们临床还会联合肾脏替代治疗、主动脉球囊反搏等其他器官支持治疗，使更多脏器功能衰竭的患者看到重生的希望。

ECMO 在当今的医疗设备上可以称得上是叱咤风云，万众仰望，但也请不要将其过于神乎其神，它并不是灵丹妙药，因为它的作用主要是维持生命的一种手段，而不是治疗，它并不能治愈肺功能。它是一把双刃剑，且随着 ECMO 支持时间的延长，发生相关并发症的概率也随之增高，比如说出血、血栓、导管感染等一系列问题。除此之外，ECMO 的价格及维护费用相对昂贵，数量有限，因此，我们要把有限的医疗资源投入到最需要它的患者身上，这也是我们开展 ECMO 的意义所在。还有一点需要说明，ECMO 并不能挽救世上所有人，它只是在一段时间内对患者提供心肺功能的支持，如果患者是患有严重的颅脑损伤以及严重的器官功能障碍，比如恶性肿瘤晚期的患者，如出现上述情况，应用 ECMO 也是毫无意义的。

值得一提的是，2022 下半年，由天

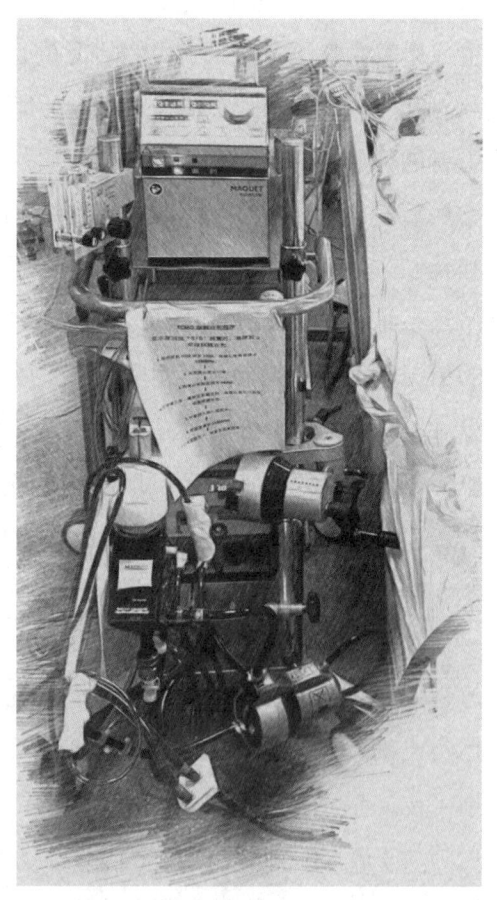

图 2-4

津大学主导研发的国产急救转运型体外膜肺氧合设备成功应用于临床。目前正在包括我院在内的国内 12 家三甲医院展开推广。

ECMO 这项技术离不开团队协作,且团队中的成员需要进行多次的规范化理论培训和上机实习演练,还要与多学科团队配合共同参与完成,其组建与协调显得尤为重要,护理工作可以作为开展此项技术的重要保证。

重症医学科（ICU）ECMO 团队将继续与时俱进、全力以赴,将许多的不可能变为可能,挽救一个个徘徊在生死边缘、危在旦夕的人,给他们更多生还的希望,团队携手为危重症患者保驾护航,让生命之光得以延续。

可视化镇静

——脑电双频指数

提到镇静,大家肯定会觉得所谓镇静就是让患者睡觉,不是吃药就是输液,为什么还是可视化？可视化镇静是什么呢？今天就来跟大家讲讲,可视化镇静——脑电双频指数。

脑电双频指数,简称 BIS,之所以称它为可视化镇静,是通过测定脑电图线性成分（功率和频率）,分析成分波之间的非线性关系,把能代表不同镇静水平的各种脑电信号挑选出来,进行标准化的数字化处理,最后转化为一种简单的量化指标。简而言之就是将抽象的镇静分析成具体化的数字,用 0～100 表示。测得的 BIS 值越低镇静深度越深。BIS 值 80～100 代表正常状态,60～80 代表镇静深度,40～60 代表麻醉状态,低于 40 可能呈现爆发抑制。

BIS 经历了怎样的发展和应用呢？接下来将进行详细说明。

BIS 是 1996 年被美国 FDA 批准作为唯一用于监测麻醉效果的手段,在国外已广泛应用于麻醉深度检测和意识状态评价,指导 ICU 病房的镇静用药、镇静评分、控制镇静深度、预判及判断脑死亡、评价神经系统疾病等方面。BIS 监测技术在国内三级医院的重症医学科（ICU）和手术室被广泛应用。

2003 年美国 FDA 声明：使用 BIS 指导麻醉，可以降低成人患者在全麻和镇静过程中知晓的发生率。到目前为止已超过 1100 万人应用 BIS，其中包括手术室、ICU 以及各种需要镇静监护的患者，在美国有 95% 的手术室应用了 BIS，在全世界有 160 个国家使用 BIS。

为什么要进行麻醉镇静的监测呢？临床满意的麻醉深度，是让患者无意识、无知晓，无术后回忆，肌肉松弛良好，抗伤害反应控制适度。良好的镇静降低术中知晓发生率、避免麻醉过深。术中清醒是一种创伤性事件，可导致患者发生慢性创伤后应激障碍。镇静药用量过多会存在神经毒性作用，特别是对发育中的大脑，衰老的神经元或缺血神经元也易受麻醉剂毒性作用影响，所以要掌握好麻醉深度。

BIS 监测能减少麻醉药使用量，可平衡麻醉与血流动力学管理，利用 BIS 可能达到最佳麻醉深度，许多研究证实应用 BIS 可加快苏醒速度，表现在拔管时间缩短，还可以减少术后恶心呕吐。

相比传统镇静评分系统，BIS 更具优势，它充分利用脑电图信息与麻醉状态的镇静睡眠有良好相关性，不受肌松水平、肌电活动的影响，无须测试患者对刺激的反应，可提供无创客观、持续的意识水平监测，BIS 不仅应用到麻醉镇静，还被应用到神经系统疾病，来监测患者的意识情况。

那么在使用 BIS 监测时我们有什么注意事项呢？当通过对 BIS 结果的解释来做出临床诊断时，始终应结合其他有用的临床体征来进行判断，对有明确神经障碍患者、服用有精神作用药物的患者以及年龄不足一岁的儿童使用 BIS 的经验还不多，故在对这些患者所得出的 BIS 数值进行解释时要非常慎重。

脑电双频指数，把抽象的镇静具体化，数字化，为临床工作带来了方便，随着医学的发展，BIS 不仅用于麻醉深度的监测，还可以用于神经系统疾病对意识恢复的评估及对患者预后的判定，在脑死亡的诊断中有一定参考价值。

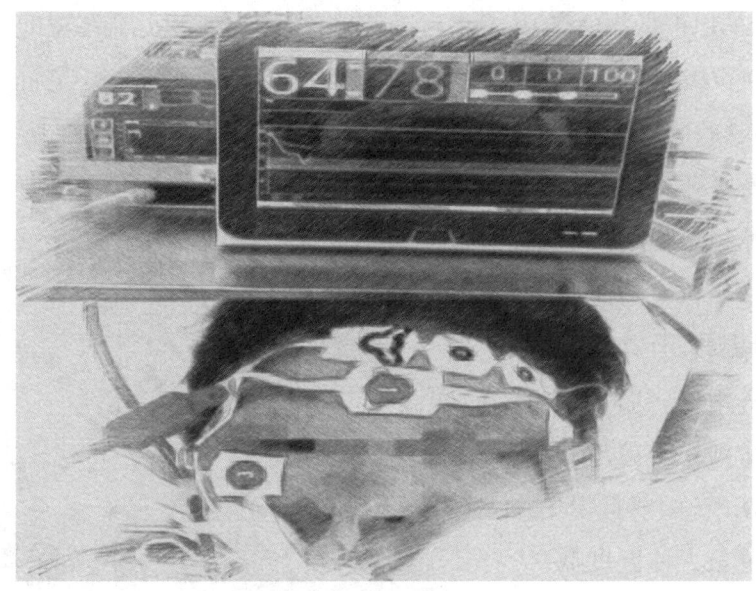

图 2-5

ICU 里的消防员
——冰毯

降温毯,就是人们常说的"冰毯",被称作 ICU 里的"消防员",是 ICU 中治疗发热的终极武器。在一些急性疾病或外伤等重症状况下,患者体温会升高或持续高热,此时冰毯作为"救命神器"存在,不仅可以提供有效快速地降温治疗,还能减轻疼痛和不适感,使患者在紧急状态下能够迅速得到救治。冰毯是 ICU 内必不可少的"神器"之一,可在紧急情况下发挥关键的作用。接下来让我们简单地了解一下冰毯的相关知识吧!

为什么说冰毯是 ICU 的消防员呢?

患者会因持续高热而导致心脏负荷增加、机体耗氧量增加、脑缺氧水肿等严重并发症,所以对持续高热患者尽早采取有效的降温措施,对保护脑组织、减少重要脏器的损伤有重要意义。患者躺在冰毯上,通过体表散热使中心体温降至所需温度。冰毯的原理是物理降温，是通过降低患者的体表温度达到降温的效果，相当于身体大面积接触凉水，所以降温效果有保证。但话又说回来，发热降温只是对症治疗，让患者的消耗和代谢恢复正常，更重要是找到病因，去除病因。

冰毯是如何工作的呢？

医用冰毯，也被称亚低温治疗仪是由主机监测面板、冷却系统、降温毯、连接管、监测体温探头等组成。机内半导体通电后使水池中水冷却，冷却水被泵到毯内，因亚低温治疗仪毯面温度较人体温度低，人体热量向降温毯传递。当毯内冰水被人体加热后又循环到亚低温治理仪水池中，亚低温治疗仪内半导体再次将水冷却后送到毯内，如此循环使人体的温度逐渐下降。若人体温度降到所设温度时，亚低温治疗仪停止工作，当人体温度再度升高，超过设定温度时，亚低温治疗仪再次工作。在使用冰毯时需要严格遵守医嘱和使用说明，应掌握其使用方法和使用注意事项，以免出现不良反应。

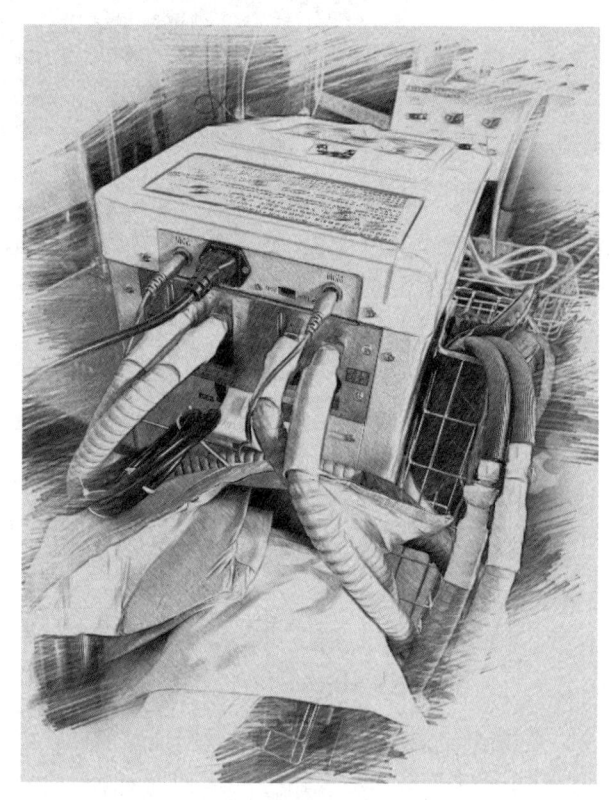

图 2-6

在ICU，什么情况会使用冰毯？

1. 治疗高热：冰毯临床主要用于控制高热，通过散发体表多余热量降低患者的体温。

2. 治疗中枢神经系统昏迷：使用冰毯可有效控制患者体温，减少脑水肿及细胞代谢的脱水效应，对于减轻中枢神经系统损伤有一定的作用。

3. 心脏骤停及心律失常：心脏骤停或心律失常的患者常常需要通过冷却治疗来降低体温，以减少脑缺血缺氧的损伤，同时通过降低心肌代谢，减少心肌缺血缺氧的损伤。

4. 其他：冰毯还可以用于其他需要控制体温的情况，如处理高热惊厥、中暑等。

使用冰毯有哪些不良反应？我们又应该注意些什么呢？

1. 低温烧伤：冰毯使用过程中应定期检查患者皮肤状态，如发现皮肤发红、脱皮等异常，应立即停止使用冰毯并咨询医生，以免出现低温烧伤。

2. 低钙血症/低钾血症/低镁血症：这些电解质紊乱是使用冰毯后可能出现的不良反应之一。在使用冰毯时，应监测患者的电解质水平，若发现异常应及时通知医生，做出调整。

3. 二氧化碳潴留/氧气不足：冰毯使用过程中，可能会影响患者的呼吸。应定期评估患者的呼吸情况，如发现患者呼吸急促、氧饱和度降低等异常，应及时通知医生。

4. 深静脉血栓形成：冰毯使用过程中，可能会增加深静脉血栓形成的风险。因此，患者需要做好足底按摩、肌肉松弛等预防措施，同时定期检查下肢肌肉的状态。如发现异常应及时通知医生。

冰毯使用的安全小贴士有哪些？

ICU患者体质差，病情复杂，感染途径多样，为避免不良后果及并发症，冰毯使用过程中的安全护理非常重要。首先我们要正确连接各部件，做好体温的校对，选择冰毯控制降温模式，在使用过程中注意对患者的呼吸、体温、循环、抽搐、寒战等情况的监测。由于患者病情危重，体质虚弱，长期卧床，皮肤温痛觉敏感性下降、弹性差，再加上使用冰毯时持续低温会使皮肤血管收缩，血容量下降，极易引起皮肤压力性损伤、冻伤、肢端坏死等并发症。因此，使用冰毯时可在冰毯上铺床单，避免直接接触皮肤，建议每1～2h翻身1次，按摩局部皮肤，在降温过程中要每0.5～1h观察皮肤，注意有无发红、发紫现象，如有异常要及时复温。降温完成后要及时撤掉冰毯，避免冷、硬的冰毯对皮肤造成损伤。

此外，ICU的管理也有其特殊之处，家属只有相对固定的探视时间，因此，护士还需向家属耐心讲解使用冰毯的意义、可能出现的并发症及发生不良反应的处理措施,得到家属的认可,对家属的疑问及时给予回答,以保证患者的安全。

总而言之,使用冰毯降温是ICU高热患者中重要的治疗措施之一,通过持续控温系统的降温治疗,可使持续高热超高热的患者达到理想安全的降温效果。同时针对冰毯使用过程中可能出现的不良反应,需要密切监测患者状态,及时发现异常并通知医生,以保证安全有效的治疗过程。

排痰小帮手
——电振动排痰机

"大夫,您这是什么'网红'神器啊?这'大锤'一挥,做起按摩来啊,可真舒服啊!您能给我多做几分钟吗?""大爷,这不是按摩仪,这是一种物理治疗的机器,是我们科的机械振动排痰机,主要用于不能自行咳痰的患者,使用排痰机后,可以有效地帮您清除呼吸道的分泌物,您听懂了吗?"

既然机械振动排痰机作为一台能帮助患者有效咳痰,预防肺部感染的仪器,那么,我们今天就这个给力的排痰助手向大家做一下介绍,希望读到这篇文章的读者们能了解这项新技术。

"大夫,您用手给我拍背,帮我咳痰,那不是一样吗?"答:当患者自主咳痰能力下降时,往往需要辅助排痰,如人工叩背排痰和机械振动排痰。传统的人工叩背需要患者体位的配合,叩击的节律无法控制,也不能根据患者的病情很好地调节叩击的频率,同时也不容易掌握叩击的力量,且人工叩背只能作用于机体表层,对深部小支气管乃至肺泡产生的分泌物的排出效果较差,这样就限制了排痰的疗效。此外,当人工叩背时间较长时,叩击的力量自然而然就会下降,这势必会影响排痰的功效。

就这样,一台能规避上述缺点的仪器——机械振动排痰机问世了,这位呼吸康复新成员的加入代替了传统的人工叩背,让胸部物理治疗的效果得到了极大的改善。

排痰机的原理是什么呢？根据临床胸部物理治疗原理,在患者身体表面产生特定方向周期变化的治疗力,其中垂直方向治疗力产生的叩击、震颤可促使呼吸道黏膜表面黏液和代谢物松弛和液化;水平方向治疗力产生的定向挤推、震颤帮助已液化的痰液按照选择的方向（如细支气管→支气管→气管）排出体外。

排痰机具体有什么作用呢？首先,它可以治疗呼吸系统疾病,清除呼吸道分泌物,保持呼吸道通畅,减少细菌感染,防止肺炎、肺不张的发生。其次,它可以改善肺部血液循环,增强呼吸肌力,从而产生咳嗽反射,有利于机体康复。除此之外,它还可以为术后因排痰困难、咳痰无力的患者及时有效地清除肺内痰液,从而减少肺部并发症的发生。

机械振动排痰机有这么多益处,那么,它适用于哪些患者呢？主要适用于长期卧床、外科术后患者、慢性支气管炎、慢性阻塞性肺气肿、支气管扩张、急性肺炎、职业性肺病等等,ICU 经常会收治以上患者,因此,排痰机已在 ICU 得到广泛应用。

是不是所有的患者都适用于排痰机排痰呢？——当然不是的。我们在临床使用过程中,还要充分考虑到它的禁忌证,以避免触碰到雷区,只有这样,才能将机器使用效率最大化。常见的禁忌证有：胸部接触部位的皮肤存在感染；肺部肿瘤（包括肋骨及脊柱的肿瘤）及血管畸形；肺结核、气胸、胸水及胸壁疾病；局限的肺脓肿；出血性疾病或凝血机制异常有发生出血倾向的；肺部血栓、肺出血及咯血；年老体弱不能耐受振动的患者；心脏疾病如急性心肌梗死、心脏内附壁血栓、恶性心律失常等。

在使用机械振动排痰机操作过程中,还有哪些需要注意的呢？①振头处应外加保护套,以避免交叉感染,使用后应消毒；②在排痰 15～20 分钟前,给予患者雾化吸入,以稀释痰液,增强排痰效果；③排痰前一个小时,应停止鼻饲,经口进食患者应安排在餐前 1～2 小时或餐后 2 小时,以防发生反流、误吸；④操作时,患者应取坐位或侧卧位,排痰的顺序：由下而上,自外向内,自肺底至肺尖部位,避开脊柱和肩胛骨及脏器部位；⑤排痰时，密切观察患者的生命体征、血氧饱和度以及患者的耐受程度，及时调整治疗参数。在给昏迷患者排痰时，一定要备好吸痰装置；⑥如在排痰的过程中，再配合上体位引流，那效果定会出乎意料的好。当然了，并不是排完痰就大功告成了，还应该指导患者有效地咳嗽和咳痰。

近年来，机械振动排痰机的品种如雨后春笋，纷至沓来，从最初的手握式排痰机到现在的集叩击、震颤、挤推多种功能于一体的背心式排痰机，其发挥着无可比拟的优势和效果，对预防和治疗呼吸系统疾病起到至关重要的作用，它在降低护士劳动强度的同时，解放了护士的双手，以便用更多的时间，更好、更贴心地投入到照顾患者中。

感谢你，常驻于ICU且每天不辞辛苦与我们并肩作战的"老员工"，你轻而易举地赶走了不受欢迎的痰液，给患者带来了顺畅的呼吸。

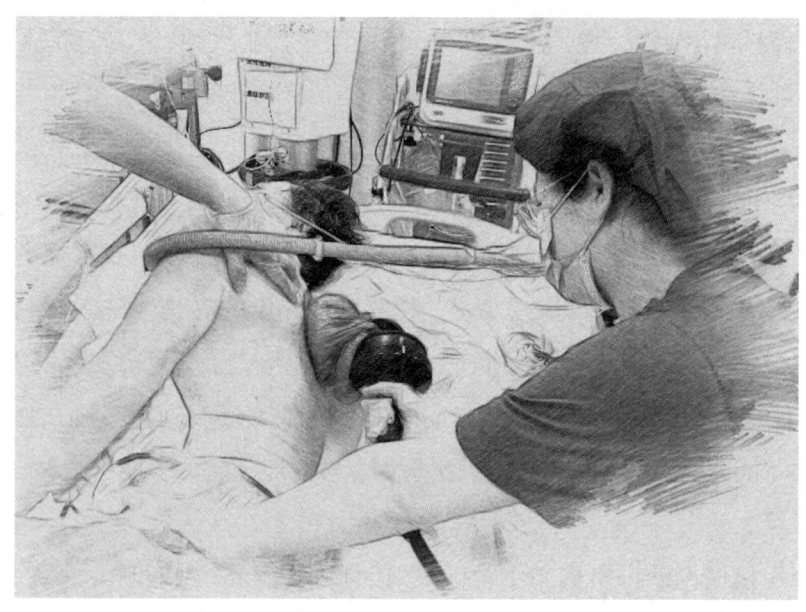

图2-7

8 人工肾
——血滤机

字面上理解，人工肾是一种替代肾脏功能的装置，主要用于治疗肾功能衰竭和尿毒症。它将血液引出体外利用透析、过滤、吸附、膜分离等原理排除体内过剩的含氮化合物，新陈代谢产物或逾量药物等，调节电解质平衡然后再将净化的血液引回体内。而我们不知道的是，连续性肾脏替代治疗（continuous renal replacement therapy，CRRT）是采用24小时连续治疗的一种血液净化疗法，用来替代受损的肾脏功能。20世纪70年代末，CRRT主要用于治疗重症急性肾功能不全的患者，随着技术不断发展，现在CRRT已广泛应用于系统性炎症反应综合征（SIRS）、严重创伤、急性重症胰腺炎、脓毒血症、中毒和多脏器功能衰竭等危重症的救治，成为救治危重症患者重要的生命支持技术。另外，对重症患者并发的特殊情况，如严重电解质紊乱、过高热等，CRRT也能显示良好疗效。

我们都知道，肾——是我们人体中极为重要的"净化"器官，每个人有两个肾，位于腰间，它们看似只有一个拳头大小，但每天24小时都在不间断地忙碌工作，以净化血液、排出废物，同时保留身体内必要的电解质，并维持着酸碱平衡。如果肾脏一旦停工，后果真是不堪设想！但令人遗憾的是，如果患者的肾病已经发展到尿毒症阶段，此时就需要肾脏替代疗法来帮助患者完成血液净化，由透析器完成患者与肾衰竭的抗争，有了它，急性与慢性肾衰竭患者能与病痛掰一掰手腕。透析器可以称为是肾衰竭患者"生命线"的最后一丝希望。

虽然"人工肾"早在1913年就被提出了，但是真正人工肾脏的实现，还要提到一个关键人物，那就是——Willem Kolff，他是人工器官领域内众多成果的奠基人，而人工肾则是他最早的成果。在1943年，他发明了人工肾，从此开创了现代临床应用透析器的先河，有了这个良好的开端，透析器进入了高速发展的道路。到了20世纪60年代，出现了中空纤维透析器，并且一直延续到了今天，挽救了无数患者的生命。人工肾正是模拟了人体肾脏的功能，而透析器则是人工肾非常重要的组成部分。

血液净化包括血液透析、血液滤过、血液灌流、血浆置换和免疫吸附等。其中血液透析、血液滤过及血液透析滤过为常用的肾替代技术（人工肾）。

血液透析是历史最久，应用最多的一种方法。什么是血液透析？可怕吗？我们现在就来揭开它的面纱。当患者的肾脏不能正常工作时，机体中有害的废物和多余的液体就会堆积在体内，导致血压升高、贫血、电解质和酸碱平衡紊乱，医生就会建议患者进行血液透析来替代部分肾脏的功能，从而将患者的血液引出体外并流经血液透析器，血液和透析液经过透析器的中空纤维，以弥散的方式进行物质交换，并清除患者体内过多的有害物质，使血液净化替代肾脏，以维持机体内环境的稳定，然后，引出的血液再回到患者的体内。简单地说，血液透析就像清理鱼缸，只用细网筛来捞出一些杂质，抑或是像洗衣服，只洗但不加入流动水冲洗。

血液滤过是血液透析发展后新兴的一种技术，与血液透析的主要区别就是原理不同。血液滤过是通过对流的方式来清除体内有害物质的，这样的滤过方式与人体肾小球滤过很相似。简单地说，血液滤过就是往血里注入大量处理过的"水"，然后再把这些水清除掉，在清除这些水的同时，会带出去很多废物。再通俗一点说，血液滤过就像给鱼缸换水，而且是一边加清水，一边放水。如果还用洗衣服这件事举例，那就好比一边洗衣服一边冲水，冲水量越大，洗的次数越多，衣服就会越干净。至今，血液滤过已成为ICU常用的治疗手段，因此，无论用于肾脏替代还是液体管理，乃至内环境调节，炎性介质的清除，血液滤过都在ICU发挥了举足轻重的作用。

血液灌流是通过吸附的原理清除身体里的大中分子物质。它可是有着"血液吸尘器"的美称，通过吸附作用清除血液中的有害物质，灌流后的血液再重返患者体内。主要用于抢救药物和毒物中毒的患者。

众所周知，许多疾病的发生都是由于身体内产生或出现特殊的致病物质，如抗DNA抗体可以引起系统性红斑狼疮、抗肾小球基底膜抗体可以引起急进性肾小球肾炎等。如果能够直接或快速清除这些致病物质，常常能在短时间内迅速控制病情。血浆置换就是这样一种方法，它是治疗免疫相关疾病的一种特殊治疗方法。血浆置换是将患者的血液引出体外，分离成血浆和细胞成分，将患者的血浆舍弃，然后以同等速度将新鲜血浆代替分离出的血浆回输进患者体内的过程，从而达到清除致病物质的目的。说得直白一些，就是把"旧血"引出来，同时换成"干净血"输回去，以"新血"换取"新生"。

请牢记每年3月的第二个星期四是世界肾脏日，让我们人人享有健康肾脏，好好爱护自己的肾脏，远离慢性肾病这个"沉默杀手"！我们的一片"肾情厚爱"无须再多言语。

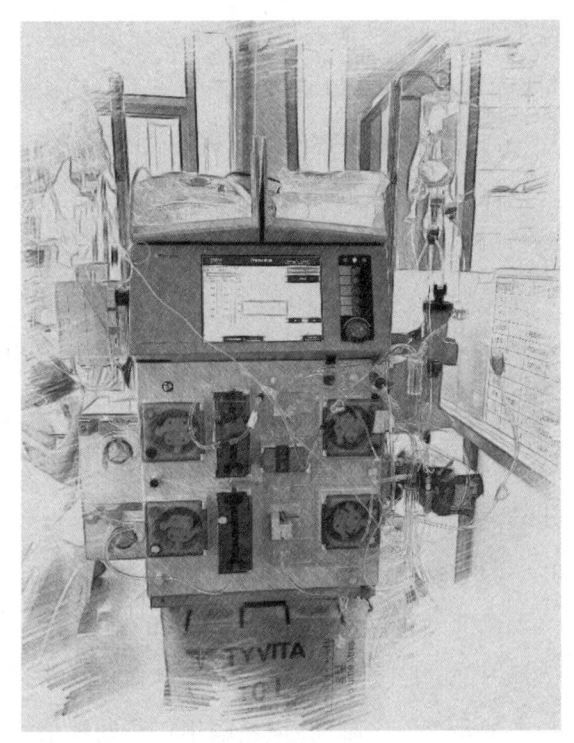

图 2-8

9 化验小能手
——血气分析仪

有很多患者到ICU后，由于病情复杂，发病突然，想要查出原因，不能只凭ICU医生"看"，还需要有一定的化验指标作为依据，从而对是否发生内环境紊乱、低血压、低血氧、低血糖等进行快速判断，这个时候就用到ICU的化验小能手——血气分析仪了。

血气分析仪，是每个重症病房都必须配备的医疗设备，它具有检测快捷、方便、范围广泛等优点，不仅能在几分钟内检测出患者血液中的氧气、二氧化碳等气体的含量和血液酸碱度及相关指标的变化,还能快速反映血液中钾、钠、钙的含量,为危重患者在抢救过程中的快速准确检测提供了有力保障。

血气分析仪具体能测量哪些指标?

血气分析仪的功能非常强大,可以监测患者的血液中各项指标:氧合指标主要包括 PO_2、PCO_2、TCO_2 等,可以反映患者的呼吸情况及呼吸功能;酸解平衡指标主要包括 pH、PCO_2、HCO_3^-、TCO_2、ABE、SBE、AG 等,可以反映患者的酸碱平衡状态,帮助医务人员及时调整治疗方案,避免病情恶化;电解质指标主要包括 K^+、Na^+、Cl^-、Ca^{2+} 等,可以帮助医务人员有效了解患者的电解质情况;代谢指标包括血糖、乳酸等,可以反映患者的代谢情况,这些都是重症患者常常需要动态监测、关注的情况。

间隔多久需要对患者进行一次血气分析?

血气分析仪样本可为动脉或静脉血液。动脉采样多选择腕部的桡动脉,也可选择肘部的肱动脉和股动脉,静脉血样通常采自肘前静脉。患者进入 ICU 病房后,基本都要查一次血气,以便医生实时地评估病情。但患者在 ICU 治疗期间,多长时间查一次血气就要根据病情而定了,如果患者病情相对平稳,可以一天查一两次血气,以便对患者的内环境进行检测,当患者做血液净化的时候,就需要 2~6 小时查一次,以了解患者的电解质情况,而当患者在进行心肺复苏的时候,就需要频繁检测,以便根据患者的病情变化随时调整抢救药物。

血气分析仪多久能出检查结果?

普通病房中电解质、血糖等化验需要送往化验室,检出报告的时间不可确定,然而对危重患者来说每分每秒都是十分重要的,如果医生在短期内无法判断出患者的具体情况,很可能会错过最佳抢救时机,导致患者无法得到有效救治甚至死亡。

血气分析仪可以迅速检测患者的血液分析结果,出报告只需要 2 分钟,大大缩短了检出报告的时间,使临床医生第一时间获得检测结果,有利于快速做出诊断并采取相应的治疗措施,使危重患者及时有效地得到救治,提高患者的生存率,使患者转危为安。

居家患者是否可以进行血气分析呢？

值得一提的是目前已有便携式血气分析仪，可以常备家庭使用，主要用于慢性病患者。目前，血气分析检查没有明确的慎用和禁用人群，也没有特殊的年龄限制，小儿在采样的过程中需监护人配合。便携式血气分析仪采样多为末梢毛细血管采样，血气分析检查采血量非常少，一般不会引起严重不良反应，部分患者可能会出现伤口出血、红肿、疼痛等不适症状，如出现不良反应，应及时到医院就诊。

随着科技的发展与进步，血气分析仪正朝着自动化、便携式、连续监测、即时诊断、非损伤、免维护、易操作的方向发展。现在血气分析仪有人工操作、半自动、全自动等操作模式，但无论是在家还是医院，如果需要使用血气分析仪，均需要受过专业化的培训后，才可以获得较为准确的检测结果。

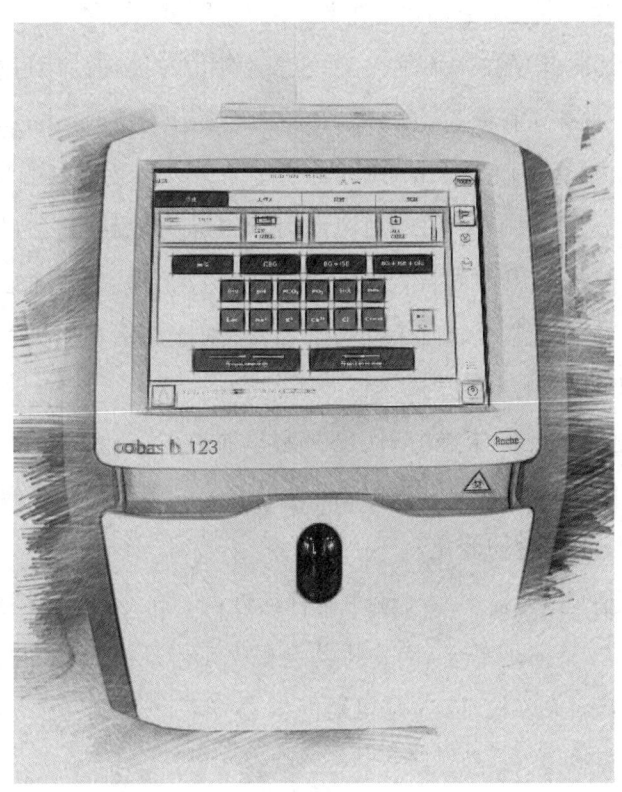

图 2-9

10 医生的好帮手
——心功能监测仪

众所周知,心脏是人体的泵血器官,为人体组织及器官提供血液和氧气,当心脏功能损伤时,会危及人体生命,那么在临床工作中对于心功能的监测就至关重要。在ICU监测心功能的指标有很多,比如心电监护的心率、血压,还有我们最常用的容量监测指标中心静脉压,当然还有我们今天要跟大家介绍的心功能监测仪。

心功能监测仪广泛应于用临床,因为此项监测技术有它自己的优势。首先此项技术属于微创技术,直接与已有的外周动脉导管连接,可以有效地减少监测过程中并发症的发生,并且能更加快速地设置并应用,提供更多的方法手段,对危重患者进行监测。其次此项技术无须人工校正,使用方便,在使用过程中,只需要输入患者的年龄性别身高和体重,便可以开始对心输出量(Cardiac Output,CO)的监测,CO是每分钟单侧心室泵出的血量,通过测量心排量可以了解心脏的泵血功能和血液灌注情况,计算出相关的血流动力学指标,是反映心脏功能的重要参数之一。对于重症监护的患者而言,监测CO等血流动力学参数有着十分重要的意义。机器可以自动计算主要的血流动力学参数,对于患者血管的生理学改变进行连续的校对,可以保证测量数值的准确及时性。

心功能监测仪主要用于麻醉科,心外科监护室,外科监护室,以及急诊监护室,心功能监测仪是一种高级监护仪,通过机器上的参数可以实现高危患者的液体管理,及尽早发现病情的变化。

ICU患者病情危重,很多患者使用血管活性药,那么血管活性药的使用,会影响测得的参数吗?答案是不会,因为机器会根据动脉压波形的变化来自动校准血管顺应性常数,无须人工校准,这是机器的核心技术,所以不会因为用了血管活性药物而影响CO等数值。

血流动力学监测是ICU重要的监测指标,而作为医生的好帮手——心功能监测仪更是在临床工作中起到了至关重要的作用。

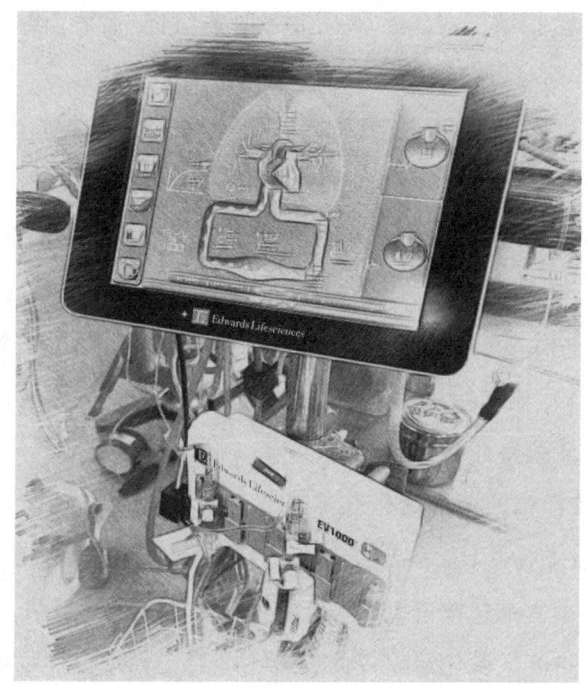

图 2-10

11 低氧利器
——高流量湿化治疗仪

提到高流量湿化治疗仪,很多人会比较陌生,因为它不像呼吸机一样广为人知。但是在 ICU 里,它小小的身材却有着大大的能量,发挥着重要的作用,是个名副其实的低调"小明星"。

高流量湿化治疗仪,是一种新型的氧疗仪。与普通氧疗相比,其改善氧合的作用更好;与无创呼吸机相比,它的舒适性、耐受性、依从性更好,是 ICU 里的"新宠"。

那么高流量湿化治疗仪是什么呢?高流量湿化治疗仪,指通过高流量专用鼻导管或者其他接口，持续为患者提供高流量吸入气体的治疗设备，其提供的气体可以调控并且具有相对恒定的氧气浓度、温度、湿度、流量。

按其结构特点可分为3大装置。①气体的空氧混合装置：其作用是将空气和氧气按预设氧浓度在涡轮前进行混合。②气体的加温湿化装置：其作用是将空氧混合后的气体进行加温湿化。③气体的输送装置：其作用是保证已完成加温湿化的空氧混合气体以恒温恒湿恒流速的方式输送至患者端。空氧混合装置按照预设的氧浓度将空气和氧气在风机前混合，混合后通过连接管道及鼻导管，气体以恒温恒湿恒流速的方式输送给患者，同时提供稳定的吸氧浓度，从而起到呼吸支持的作用，快速有效地改善血氧。

高流量湿化治疗仪的技术优势有哪些？

①和有创呼吸支持相比：高流量湿化治疗仪使部分患者避免了气管插管后有创机械通气，避免了大剂量镇静、肢体束缚和呼吸机相关性并发症。②和传统的无创呼吸支持相比，高流量湿化治疗仪使患者不会有无创呼吸面罩带来的幽闭感，治疗过程中还可以自行咳痰排痰，避免误吸，大大提高舒适性和依从性。③高流量湿化治疗仪还可用于机械通气后的惯续治疗，可达到早期脱机，减少机械通气时间，减少入住ICU时间，减轻了患者的医疗负担，节省了医疗资源。另外鼻导管带有弧度，可减轻高速气流带来的额窦不适，从而提高治疗的舒适度与依从性。

高流量湿化治疗仪适用于哪些人群呢？

临床工作中，成人轻度到中度的急性呼吸衰竭、急性心力衰竭、气管插管时预氧合、拔管后的序贯治疗、外科术后呼吸功能不稳定、慢阻肺急性加重期患者、支气管镜等有创操作时。

高流量湿化治疗仪有哪些优点呢？

①它的氧浓度恒定。传统的低流量氧疗装置提供的氧流量最高一般是15L/min，远远低于患者的实际吸气峰流量，不足的流量部分会被同时吸入的空气补充，因此，吸氧浓度会被严重稀释并且具体浓度不详。而高流量呼吸治疗装置内含空氧混合器，并可提供混合气体流量，大于患者的吸气峰流量，从而保证吸入氧浓度的恒定。②它有良好的温湿化效果。它能保护气道黏膜，增强黏膜纤毛的

清理能力。合理的气道湿化还有利于稀释呼吸道分泌物,保持气道湿润和通畅,维持呼吸道功能,有效降低肺部感染等并发症,与传统氧疗方式相比,有巨大的优越性。③高流量湿化治疗仪可以提供高达 80L/min 的空氧混合气体,冲刷患者呼气末端残留在鼻腔、口腔及咽部的解剖无效腔的气体,可以明显减少患者下一次吸气时吸入的二氧化碳含量。④高流量湿化治疗仪相比传统的需要佩戴面罩的呼吸机,它的舒适度更高一些,不影响吃饭,喝水,说话。可以形成气道压,保持气道通畅,充分的湿化和温化,可以帮助患者排痰。

高流量湿化治疗仪使用过程中有哪些注意事项呢?

①要选择中心供氧来保证供给的稳定性,使用过程中需要检查各个接口有无漏气,给氧导管有无受压、扭曲,氧气表浮标是否到位准确,保证吸氧的通畅性;②要选择大小合适的给氧导管,并妥善固定、松紧适当,必要时用自黏性泡沫伤口敷料保护易受压部位,防止医疗器械性压力损伤的形成;③要加强巡视,指导患者进行缩唇呼吸、有效咳嗽,进行合理的肺部康复锻炼,促进痰液的排出;④使用过程注意保持加热湿化的连续性,及时添加湿化液。

总的来说,高流量湿化治疗仪是 ICU 中常见的一种仪器,在呼吸治疗方面发挥着重要作用,我们只有合理、对症使用,才能让它发挥自己的优势,挽救更多人的生命。

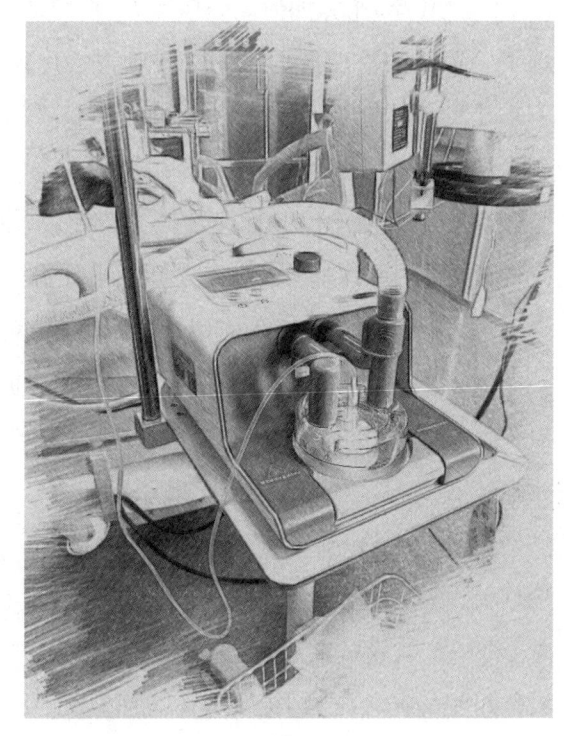

图 2-11

12 预防隐形杀手
——空气压力治疗仪

近年来,静脉血栓栓塞已悄然成为人类健康的"隐形杀手",全球每年因静脉血栓栓塞所致的死亡例数超过540万,比艾滋病、乳腺癌、前列腺癌所致死亡数的总和还要多。ICU 收治的患者大多都病情危重,体质虚弱,长期卧床,只能在床上进行翻身、按摩、活动腿部等活动,活动能力大幅减弱,尤其要警惕静脉血栓栓塞发生的危险。

如何才能远离静脉血栓呢?请谨记一个字——"动"!但对于病情相对危重的 ICU 住院患者来说,如何动、怎么动、不好动也成了难题。随着科技的发展,ICU 引进了一种新的治疗仪器——空气压力治疗仪,可以有效预防静脉血栓的形成。接下来让我们一起来了解一下这个新型治疗仪吧!

您听说过空气压力治疗仪吗?

空气压力治疗仪又称循环压力治疗仪、梯度压力治疗仪、四肢循环仪或压力抗栓泵,是一种物理性、非介入性的治疗方法。随着医学的发展以及患者的需求,空气压力治疗仪已经广泛应用于临床早期的康复治疗。

大多数长期卧床或偏瘫的患者因血液循环不好,经常会出现肢体麻木等现象,非常容易发生深静脉血栓,一旦发生栓子脱落,将会加重患者的不良预后甚至死亡。

空气压力治疗仪可以有效地预防和治疗,其主要的作用是促进血液和组织液的回流,改善微循环,缓解麻木疼痛等症状,有助于防止血栓的形成和预防肢体水肿。将一个气囊戴在患者需要治疗的部位,通过气囊充气挤压、收缩放气,形成对肢体组织的循环压力,提高人体表面温度,促进血液循环,防止肌肉萎缩。

空气压力治疗仪有何优点?

1.改善血液循环:空气压力治疗仪可以通过改善血液循环,促进血液在身体中的流动,减少炎症,并帮助身体排出废物,从而帮助改善身体健康状况。

2. 有效减轻局部疼痛：空气压力治疗仪可以帮助放松肌肉，有效缓解肌肉疼痛，改善疼痛状况，促进身体的自我修复。

3. 对睡眠有帮助：空气压力治疗仪可以帮助人们放松身体，入睡更快，减少失眠症状，促进更好的睡眠质量。

4. 对身心健康有益：空气压力治疗仪可以帮助改善疲劳、抑郁症状，促进消化系统健康等。

空气压力治疗仪使用的注意事项有哪些？

空气压力治疗仪是一种常用的治疗设备，使用时要仔细阅读使用手册，熟悉操作方法，正确控制压力、治疗时间，治疗完毕后一定要关机，断开电源，以确保安全。具体注意事项有以下几点。

1. 检查空气压力治疗仪是否正常，检查电源线是否损坏，接头是否牢固，以免出现安全隐患。

2. 连接电源开机，调节压力从低到高，缓慢逐步加压，注意控制压力。

3. 治疗时间不宜过长，每次治疗不超过15分钟，中间休息2~3分钟，注意控制治疗时间，以免误操作。

4. 治疗完毕过程中，注意患者的反应，观察患者是否有不适，如发热、发痒等，及时处理。

总体来说，空气压力治疗是一种可以有效地改善身体健康的治疗方式，它可以帮助改善血液循环，缓解肌肉疼痛，减少体内压力，让人们的身体更加健康。对于有不明原因的下肢肿胀、疼痛、有静脉曲张病史的患者更应该提高警惕，及早发现深静脉血栓，避免肺栓塞这一严重后果。

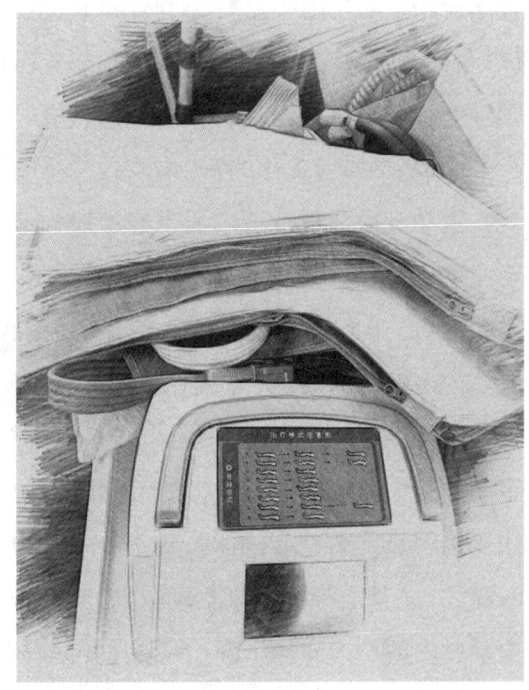

图 2-12

13 搏动生命奇迹
——主动脉球囊反搏（IABP）

心脏是人体内十分重要的一个脏器，它的主要功能是为血液流动提供动力，把血液运行至身体各个部分，以供应氧和各种营养物质，并带走代谢的终产物，使细胞维持正常的代谢和功能。可是，如果心脏出现了问题，我们该如何解决呢？首先，我们应该做一个全面的检查，看看问题到底出在哪里？接下来就该对症处理了。然而，在治疗心脏疾病的过程中，医生们有一个得力的助手，它就是主动脉球囊反搏（IABP）。

什么是IABP？

IABP是机械性的辅助血液循环的方法之一，是一种通过物理作用来提高主动脉内舒张压，增加冠状动脉供血同时改善心脏功能的方法。简单来说，就是当患者出现严重心功能不全时，动脉压力降低，无法维持重要脏器的灌注，同时也会造成冠状动脉灌注减少，此时，即使给予充分的血管活性药物仍然难以奏效时，IABP则会使心脏功能得到有效的改善。

IABP是如何工作的？

主动脉内球囊反搏术通常经腹股沟区股动脉进行穿刺，将带有球囊的导管送至主动脉内后，与反搏机相连，通过控制球囊进行与心动周期相对应的充盈与排空，增加心排血量，改善心功能，并增加冠状动脉血流量改善心肌供血。主动脉是人体内最粗大的动脉管，从心脏的左心室发出，向上向右再向下略呈弓状，再沿脊柱向下行，在胸腔和腹腔内分出很多较小的动脉。工作时，球囊会在心脏舒张早期主动脉瓣关闭后立即充气，增加舒张压，这样就增加了冠状动脉的灌注压，脑的灌注压也明显升高，与此同时，球囊把一部分血液推向主动脉远端，增加了脏器的血液灌注，尤其是肾脏的灌注，而在心脏舒张末期，主动脉瓣开放以前，球囊放气，使主动脉内的压力骤然下降，左室射血阻力明显降低，增加射血分数，心脏后负荷降低，使心肌做功降低，耗氧量明显减少。

使用 IABP 需要注意什么？

1.IABP 导管常从腹股沟置入，患者需注意体位，床头抬高 < 30°，避免屈膝、屈髋引起的球囊管打折。

2.IABP 导管是置入于动脉，患者不可以私自拔管，否则会造成血管撕裂出血。

3.IABP 导管在体内是一个"异物"，术后还要进行抗凝治疗，来防止血栓形成。患者需注意有无出血，如牙龈出血、身体无故出现瘀斑、便血等。

4.很多患者会担心出血、管道打折而选择保持一个姿势，不愿意进行床上运动。这样是不正确的，进行适当的床上运动，可以预防下肢深静脉血栓的形成。

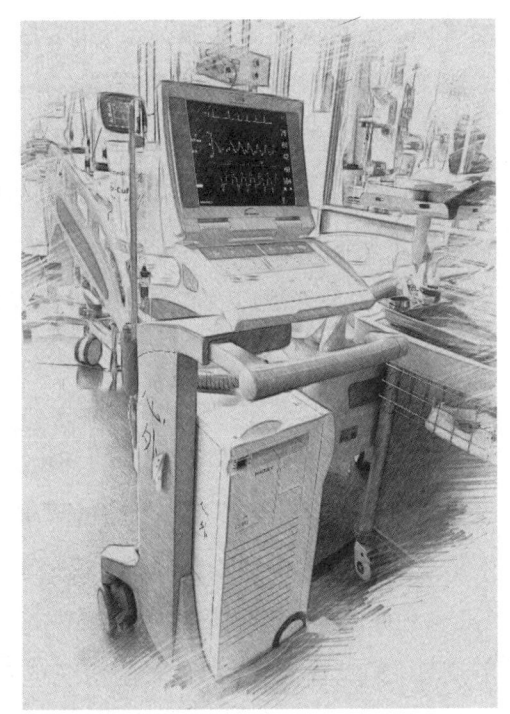

图 2-13

IABP 主要用于急性心脏衰竭、高危心血管手术、心肌梗死等病情的治疗。它可以通过增强心脏收缩力和改善心脏供血，降低心肌缺氧和心脏负荷，从而提高患者的生存率和预后。总的来说，IABP 是一种辅助人体心脏做功的机器，帮助那些心功能较差的人增加机体灌注，同时也增加心脏自己的血液供应，有效的改善心脏功能。

14 ICU 里的暖宝宝
——体表加温治疗仪

在大雪纷飞的冬季，人们通常会感觉到寒冷，大风凛冽，寒气入骨，此时，我们的身体会告诉我们需要加衣保暖了。然而，在术中的患者不能像普通人一样增加衣服，对于手术患者来说，手术室是陌生而令人恐惧的地方，有时候会冻得瑟瑟发抖，那么我们应该怎么做既能保证手术需要又能满足患者的需要呢？今天我就在这里给大家科普一下在我们ICU里面的暖宝宝——体表加温治疗仪。

围术期低体温会减弱机体免疫功能、损害凝血功能，进而增加了手术切口感染、出血、术后寒战以及心血管意外等发生的风险。患者为什么会出现围手术期低体温呢？

一是患者心理压力，心理比较紧张，加上麻醉要求手术前8~10小时禁食禁水，空腹状态，此时人体对周围的环境异常敏感，因此进入手术室就会觉得寒冷。二是手术室的温度和湿度有严格的要求，温度较低，目的是减少细菌繁殖，降低手术后发生手术切口感染的风险。三是手术时衣服较少，体腔暴露，大量液体输入等，各种原因综合作用导致机体产热减少，散热增加，许多患者会发生低体温。众所周知，手术有大有小，患者的情况也不尽相同，有一部分人术后会回到家属身边，得到细致入微的照顾，然而，有一部分却会因为各种原因转入ICU，那么他们的家属一般都会担心患者的保暖问题怎么解决？

其实，这个问题大家不用担心，ICU里除了有棉被，还有我们的秘密武器——体表加温治疗仪，它就像暖宝宝一样为患者的身体进行保暖，它能很好地使患者体温保持相对恒温，对围手术期促进血液循环，提高人体免疫力起到了很好的作用，它不仅能稳定心率和血压，而且能有效防止和降低术后由于低体温引发的身体寒战，被称为是安全有效的低体温患者和手术患者的保暖用品。有研究发现，重症及老年患者术中体温维护、保温护理有利于术后患者体温迅速恢复，并降低术后感染率。

它是由什么组成的呢？

一般是由主机包括加热盘、风机、金属外壳包裹，风管和一次性加温毯，液晶显示屏，调节按钮和旋钮。

它的工作原理是怎样的呢？

当体表加温治疗仪通电后，我们可以调节一个合适的温度和治疗时长，点击开始之后,它的加热盘和风机便会启动,机器会产生热风,通过出风口吹出,随后通过通风管道输送到患者身体周围的一次性加温毯里。毯子可以铺在患者身上或垫在患者身下,从而起到保暖的作用,通俗地讲,它其实就像家里的空调一样,通过制造热风来改变环境温度。

总而言之,大家完全没有必要担心患者在 ICU 里的保暖问题,我们医务人员一般也会像对待自己的亲人一样,为患者解决各种各样的问题。

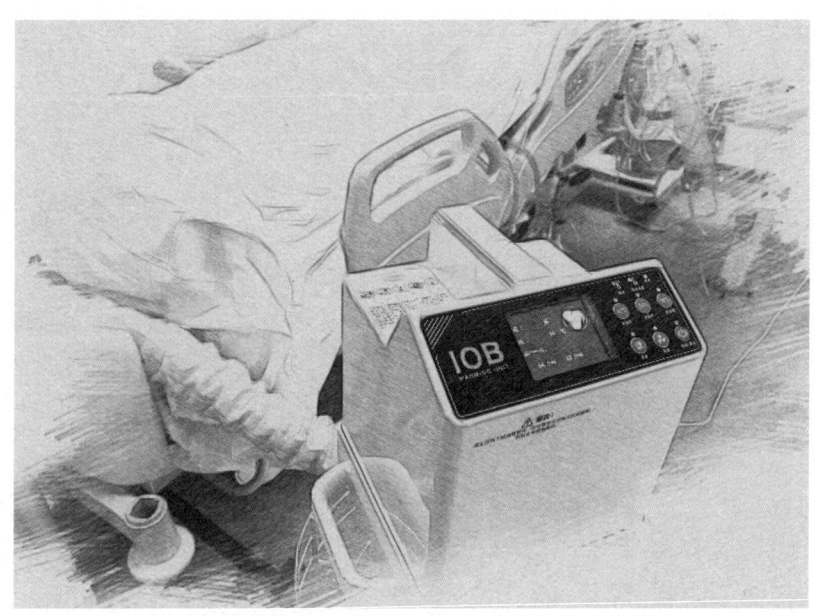

图 2-14

第三章　ICU 里家属的困惑

1 "千手观音"般的签字功夫
——ICU 家属签字之谜

患者进入 ICU 抢救后,家属在 ICU 谈话室,会有医生拿来大叠的同意书,"为什么要签那么多的字啊?"这往往是家属们在签字时提出的疑问。患者到医院住院看病,有部分家属对签字会产生惧怕,总感觉医生是在变相地推脱责任,让家属承担了风险,甚至有人感觉是在签"生死状"。这些顾忌,成为家属心里的一道"坎",犹豫不决。其实,签字制度是为了充分让患者享受知情权、同意权和选择权,是对患者权利的尊重。现在,我们就来告诉大家,所签的这些是什么。

第一类,国家和(或)当地有关部门规定需要签署的同意书,例如:拒收红包同意书,这是有关主管部门明确规定,医疗机构在患者入院时,必须与患者或家属签订的内容。

第二类,需要向家属及时告知患者进入 ICU 时的所出现的急危重症病情,最典型的就是病危通知书。一般情况下,只有具有生命危险的患者才会被送入 ICU 救治,因此作为这类患者的家属,都会收到医师下达的病危通知书,并需要进行签字。

第三类,急危重症患者进入 ICU,抢救时需要快速建立人工气道、加强血流动力学监测等,最为常见的有气管插管知情同意书、深静脉置管知情同意书。急危重症患者进入 ICU 的目的是:经过积极抢救挽回生命。因此,抢救性、侵入性操作常难以避免。这些操作有着突出的特点,就是时间紧迫性。例如,气管插管是挽救严重低氧患者的重要抢救措施，延迟1分钟也有存在呼吸、心搏骤停致死的风险。因此，ICU医师就需要家属在其入住ICU之初立即签署意见，以确定患者能够及时得到生命的保障。

第四类，关于进入ICU病房的重要事宜告知同意书。例如：温馨提示，这些签字内容十分重要，家属也可从中获得所需关心的相关事宜：如进入ICU抢救，家属不能全程陪伴患者，因治疗需要可能给予患者实施保护性约束等。

以上就是ICU常见的一些签字。了解了这些，当医生让您签字时，就不至于不知所措。当遇到以上情况时，要正确认识医生所说的风险，没听懂的要问清楚。患者在ICU治疗过程中医师会进行仔细的病情评估和及时救治，常会有根据病情提出的专项同意书，例如：主动脉球囊反搏支持同意书、胸腔闭式引流同意书、气管切开同意书、外出检查同意书等。患者或家属可以决定是否同意接受以上同意书涉及的诊疗项目，并需要在同意书上签字准确表达决定的结果。千万不要因为对签字的误解，而拒绝签字，造成延误病情，耽误患者的治疗。

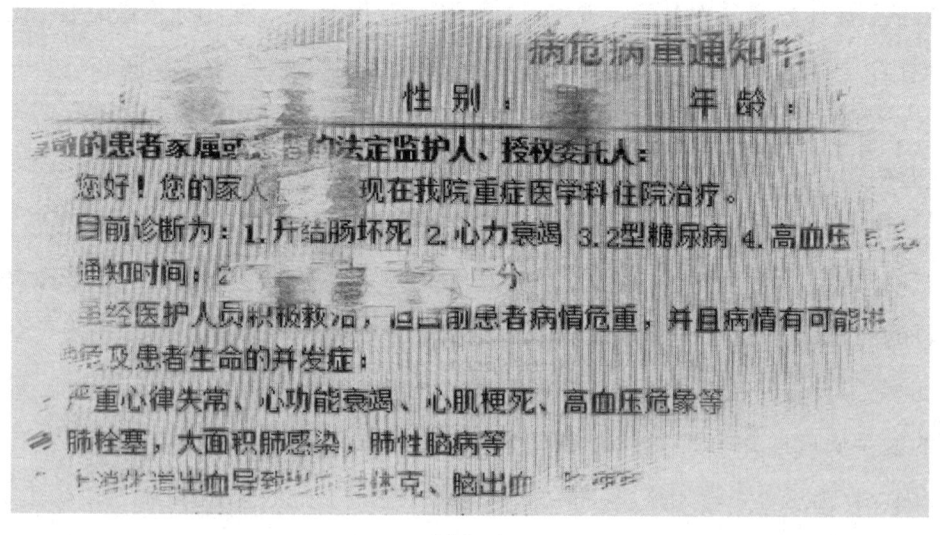

图3-1

2 守护生命的"保险"
——ICU 有创血压监测

在日常治疗护理活动中,常规应用无创动脉血压监测,它是一种间接测量血压的方法,与人体真正的血压有一定差距,并且受到袖带宽度、松紧度等的影响,不能动态地、准确地反映患者实际的血压水平,血压过高或过低时无创动脉血压就有很大的误差,不能真实反映患者的实际血压情况,也无法连续显示瞬间的血压变化,与无创动脉血压相对应的是有创动脉血压。

对于危重症患者需要进行有创动脉血压监测。ICU 一般来说的"血压"是指有创动脉血压,也就是动脉内血液对血管壁产生的侧压力,与体内脏器的灌注压密切相关,血压过低或过高都对健康不利。对于病情危重需要用药物将血压维持在一定范围内,或者因呼吸功能衰竭、血压不稳定、失血性休克以及需要反复做血气分析检查的危重患者,有创动脉血压的监测尤为重要,与无创动脉血压监测相比,它可以提供连续、可靠、准确的监测数据,为医生的治疗提供更多的信息。

有创动脉血压监测需要给患者直接动脉穿刺并将导管留置在动脉内,导管的外端直接与压力传感器相连接,血管内的压力将通过导管内的液体传递到外部的压力传感器上,压力传感器与心电监护仪相连接,就可获得血管内实时压力变化的动态波形,可获得被测部位血管的收缩压、舒张压和平均动脉压。临床一般测量桡动脉、肱动脉、足背动脉和股动脉等处的有创动脉血压。直接动脉压力监测,为持续的动态变化过程,不受人工加压、袖带宽度及松紧度影响,准确可靠,随时取值监测血压变化。有创动脉血压监测最主要的并发症是由于血栓形成或栓塞引起的血管阻塞,严重的可引起肢体缺血和坏死。

血压是重要生命体征之一,血压的高低变化反映了患者的病情变化,及时有效的血压监测对病情预防和处理有重要临床意义。

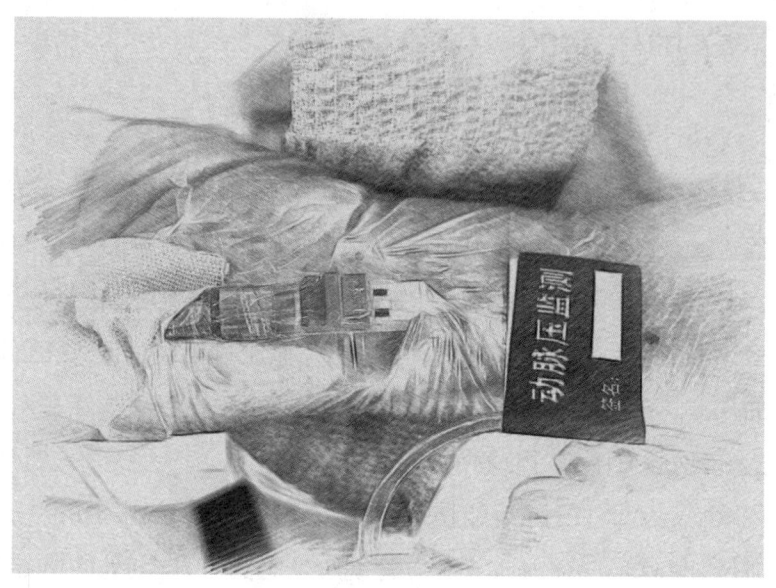

图 3-2

3 原谅我们不能"如影随形"
——ICU 探视限制的背后

有送诊 ICU 经历的人都知道,通常 ICU 大门紧闭,门外是焦急等待,神情凝重的患者家属,门内则是躺在床上,身上带着各种监护、治疗仪器的重症患者。ICU 内不允许家属进病房陪护,家属只能在医院规定的时间内探视。很多人对这条规定不理解,误认为没有家属陪护,患者没有安全感,医生对患者做什么家属完全不知情,经常会不理解为什么 ICU 要严禁家属陪护并限制家属的探视。

我们将从以下三个方面来说说这个问题。

首先从预防交叉感染的角度说,ICU 的住院患者病情危重,免疫力低下,易遭受各种继发感染,如果允许陪护和探视,会增加患者的感染概率,易造成病情加重甚至恶化。因此家属按规定进入病室探视前,要洗手、穿隔离衣、戴口罩、戴帽子、穿鞋套等。家属有疑似或证实呼吸道感染症状时应避免进入 ICU 探视。尽管探视对患者及家属来说都是一种迫切的心理需求，但其可能导致发生院内感染的潜在危害性不容忽视。其次 ICU 对环境质量要求较高，患者病情危重、病情变化快，各种治疗操作密集，尤其是有创操作相对较多，这些对空气环境要求较高，需严格控制室内人员流动。家属探视会对 ICU 环境质量影响较大，限制病房内人员流动可减少病房空气污染的机会，同时有利于保持病室环境安静，患者能更好地休息，保持情绪平稳，防止因情绪激动发生不安全事件。最后从医疗的角度来说，限制陪护并限制探视时间，有利于医护人员集中精力进行诊治和抢救，提高工作效率、保证有效治疗。家属由于不懂得医学专业知识，对患者过度关注，对病情过度担忧，这种心理会影响到医护人员正常的工作秩序。家属的频繁探视行为对其他患者甚至被探视者都有可能是一种干扰。

ICU 内患者 24 小时持续监护，有医生和护士专业、全面的照护，患者一旦发生病情变化，医生会第一时间向家属交代，这样家属也可以从繁重的陪护工作中解脱出来，您要做的就是留下一个能随时联系到您的电话号码，需要时医护人员会第一时间联系您。

保障患者的安全是第一位的。了解完这些有没有觉得我们之间的距离近了一点点？是不是稍稍能理解我们一些"不近人情"的规定了？别看我们的大门冷冰冰的，可我们治病救人的心是火热的。

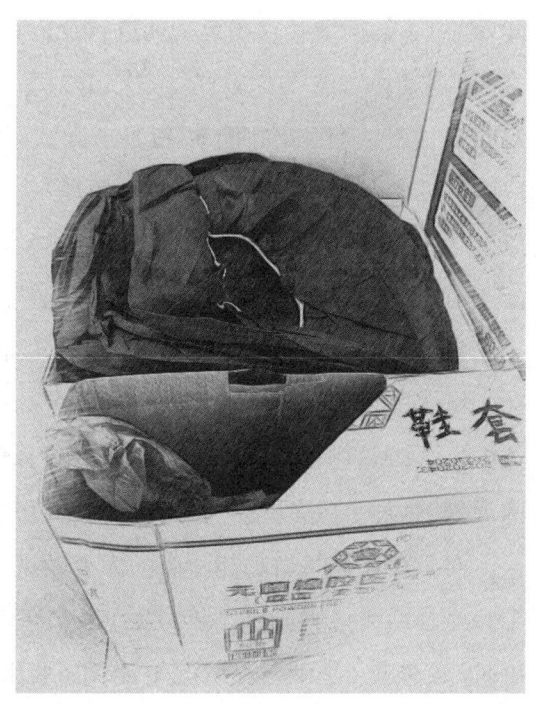

图 3-3

4 不吃饭也能"续航"
——ICU 患者营养攻略

当患者被送入 ICU，医师与患者家属完善签字时，经常有家属很担心地提出这样的问题："医生，患者进入 ICU 后，该如何吃饭呢？"今天，就带大家了解一下患者在 ICU 中的进食问题。

在讨论 ICU 患者的进食问题时，首先需要明确患者的进食时机。当一名重症患者被送入 ICU 抢救时，常常病情危重且不完全明确，可能存在胃肠功能受损的风险。此时如果贸然进食，可能导致腹胀、腹泻等问题，进一步加重病情。因此，当患者刚进入 ICU 时，医师常常给予患者暂时禁食的处理，然后通过大约一天的时间，对患者的病情和胃肠道功能进行全面评估，等确认患者达到指征时，才会通知家属，启动患者的进食事宜。其次，ICU 重症患者由于自身疾病的原因长期卧床、胃肠蠕动差、消化功能下降，胃肠道无法耐受正常的饮食。很多危重患者因昏迷、口腔内插着导管、消化道出血、胃肠胀气、恶心、呕吐等原因，往往也不能正常经口进食。

所以，此类患者入住 ICU 后，医生会告知家属暂时不需要送餐。但这并不意味着患者就没有"饭"吃。相反，ICU 医生会根据每个危重患者的具体病情制订个性化的营养方案，并提供相应的个性化营养制剂。合理的营养支持不仅能够增强机体抵抗力，促进病情好转，还可以改善患者预后，提高生活质量，缩短住院时间。总的说来，为危重患者提供营养支持的途径分为两种：肠内营养和肠外营养。

对于存在胃肠道功能障碍的患者，如急性胰腺炎、肠瘘、胃肠道大手术后，医生会选择给予患者肠外营养方案，根据患者的具体疾病及病情严重程度、疾病发展阶段、体重、基础营养状况等计算需要摄入的热量、糖、蛋白质、脂肪等营养成分，并通过静脉补充相应剂量和剂型的脂肪乳、氨基酸、微量元素、电解质等营养成分。一旦患者肠道功能恢复和病情允许，医生会调整营养支持方案，尽早由肠外营养过渡到肠内营养支持途径。

当确定患者可以进食后,医师还需要确定患者的进食途径以及食物的种类。在 ICU 中,患者通常有以下三种进食途径。

1. 经口进食:这是最理想的进食方式。患者开始进食时往往都会选择清淡的流质食物,比如白粥、青菜粥等,而且需要少食多餐。护理人员会根据医师的要求为患者喂食,如无必要,不会另行通知家属进入 ICU 为患者喂食。

2. 经胃管鼻饲:这是 ICU 中常见的进食途径。因为被送入 ICU 的患者常常因病情危重(比如昏迷、吞咽困难等)、抢救措施(比如气管插管等)等原因,无法经口进食,因此,医师需要通过胃管给予患者流质食物。进食的流质食物包括:不同种类的肠内营养制剂、家属自制的流质食物(比如米汤、米糊、汤等)。同时,因为患者病情危重,对能量、纤维素、蛋白质的需求比较严格,且食物的无菌要求高,因此医师会建议在患者病情未稳定时,应以肠内营养制剂作为主要进食品种。患者在通过此途径进食时,常需要使用到胃肠营养泵这个仪器,该仪器可以对肠内营养药进行加温,并可控制进食速度,从而减少流质食物对胃肠道的刺激。肠内营养制剂种类也较多,有专用于糖尿病患者的含有特殊碳水化合物而不会引起血糖波动的营养制剂,专用于肿瘤患者、需要高脂肪及免疫营养的制剂,专用于肠道消化功能极差、不需要蛋白分解就可直接经肠道吸收的营养制剂等。ICU 医生也会根据每个危重患者的特点针对性的选用不同的营养制剂种类及用量,以充分保证患者的营养。

3. 经空肠途径进食:只有在患者已经建立了空肠营养管途径(比如经鼻空肠管、经皮胃造瘘留置空肠管、腹部手术留置空肠管等)的前提下,才能通过此途径进食,需要经此途径进食的患者存在无法经胃进食的特殊情况,比如患者患有重症胰腺炎、存在严重返流情况等。

由此可见,ICU 患者的营养支持治疗是个体化的,针对不同的患者有不同的营养支持方案,确保每位患者都能实施最佳的方案,从而助力于患者早日康复。家属大可不必担心患者入住 ICU 后的"吃饭"问题。

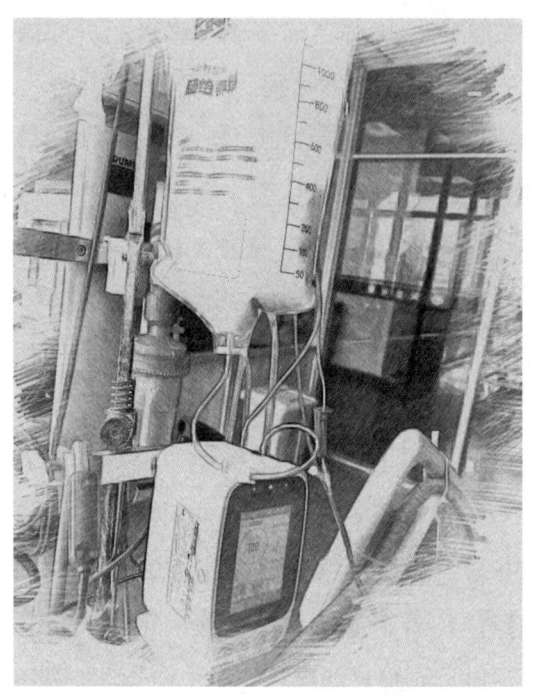

图 3-4

5 "密室"之内如何"方便自如"
——ICU 患者排泄问题

当面对家属探视时,提出的"医生!我家患者要小便,怎么办?"的问题,ICU 医务人员常给予的回答是:"在入科抢救时,我们已经为患者留置了尿管,所以,您不用担心患者进入卫生间排小便的问题。"

同时,我们的医务人员也会向清醒的患者解释道:"现在您的病情还需要留置尿管,因为是有创操作,会对尿路造成刺激,产生总想去卫生间的感觉,您不用担心会弄脏病床,像原来一样正常排尿就可以了。"这也许会让患者及家属感到很不习惯并产生疑惑。

1. 那么患者为什么要留置尿管呢？

首先，在ICU日常监护和抢救工作中，患者一天24小时的出入量，是每天我们重点评估的内容之一。这可以为ICU医生提供关于该名重症患者泌尿、消化、循环、凝血等系统功能的重要信息，为制订有针对性的救治方案提供重要依据。其次，24小时的出量主要是由大、小便量组成。因此，由于病情救治的需要，ICU中绝大部分患者是必须留置尿管的，护士对尿量、尿液性状的监测往往也是每小时都必须进行的。同时，因病情危重，ICU也无法像普通病房，可以安排患者自行前往卫生间排大便，关于这部分的量和性状的观察，往往是采用患者卧床排便方式，排便后是由ICU护士完成肛周清洁。

2. 也许会有人问：为什么无法安排患者前往卫生间呢？

首先，此时患者病情仍处于病危阶段，随时存在自身疾病突发恶化的风险，患者进入卫生间不利于风险的管控和预防。其次，此时患者的病情可能明显改善，但经过较长时间的卧床和积极抢救，存在体位性低血压导致晕厥的风险，从而引发新的、不可预料的并发症。因此，在ICU病房救治过程中，往往是无法安排重症患者进入卫生间解决二便问题的。

不可否认，对于一名意识清晰的重症患者，采用以上方式进行排便，的确是十分不习惯的。因此，往往在病情许可的前提下，医生都会及时、尽早地拔除尿管，并安排在病床上使用尿壶、便盆等方式解决患者二便问题。但这种方式，也只能部分改善患者及家属担忧的主观感受。

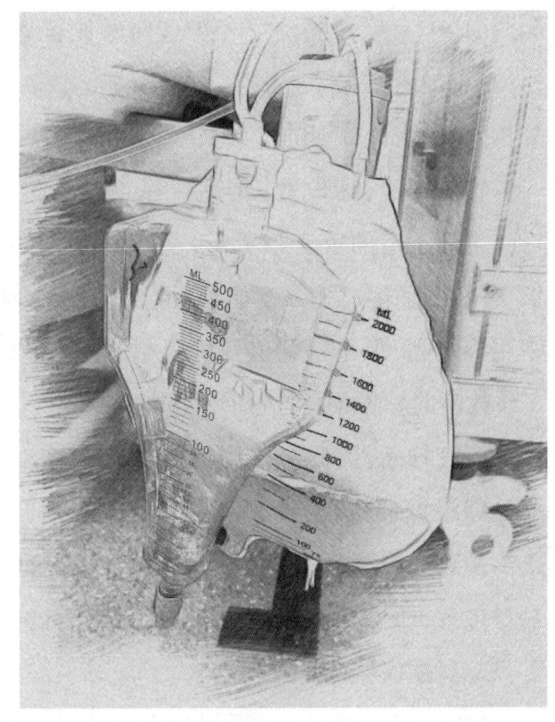

图 3-5

希望各位患者及家属,在充分了解以上原因后,能够给予理解和积极配合!我们一定会尽全力,尽快将您或您的亲人转危为安,从而尽量减少患者由此所承受的各种不适和对心理的影响!

6 "一掷千金"的"黄金屋"
——ICU 收费

"医生!听说住 ICU,花费会很高,大概每天多少钱?"

这是 ICU 会诊医生,在征求家属是否同意送患者入 ICU 抢救时,经常需要解答的一个问题。其实住进 ICU 的患者都患有非常严重的疾病,可能已经神志不清甚至昏迷,对自己在 ICU 期间接受的治疗大多并不了解,其实为了保障患者的生命,ICU 中对患者的治疗和护理照顾比普通病房更加密切。与在普通病房治疗相比,在 ICU 接受救治所产生的费用是比较高昂的。当拆分住院费用细目,进行分类分析发现,ICU 费用的发生,主要是以下几个部分。

1. 监护费、床位费、护理费等

生命垂危的重症患者每一个生命体征的变化都非常重要,大多需要使用监护仪 24 小时监测心率、心电图、血压、呼吸、血氧饱和度等生命体征,这些监测单次费用都不高,但是持续地开机监测,积少成多费用自然不少。一个急危重症患者在 ICU 救治时,使用的是一个对应的床单位,床单位包括电动升降床,对应的吊塔和各种配套物品,因此床位费是高于普通病房的。在 ICU 接受救治的患者,基本接受的是特级护理,该类护理级别是最高级别,自然收费是最高的。加之,患者在 ICU 是由护理人员全程进行照顾(包括 24 小时监测、每天定时床上擦浴、口腔护理、翻身拍背、喂食、清洁大便等),因此配套的护理费用是较普通病房增加的。

2. 高端仪器设备支持

ICU 日常工作中,重要的两项内容是:严密监测重要指标变化,以及使用设备进行器官生命支持。因此,必须要依赖高端的仪器设备完成。例如:在 ICU 病房中为了保证患者液体出入量的精准性,一定是使用各种类型的注射泵将各类液体、药物进行滴注或泵入的;患者的呼吸支持,单纯吸氧是无法满足的,常需要各种类型的呼吸机进行支持。因此,我们会按照物价主管部门规定,对使用的每台仪器设备按照小时或次数进行收费。这部分的费用在普通病房住院清单中常难以出现。

3. 常见的 ICU 抢救、手术等操作

急危重症患者进入 ICU 中,因需要挽救生命的迫切性,常常要接受一系列的抢救操作,例如:气管插管、开放深静脉通道、动脉置管、胸外按压、经皮气管切开等等,这些费用在普通病房往往不会涉及。

4. 检验、检查

因为 ICU 患者病情危重且复杂,病情变化快,因此在普通病房中可能一周才检查一次的检验项目,在 ICU 病房中明显呈现检查和检验的密度和次数增加。例如,一个上消化道出血、失血性休克的患者,在 ICU 抢救时,因病情危重,往往会出现隔几个小时就复查血常规、凝血等检查,目的是及时获得患者病情变化信息,从而及时评估抢救措施效果和调整抢救方案。由此产生的检查、检验的费用势必随之增高。

5. 药费类

ICU 的患者都是徘徊在生死边缘的急危重患者,为了能够抓住微弱的机会,挽救生命所使用的药物往往是普通病房基础用药不能满足的。常会涉及价格高昂的"特需药物"。例如,一个"重症肺炎、呼吸衰竭"的患者,在进入 ICU 抢救前,曾先后在诊所、当地医院呼吸内科接受了一系列的抗感染治疗。期间,已将所有的基础抗生素都使用过了,但病情仍进行性恶化危及生命。当患者进入 ICU 后,医师一定会根据患者目前感染细菌的特殊性,根据指南要求采用升级的抗生素(也就是老百姓常说的"高档抗生素")进行"重拳猛击"。因为,只有这样才能抓住机会,及时控制患者的严重感染,避免因病情无法控制而死亡,而这类抗生素往往费用高昂。

以上是在 ICU 救治中,每位患者常发生的费用,但有时还会因病情的特殊性,接受特殊的有针对性的操作、支持、手术等,这部分费用价格高昂。例如,肾衰竭患者,需床边持续血液净化治疗,有些各种原因引起心搏骤停的患者甚至需要进行ECMO(即体外膜氧合)支持患者,一旦涉及以上特殊治疗时,ICU医师一定会单独找家属进行谈话,告知进行该项操作的原因,操作的风险和预后,同时讲明发生的费用预算,并征求家属意见,只有得到家属的同意并签字后,我们才会进行治疗。ICU确实很贵,但并不是ICU本身意味着更高昂的医疗费,而是重病通常就会造成更高的花销。

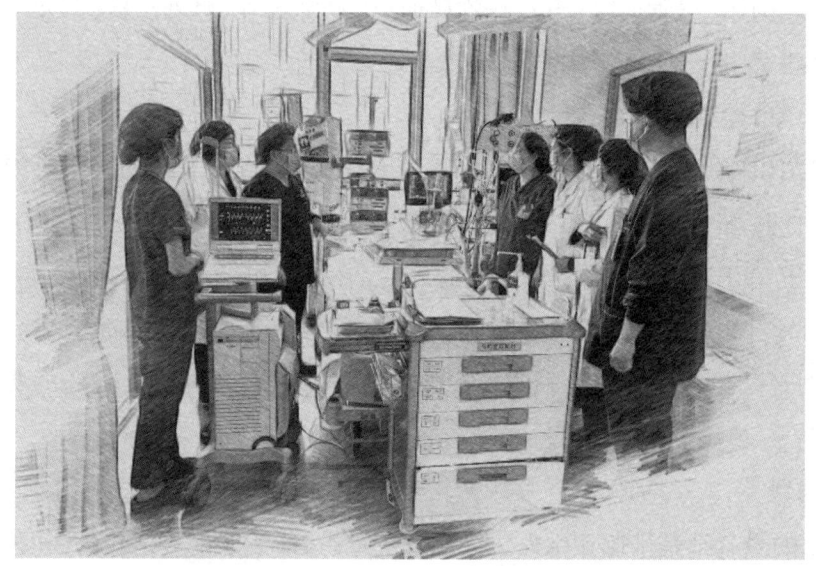

图 3-6

7 给你一瓶"魔法药水"
——ICU 镇痛镇静

提及ICU患者的治疗,很多人可能会心生疑问:为什么患者总是在"睡觉",是不是用了镇静药物的原因?同时众多患者及家属都特别担心一个问题:听说镇痛镇静药物会有很多副作用，那用这些药物安全吗？

提到ICU，映入大家脑海里的可能是沿病床摆放的各种监测设备、患者身上连接的各种导管，想想似乎都令人感到难受。其实事实也是如此，大多数ICU患者因为病情危重，需要接受有创操作，如气管插管、机械通气、动脉和静脉置管，这些措施既可以随时监测重症患者的病情，还可以治疗患者的疾病，然而这些操作会使患者产生疼痛。疼痛可导致一些不良的生理应激，如代谢亢进、氧消耗增加，同时疼痛还会使患者烦躁，容易诱使患者自行拔除身上的导管，从而中断患者的监测和治疗，影响患者的预后。适当的镇痛镇静可让患者感觉不到痛苦，更好地配合医生的治疗，使疾病恢复得更加迅速。因此，镇痛镇静治疗在ICU中是基本治疗措施之一，可以减少患者的痛苦，增加他们的舒适感，更重要的是可以减轻患者的应激反应，控制病情发展，为疾病获得良好预后提供保障。

在急危重症患者救治的过程中，由于患者自身疾病的影响和对身处陌生环境的恐惧，往往处于生理和心理的双重应激状态。患者经常会有疼痛、不适、焦虑、严重时可出现躁动等表现，存在自我伤害和伤害他人的危险，给予镇痛及镇静等治疗措施，可减轻重症患者疼痛感及不适感，使患者处于"安静"状态，从而保证救治过程的安全性和有效性，并增加患者的舒适感。

随着医学的进步，人们开始认识到镇痛镇静本身也是疾病治疗的一部分，对于患者的预后有重要的意义。例如脑外伤昏迷的患者，虽然他们已经不知道疼痛了，但是我们还是要给他们使用镇痛镇静药物，这是为什么呢？因为镇静药物如咪达唑仑和丙泊酚可以降低颅内压，减少脑代谢，对中枢神经系统起到保护作用，镇痛药物如芬太尼、瑞芬太尼、舒芬太尼可以减轻疼痛的有害刺激，以及减少交感神经过度兴奋给机体带来的一系列负面影响。由此可见，适度的镇痛镇静是我们对抗疾病，保护患者的有力武器。

ICU医生会首先明确引起患者产生疼痛及焦虑躁动等症状的原因，对于昏迷患者的不自主躁动、抽搐，首先要积极治疗原发疾病；对于清醒患者先给予充分的心理疏导、稳定患者情绪，增强其战胜疾病的信心。如患者存在疼痛或因疾病治疗需要使用镇痛镇静药物。ICU医生先从镇痛治疗开始，缓解患者的痛苦，再在镇痛的基础上镇静。对于所有ICU患者,常规进行疼痛评估和监测,以维持患者的舒适度。可交流的患者可通过患者问卷调查和视觉模拟评分来进行评估。然而大多数患者因为接受气管插管而无法进行言语交流,只能通过面部表情和肢体活动度的状态间接反映疼痛程度。

理想的镇静目标是使患者清醒和舒适,无或者只有轻微的应激。对镇静患者实施每日唤醒,调整药物剂量,以达到患者需要的最低有效镇静剂量。当患者病情好转,不再需要镇静镇痛时,逐渐减少药物剂量至停药。

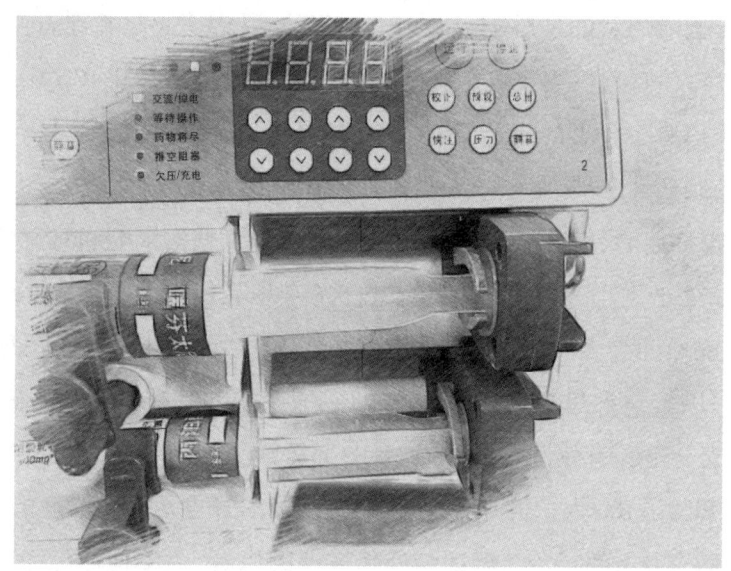

图 3-7

痛苦的"五花大绑"还是安心的"温柔怀抱"
——ICU 约束

当每次探视ICU患者的时候,您是否有这样的疑惑,为什么患者住在ICU里面要被捆住手脚,这难道不是赤裸裸的"虐待"吗?其实,ICU的患者并不是被

"捆""绑"起来了,它有一个温暖的专业名词:"保护性约束"。今天就让我们来了解一下ICU患者保护性约束的秘密。

ICU患者可能会因为疼痛、身体不适、焦虑等原因出现躁动及不配合治疗的表现,存在自我伤害和伤害他人的危险,ICU的患者也经常会留置气管插管、胃管、中心静脉输液管以及各种尿管等,如果患者活动幅度过大就会导致这些管路脱落,继而可能会对患者造成不同程度的伤害、延长住院天数、增加费用,甚至导致患者的死亡,所以在ICU,我们一般会给患者实施保护性约束。保护性约束指的就是在医疗过程中,用约束工具适当限制患者冲动、自伤、伤人、紊乱、治疗不合作等行为,以保证患者安全的方法。也可以说,约束在这里也属于一种临时性的"治疗"手段。

由于ICU患者的病情十分复杂,有些患者会在各种原因的诱发下突然出现谵妄状态,有些脑部损伤的患者会出现癫痫大发作,也有一些患者可能由于之前的重度创伤,会出现极度兴奋、躁动的失控状态。在这些情况下,言语劝慰或药物可能不能起到预期的效果,如果放任之,患者可能出现以下情况:身上重要的治疗性管道被拔除;已经缝合的手术部位出现开裂、出血;自行下床造成意外的跌倒等。因此,为避免此类情况的发生,暂时性的约束措施不可或缺。

一般情况下,在为ICU患者实施必需的约束措施前,会向患者或家属说明约束措施的必要性,在征得同意后实施。护士按患者的情况实施肢体或躯干的约束措施,通常为暂时限制患者的活动,会选择人体的大关节如腕部、踝部、肩关节进行约束。在整个约束期间,护士会做好相应约束部位的护理观察与护理记录,医生会动态评估患者的精神或疾病状态,医生与护士之间也会及时进行沟通,及早解除不必要的约束措施。

在ICU,适当的约束实际上是对患者顺利完成治疗的一种手段和保障,也是为了保护患者的安全,避免很多不良事件的发生。当患者恢复自我意识和自我控制能力的时候,医护们就会马上减少对患者的约束,在保护性约束的过程中,医护也会经常与患者之间进行沟通解释,在此过程中尽量做到既保证患者的尊严,也不忽视患者医学上约束的需要。

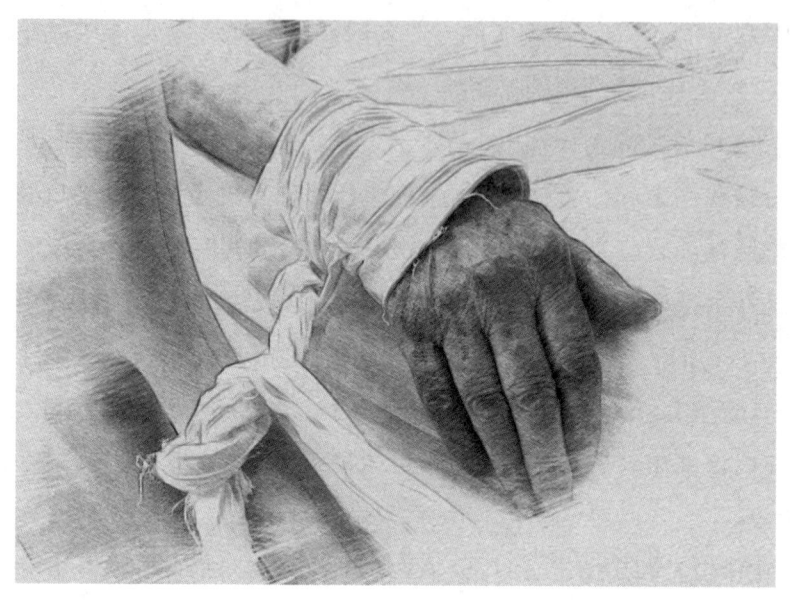

图 3-8

9 术后康复的"保险丝"
——术后患者转入 ICU 的原因

医院里面的手术室门口,常常都聚集着众多焦急等候的家属。每当门打开,有床推出来的时候,有些家属喜笑颜开,手术成功,可以回到病房了。有些家属可能有些闷闷不乐,医生说手术成功,但是还需要去 ICU 观察一下。家属会有这样一个疑问"明明手术已经很成功了,为什么还要住进 ICU?"本文就来给您解答一下这个疑问。

手术医生说"手术成功了",指的就是狭义上的在手术室中的那一部分。但现实中,这仅仅只是一个开头。打个比方,肿瘤切掉了,做得干净利落,没有一点残留,但是人却一直没有醒过来,或者术后心肺等重要脏器功能还需要机器设备来支持,这也不是患者和家属想看到的。一个成功的手术,术前准备、术中情况、术后恢复都缺一不可。ICU 就是术后恢复这条路上的保护神。

那么，什么样的患者需要术后进入 ICU 呢？

1. 某些重大手术或者特殊手术患者。

一些牵涉心脏和大血管的手术：如冠脉搭桥、瓣膜更换、主动脉夹层的开胸手术，因为是重要器官，一是恢复时间长，二则术后的轻微异常都可能会危及生命，所以需要严密监护。

一些特殊的手术，如咽喉部或甲状腺的大手术，术后拔除气管插管时存在窒息或存在气管插管的拔管困难的风险，因此需要在严密的监护下拔管。

2. 手术时间长，术中出现并发症的患者。

通常手术的时间越长，手术的难度也越大。像转移肿瘤根治术，严重的多发创伤等手术，患者长时间处于一个麻醉镇静的状态，同时这种手术对机体有很大的影响，术后容易出现生命体征不平稳，脏器功能衰竭以及出血、感染等并发症，因此也需要在 ICU 里严密监测，及早发现异常状况并及时处理，就可以把出现并发症的概率降到最低。

3. 高龄，术前心肺功能差，有严重合并症的患者。

随着现代医学的发展，随着人口老龄化以及生活水平的提高，大家对健康的要求越来越高，年龄已不再是手术的禁忌证，所以现在高龄老人做手术的也越来越多。然而对于高龄患者，虽然术前检查可能基本正常，但是机体重要器官的功能储备已经明显降低。手术做得再好，对机体都会有一定程度的创伤打击，而这个打击可能就造成患者多器官功能衰竭而危及生命。在 ICU 里，医护人员可以采用多种手段最大程度地减少手术创伤对机体的影响，维护好或支持好重要脏器的功能，为手术创伤后的恢复创造最佳条件。

以上说的是按计划进行充分准备的手术，而对于有些患者，像胃肠穿孔、各种脓肿等，细菌在术前可能已经造成了脓毒症，或者术前已经有了呼吸衰竭、心力衰竭等，这些患者可能因为各种原因必须进行急诊手术。他们在没有手术之前就有收住 ICU 的指征，术后更需要进入 ICU 了。

经历大手术后的患者早期多处于非常虚弱的状态，患者需要严密的观察和治疗：麻醉恢复后的意识判断，各种管道的引流情况，伤口的渗血渗液，生命体征的波动，这些在 ICU 里面，必须由专业医护人员给予 24 小时不间断、全方位的精心治疗和护理，才能平稳地度过危险期，而这些特级护理只有在 ICU 中才能实现。

总之，最关心手术安全的，除了家属，就是医生了。医生让患者术后进入 ICU，也是为了更好地恢复和平稳地度过危险的围手术期。

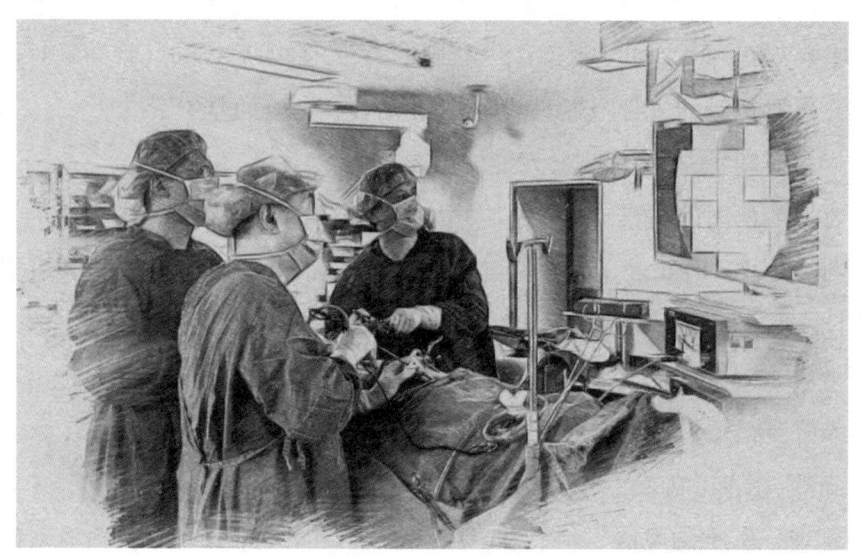

图 3-9

10 "体检大餐"把身体"榨干"

——ICU 抽血化验

经常有家属对每天给患者抽血产生质疑。首先，我们得弄明白一件事，就是为什么有时候我们需要每天抽血。在临床工作中，我们需要根据患者的病情变化，决定是否需要重复抽血，有些危重的患者，不仅是每天抽血，甚至可能一天要抽好几次的血液。举一个例子，例如一个消化道出血的患者，我们需要实时监测血红蛋白的变化，如果持续有出血，血红蛋白会持续的下降，我们需要及时的抽血复查血常规，给予药物止血、补液等对症治疗，必要时输血治疗。

现在的检测技术很先进，抽一管血可以查很多项目，但是前提是这些项目是同一类别的，例如抽血查生化，只需要抽一管血，可以查肝功能，肾功能，血脂等。而不同类型的抽血化验，需要采用不同的采血管，送去不同的检验部门，用不同的机器来进行化验，例如血常规、凝血功能、乙肝五项、肿瘤指标、甲状腺功能等等。因此需要抽多管血来检测。所以，很多指标不能用同一管血，需要采用不同的采血管。

危重患者因病情危重，治疗和干预措施多，经常需要评估患者治疗效果，或者监测一些重要参数的变化，所以经常需要抽取患者的血样进行化验评估。ICU中经常需要检查的项目有以下几项。

（1）血细胞及其分类：主要观察患者白细胞及其分类比例，血红蛋白数量值，血小板计数。白细胞可大致反映患者是否存在感染，大多数细菌感染或者炎症反应可使白细胞升高。检测血红蛋白数量值可以发现患者是否存在贫血等情况。血小板是维持机体凝血功能的重要成分之一。

（2）血气分析：呼吸功能不全的患者为了评估呼吸功能或呼吸机治疗的效果，需要经常抽取动脉血查血气分析，以便于医生根据化验结果适当调整治疗及呼吸机参数的设置。

（3）肾功能及电解质：主要检测肌酐、尿素氮、血钾、血钠等指标。危重患者每天要监测电解质变化，电解质的异常可对心脏的节律性搏动产生不良影响。而患者的病情加重或者临床某些药物均可影响其肾功能，从而可进一步影响到电解质变化，因此需要日常监测。

（4）肝肾功能：因为危重患者用药多且复杂，大多数药物需要通过肝脏代谢后经肾排泄，所以危重患者需要查肝功能。

（5）严重感染患者需要评估抗感染治疗效果或者明确感染原因，需要抽血查降钙素原前体（PCT）、C反应蛋白、GM试验以及血培养等。

抽这么多血，会不会导致贫血？

临床工作中，我们采一管血大约需要抽 2 至 5mL，如果一次抽 10 管，最多也就是 50mL。大家也知道，平时献血的时候，一次性是可以献 400mL 的，不会对身体产生大的影响。所以，一次性抽血几十毫升，对身体的影响不大，不会导致贫血。以上这些抽血化验都是为了明确患者的全身病情变化，重症科医生会根据患者病情需要选择合适的检测项目。我们反对不必要的检查，但是，有时候为了病情的需要，该抽血复查的就应该复查，不该复查的，坚决不要抽血复查。

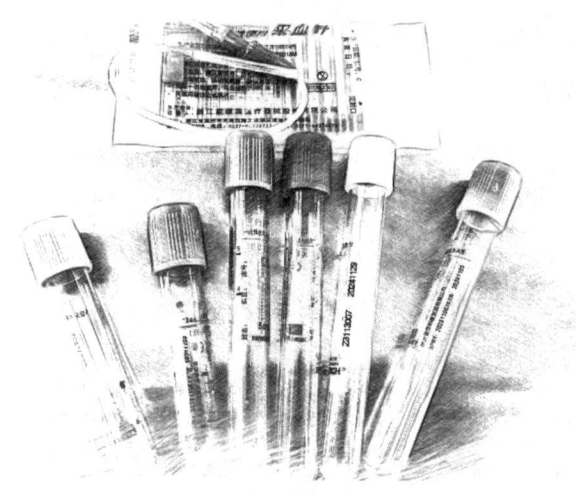

图 3-10

11 挑战与希望并存的一刻
——输血

输血如同一剂药物，能使许多因外伤等引发大出血的生命垂危患者起死回生，但提到输血人们总有一种担心：输血会有危险吗？

通过输血治疗可以改善血流动力学、提高血液携带氧气的能力、补充体内蛋白质、纠正凝血机制紊乱等,从而达到纠正休克的目的。现代输血医学提倡科学用血、合理用血和节约用血,即从输全血到成分输血、从替代性输血到治疗性输血的进步。所谓成分输血,即将血液的各种成分加以分离提纯,通过静脉输入体内的治疗方法。优点:①提高疗效:患者需要什么成分,就补充什么。②减少反应:血液成分复杂,有多种抗原系统,输全血更容易引起各种不良反应。③经济:既节省了血资源,又可减少经济负担。

那什么样的人需要输血呢?

医生通过合理的医学指导以及对患者身体状况的评估来确定患者是否需要输血和输血的数量。只有在严重贫血、血液严重流失等情况下,才需要进行输血治疗。此外,医生还会对患者进行仔细地评估,评估患者是否适合输血治疗,确保输血安全和有效。通常情况下需要输血的人如下。

1. 严重贫血的患者:铁缺乏性贫血、再生障碍性贫血、溶血性贫血等严重的贫血病患者。

2. 经历大量失血的患者:在创伤、手术、大出血等情况下失去大量的血液,需要输血来替代。

3. 肝脏疾病和肾脏疾病患者:肝脏和肾脏疾病患者造成的贫血,可能需要输血支持,如肝硬化和肾病综合征等。

4. 重度感染患者:重度感染极易造成全身性炎症反应,进而导致患者贫血。在严重情况下,需要输血。

5. 癌症患者:在癌症治疗中,放射治疗或化疗可能导致贫血,需要输血治疗。

输血是急救和治疗的重要措施,总的来说,输血是安全有效的治疗方法。但输血如同所有药物一样有发生不良反应的风险。所谓输血不良反应是指在输血过程中或输血后,受血者发生了用原来疾病无法解释的、新的症状和体征。

1. 输血反应:输血反应是最常见的并发症,其中包括过敏反应、发热、头痛、寒战、胸痛、呼吸急促、低血压等等。严重的输血反应可能导致神经系统问题、肾功能受损等严重后果。

2. 传染病:输血可能传染细菌、病毒、寄生虫等病原体。虽然捐赠者在捐赠前会有一系列的检测和测试,但是某些病原体可能无法被检测出来,增加了输血传播感染病的风险,如HIV、乙肝、丙肝等。

3. 器官功能失调:输血可能导致血浆容积过载,并导致肺水肿、心力衰竭等器官功能失调。

目前,正规采血前都常规进行相关疾病检测(如肝炎、梅毒、艾滋病),以避免上述传染病不良反应;输血前均进行严格的交叉配血试验,可避免严重的溶血反应。总之,在现代检测技术及密切监护条件下,能够保证临床输血安全,可减少或及时处理输血相关并发症。

那医护人员如何筑牢临床输血的安全屏障呢?

1. 做好输血流程管理:建立完善的输血流程和记录,如输入合适的血液制品、检查相应的标识和标签、核对接收者身份等流程管理,从而降低输血错误和混淆患者的风险。

2. 重视护士输血相关知识的培训。护士作为输血工作的直接执行者,其对输血相关知识的掌握程度将严重影响输血质量,管理人员应重视护士输血相关知识的培训。加强输血技术学习和输血安全教育;加强输血的法律意识、责任意识、安全意识;规范输血护理技术操作程序;制订处置各种输血不良反应的预案。

3. 抓好输血前、输血中、输血后三个环节。①输血前:关注输血前的双人核对以及血液外观质量的检查;②输血中:关注库血的复温、正确的输注、合理的输注速度、输血不良反应的观察与处理;③输血后:输血后对受血者迟发性输血反应的观察、输血记录和输血相关医疗废物处理、输血反应反馈单的填写、血袋的保存、输血医疗文件的存档等。

总之临床输血有法律法规为依据、以技术规范为指导、以各环节实际工作为中心、以质量安全为目标建立完善的质量管理体系,指导实际临床输血工作,医院标准化管理过程中实施输血质量控制体系,保障临床输血的安全。

虽然输血有一定的风险,但是在经过科学地评估和管理之后,输血仍然是一种安全、有效的治疗手段。

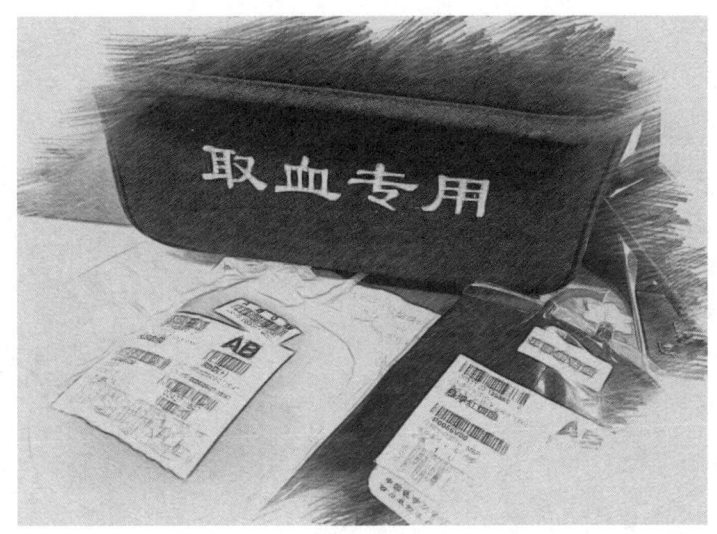

图 3-11

12 大脑的"暂时短路"

——ICU 综合征

众所周知，每个医院的 ICU 所收治的患者病情都十分危重，患者之间也存在个体差异，有些患者在 ICU 会出现很奇怪的行为。

有的患者说，自己听到有电钻在钻天花板，吵得一晚上都没睡着，可实际上并没有发生电钻钻天花板的事情。

也有曾遇到过老年患者进入 ICU 之后，会说"自己看到了一些根本就不存在的东西"，甚至对着空气说话等等。

这些事情听起来很玄乎，但是背后却藏着一种"病"，它就是"ICU 综合征"。它并不是某种疾病所导致的综合征，它是指危重病患者在 ICU 住院期间出现精神行为障碍等为主的症候群，临床表现多样，轻重不一，患者可能会表现为谵妄、思维紊乱、情感障碍、行为异常、智能障碍，甚至幻觉等。

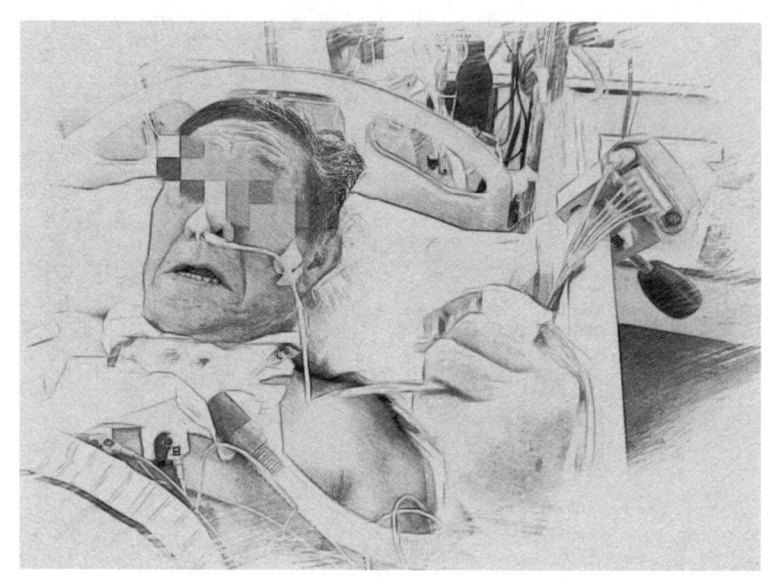

图 3-12

ICU 综合征的发生主要和哪些因素相关呢？

1. 疾病因素：ICU 综合征的发生一方面与患者既往自身基础状况如高龄、老年痴呆、酗酒、高血压等易患因素有关。另一方面与病情本身的危重程度有关，包括严重感染、创伤、休克、呼吸衰竭、代谢性酸中毒、体外循环等因素。病情越重，出现的几率就越高。

2. 环境因素：ICU 内灯光较为明亮、医务人员进进出出以及各种仪器的报警声响个不停导致的环境比较嘈杂，患者睡眠剥夺、无亲属陪伴、环境封闭、缺乏交流等，从而诱发该综合征的出现。

3. 心理因素：不同的患者个性特征、心理素质、文化层次、家庭状况不同，因此对疾病信息的敏感性、对疾病的看法和态度、对疼痛的耐受程度均是不一样的，此综合征常在性格内向的男性身上更易出现。

4. 年龄因素：因为老年人的生理功能本来就减退了，然后在疾病的重创下导致肾上腺素分泌下降，就更容易出现 ICU 综合征。

5. 疼痛因素：比如气管插管，包括深静脉留置针、尿管、胃管等，全身插满很多管子,会对患者产生一种不舒适的感觉,甚至会留下心理阴影。

6. 药物因素:ICU 有些镇痛、镇静药物的使用,使患者对药物产生了适应性,一旦停药或过快减量,就可能会出现撤药反应,戒断反应。

7. 睡眠剥夺:ICU 患者很容易出现睡眠剥夺。虽然患者有足够的睡眠时间,但是睡眠时间常是碎片化,且睡眠结构异常,睡眠-清醒周期紊乱,导致褪黑素昼夜分泌紊乱,促进 ICU 综合征的发生。

8. 社会因素:如果家庭经济状况较差,或者与亲人关系不融洽,缺乏家人的支持又承受较大的经济压力,这样的情况往往会导致患者对疾病的心理承受能力变弱,出现异常行为。

那么,应该怎样预防 ICU 综合征的发生呢?

1. 早诊断、早干预用观察和交谈的方式了解患者的心理状态,难以判断时也可以采用常用的 ICU 谵妄筛查表(ICDSC)和 ICU 意识紊乱评估方法(CAM-ICU)来判断。尽早发现,早期采取措施。

2. 改善 ICU 内的环境可以多增加一些温暖的色调,能够让阳光照射进来。最好能够保证私人空间,减少噪音、控制灯光,避免患者睡眠时间从事医疗活动,让患者可以好好休息,保证充足的睡眠。有时也可以播放一些舒缓轻柔的音乐,缓解患者的紧张情绪。

3. 合理使用药物对有失眠和紧张不安的患者给予适量镇静剂,以保证充足的睡眠。

4. 多一些人文关怀,医护人员应多与患者沟通,消除他们的紧张不安,仔细倾听患者的困扰、疑问和感受,避免患者产生不安、抑郁、幻觉等。

5. 减少患者的孤独感增多电话和视频频率,让患者与外界和家人保持沟通,从而消除患者没有亲人陪伴所产生的孤独、恐惧和寂寞。

6. 进行健康宣教,当患者进入 ICU 前或进入 ICU 后,要积极对其进行健康宣教,要让患者了解 ICU 有更优质、有效的医疗资源,对其康复更加有利,即使出现一些状况也是正常的,减轻患者的心理压力,对自己的病情以及 ICU 有正确认识。

大家也不要恐惧 ICU,其实在 ICU 是最能保障危重患者安全,让生命垂危的患者获得重生机会的地方。更好地理解 ICU，配合 ICU 医生护士，才是拒绝 ICU 综合征、在 ICU 获益的最好办法。

13 花钱如流水，但病情却"逆水行舟"
——ICU 病情变化

ICU 名称是神秘的、空间安排是封闭的、装备是复杂的和昂贵的、患者病情是危重的，再加上投入高、管理成本高及其使用昂贵药品和仪器设施，决定了 ICU 住院费用的高昂。

毫无疑问，ICU 对危重症患者的救治所需要的抢救设备及医疗资源的密集程度要明显高于非危重症患者的救治，所以会需要增加相应的治疗费用。而进 ICU 治疗的患者包括：①急性、可逆、已经危及生命的脏器功能不全，经过加强治疗和严密监测可能在一定时间内得到康复的患者。②存在各种高危因素，具有潜在危及生命的风险，经过有效治疗和严密的监护可能减少死亡风险的患者。③在慢性脏器功能不全的基础上，出现急性加重且危及生命，经过严密监测和治疗可能恢复到原来状态的患者。所以就是说进 ICU 的患者都是病情危重且还没有脱离危险期，病情可能随时都会发生变化。患者的病情越来越重可能是以下几方面原因引起：首先，是患者的病情在发展。住院后所使用的治疗药物不是马上就会起作用，而是要在组织内积累到一定的浓度后才会起效。在入院到药物完全发挥作用前的这段时间里，患者的病情仍在继续发展，病情还会继续加重。其次，住院后使用的治疗药物部分可能有镇静作用。这种镇静作用常使患者情绪稳定、安静。但也会使患者产生头晕、精神不振、困乏无力、嗜睡等症状。最后，不少患者住进 ICU 后，由于无法适应这个陌生、密闭而且与外界隔绝的环境，而且没有家属陪同，这往往容易产生恐惧、焦虑甚至思维紊乱等一系列精神障碍现象，这更会使家属感到困惑。其实这些原因引起的病情越来越重是暂时的。翻开 ICU 患者出入登记册您会发现，在这里，最多的是患者度过危险期并转入了普通病房，还有部分患者病情康复后直接出院，只有少数患者是放弃治疗自动出院或者抢救无效死亡。当然这部分放弃治疗或者抢救无效的患者肯定是病情越来越差的患者。

可以说每个医院为了建设ICU投入了大量的人力，物力，财力。医院之所以投入这么多，绝对不是让患者进去等待死亡的，而是为了给每个患者生存的希望。ICU虽然离死亡很近，但离生的希望更近。作为ICU的医护人员，无论病情多么危重，我们都会全力以赴，用爱心坚守在生死阵地最前沿，创造一个又一个奇迹，让患者生命延续，健康重现。

ICU，一个离死亡最近的地方，因为在这里，收治的都是极其危重的病患……

ICU，一个离希望更近的地方，因为在这里，很多人获得了生的希望……

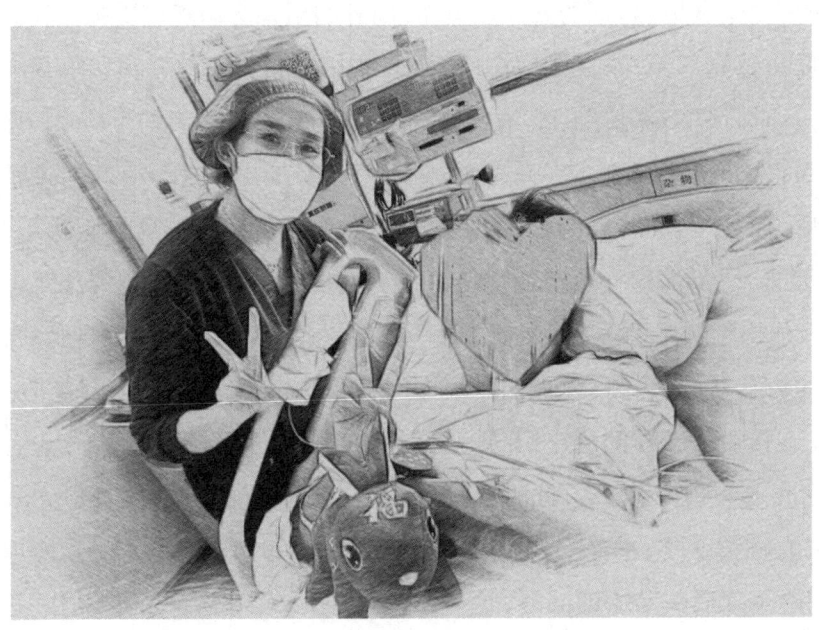

图 3-13

14 "打破砂锅问到底"
——家属与医生沟通的小攻略

病来如织茧,也如同山崩一般。家属不得不把自己的家人推进ICU,当那扇厚重的门被关上的一瞬间,便使患者和家属分隔开,止于门外的家属心如刀绞,分分秒秒都备受煎熬,心里却不想放弃任何一丝生的希望,如此焦急地等待,真是心急如焚啊!门外的至亲们,请不要恐惧这扇门,我们可以把它看成是一道充满希望的安全之门,只要有一线生机,我们都会尽百分之百的努力。患者和家属虽然仅有一门之隔,但是关上了这扇门并不等于失去了和您们的沟通,您们在门外承受着得与失的痛苦。试想想,谁的家人在里面,门外的至亲会坦然接受呢?我们的医护人员同样是感同身受,毕竟是生命所系,性命相托啊!我们会和您敞开沟通的心灵之窗,及时向您反馈患者的病情,让我们一起筑起守护患者的生命之门吧!

谈到家属询问患者病情,一方面,医生每天会抽出一部分时间向家属告知患者的病情,而另一方面,作为家属的您,在这种突发的急性高度应激状态下,一定要减少焦虑、恐惧等这样负性的情绪,因为这种负性情绪会影响到您对患者病情的理解及作出影响某种医疗决定的判断。这时,一定要积极调整好自己的心态,保持清醒的头脑,理清思路,才能向医生询问患者的病情,询问的内容包括:诊断是什么;正在接受什么样的治疗;采取这样的治疗,患者会不会很痛苦;患者的预后如何;除此之外,作为家属,此时还可以为患者做些什么才能使其得到最大的安慰;如果有病情变化,医生会以什么样的方式来通知家属……一步步地理清这些问题,扫除了家属头脑中的问号,这样,才有助于减轻家属的心理压力,并能进一步地提升对患者下一步治疗的决策能力。

对于那些刚进入ICU的患者,我们想要对家属说的是,请您在门外耐心等待,因为此时,我们要先将您的患者收治好后,待病情相对平稳后,我们才会与您交待患者的病情。您在门外等候的时间可能会在半个小时,有时甚至会超过一个小时,望您能理解。当您初次见到主管医生后,您的情绪不必过于激动,这样有可能会一时忘记想要咨询医生的问题。那么,家属应提前做好哪些准备来应对医生的问诊呢?首先,应将患者的病历材料进行整理。其次,要向医生如实描述病情,一定要实话实说,更不能谎报病情,否则很有可能会造成误诊,而且,也不要把自己想象的东西夹杂在病情的汇报中。第三点,您说话的语言要客观、简洁,医生提问时,千万不要打断他。最后一点,但并不是不重要,家属可以列出一份有关患者此次病情的清单,包括:发病时间、症状;可能出现的诱因,如感染、劳累等;最近用了哪些药物,做过哪些检查;患者的过敏史、家族史、遗传史,也要向医生进行详细的汇报;如果是慢性病,最初的诊断时间是在什么时候,是否有过复发,每次的发病情况是否一致等等,将清单列好后,再把自己想要对医生提出的问题写在清单的最后,如果家属能这样从头到尾将患者的病情有条理地叙述清楚,就可以大大提高医生的问诊效率,医生和家属可以在短时间内保持良好的沟通,家属也可以尽快消除心中的疑问。

有的家属不禁还要问:"我可以多长时间知道患者的最新情况呢?"刚才我们提到过,大多数ICU,每天主管医生都会在查完房后,向家属告知患者前一天的病情。此外,如果医生在向家属交待病情时,说到一些听不懂的医学术语,家属也不要不懂装懂,可以实事求是地去问医生,医生一定会耐心地向您解释清楚的。

"我怎么才能找主管医生问病情呢?"主管医生每天查房及处理医嘱后,一定会抽出时间,和您交待患者的病情,如您有特殊情况想找主管医生,可以拨打办公室、护士站的电话或找到经治组内其他医生来要求和主管医生沟通患者的病情,最好是选择每天的下午与主管医生进行面对面的沟通。

当然了,如果您的患者突发一些病情变化或者是需要做一些特殊的有创操作、外出检查的时候,比如说,中心静脉置管、气管镜等等,主管医生也会及时和您联系的。

我们在与主管医生了解病情的时候,经常会情不自禁地问:"大夫,我们患者多久能恢复?什么时候能出ICU啊?"其实,每个人的个体差异各不相同,因此,想知道患者一个确定的恢复时间,对医生来说确实有些勉为其难,家属能做的就是每天与主管医生保持联系,医生也会根据患者目前的健康状况循序渐进地制订下一步的治疗计划。我们都期盼着患者转危为安,病情日趋稳定,尽早转出 ICU。

亲爱的家属们,您们对患者那份执着的牵挂,只管放于心中默默祈祷就好,我们不是常说:"没有消息就是最好的消息吗?"您们只管放心地将患者交到我们的手中,我们会竭尽全力地解除患者的病痛,因为,这是医学之父——希波克拉底的心愿,我们将谨记他的誓言,将我们的一生奉献给人类!

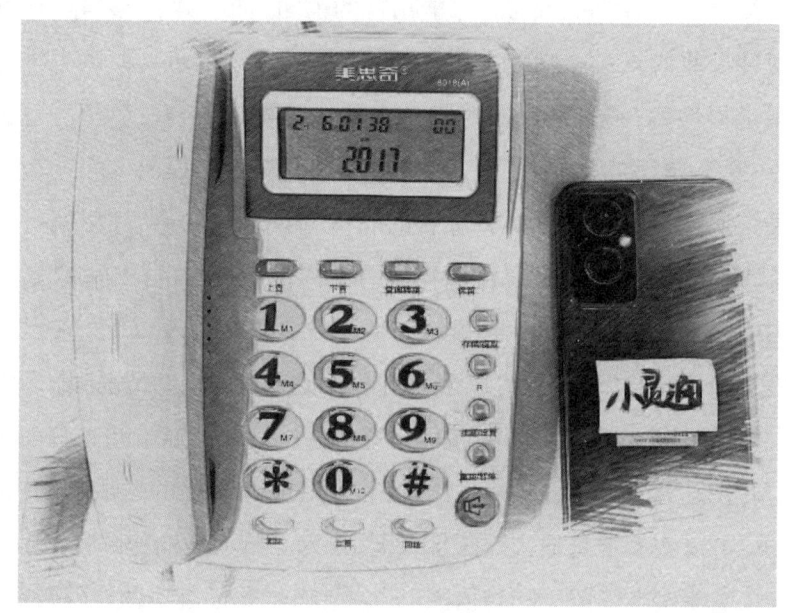

图 3-14

15 把握住"生命之河"的源头

——输血手续

血液被人们称誉为"生命之河",人类一刻也离不开它,外伤性失血、产后大出血、严重烧伤、各种血液系统疾病以及施行外科手术的伤病员,都需要靠输血来救治。患者家属在患者进入 ICU 抢救后,常常会接到医生关于办理输血手续的通知,"为什么要办理这些复杂的手续?为什么有时候还输不上血?",这通常是在办理手续过程中产生的疑惑。下面，我们就来了解一下输血制品的问题。

1. 按照国家规定，凡是进行输注血制品诊疗项目的医疗机构，必须要严格遵守相关的法律法规，最常涉及的是《中华人民共和国献血法》。按照制度规定：医疗机构所在的归属地政府，会设立专门主管部门（常常是血站），管理当地的血制品采集、分配和使用的工作。因此，医院的患者要使用血制品时，就需遵照当地血站规定完成下列流程：由患者主管医务人员完成输血申请单的填写，专人送申请单至医院输血科，通知家属或患者本人到医院输血科窗口完成血站要求的各项手续流程，血站审核，如通过，将送血至医院，发送至患者所在科室进行治疗。

2. 由于我国合格的血制品，是来源于无偿献血，各地的血站采血量各有不同，不同成分的血制品储存量也是各有差异，因此，如果患者救治期间需要的血制品在当地紧缺，就会出现即便积极申请输血，但仍面临无血可用的情况发生。这可直接导致手术患者暂停手术；ICU急危重症患者出现危及生命状况的概率升高，这是ICU医师最害怕遇到的情况。那么如何解决呢？①首先，政府血站为了能够保证急危重症患者抢救的需求，往往会有一些紧急储备，但是必须按照规定，通过所在医院输血科进行情况说明和特殊紧急申请途径完成；②动员患者家属按照血站规定在指定采血点进行积极献血。

3. 如果患者是稀有血型，面临无血可抢救的风险更大，建议家属或患者在入院时就需要及时与主管医师沟通血型问题，给予医务人员通过医院血库向血站协调调用特殊血型血制品的机会，为患者挽救生命抢夺时间。同时也提醒这类人群注意以下问题：①患者本人做好稀有血型的告知和随身提示牌；②在您身体健康时，积极参加献血活动，以为血站提供更多稀有血型的库存，在帮助他人同时，也为自己提供更多收益的机会；③参加稀有血型的社交团体，在需要时实现即时互救。

4. 输注血制品的治疗，是有严格指征的，主管医师及医院血库、政府血站会进行层层的严格把关，力争把有限的血源用到"刀刃"上。

想想看，血液收集起来以后，要经过严格的检测，确保没有传染性疾病，之后还要进行分离处理，将血浆和红细胞、白细胞、血小板等分开，保证血液能够得到最充分的利用。这些过程,都是要花钱的,再加上人工、储存、运输的成本,所以用血是要交一定费用的,而且具体收费标准由国务院卫生行政部门会同国务院价格主管部门制定。

因此,请各位家属一定要主动了解我国献血、输血的相关规定,并积极配合相关手续的办理;如果身体条件允许,请在日常参与献血活动,从而在您的家人急需输血时获得宝贵血源,获得挽救生命的机会!

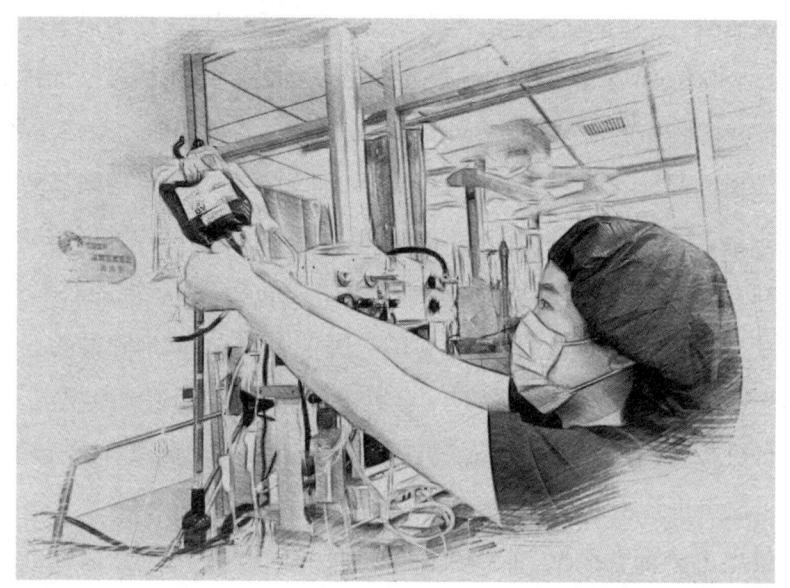

图 3-15

16 别做"生命刺客" 保护"呼吸之道"
——自行拔管的危害

在ICU里,对于清醒患者常难以耐受嘴里的管路,只要患者病情允许,医生一定会及时给予拔除,我们经常能听到医务人员对患者说这句话:"您别着急,嘴里的管路很重要,千万不要自己拔掉嘴里的管路"。那么这个"嘴里的管路"是什么呢?

众所周知，ICU 收治的患者比普通科室的患者病情更加危重，病种也格外复杂，所以就需要更多高精尖的仪器设备，来保证患者更好地得到治疗。这些仪器设备中有一个不得不提的救命神器——呼吸机。但是呼吸机不能凭空给患者输送氧气，它需要一个媒介，这也就是前面提到的"嘴里的管路"了，即气管插管。

1. 什么患者需要气管插管呢？

首先，ICU 绝大多数患者都是需要气管插管连接呼吸机进行治疗，因为他们很多时候无法像正常人一样自主呼吸。有些昏迷不醒的患者需要借助呼吸机辅助呼吸；有些患者术后没有复苏，也就是麻药还没有代谢完成，需要携带气管插管转入ICU；有些患者意识虽然清楚，但是存在严重的低氧血症、呼吸困难，也同样需要气管插管接呼吸机辅助通气；有些患者呼吸心跳骤停，及时气管插管可以迅速建立有效的呼吸通道。总而言之，气管插管是 ICU 里挽救患者生命的一项重要专科操作，也是维持患者生命的定海神针！

2. 患者为什么不能自行拔掉嘴里的管路呢？

在 ICU 里，不止嘴里的管路，任何管路，患者都不能自行拔除。而气管插管相比于其他的管路来说重要性更加突出，一旦私自拔除气管插管，患者的状况会很危险，医务人员也会立刻进入"迎战"状态，这个词，充分体现了气管插管的重要性。医护人员会立刻查看患者的各项生命体征，包括心率、呼吸、血压、血氧饱和度等，还需要立刻监测动脉血气分析，床旁备好抢救车和气管插管用物，以便随时进行第二次插管和抢救。

患者自行拔除气管插管，既增加了患者和家属的经济负担，又会因再次进行插管增加患者的痛苦。最重要的是，私自拔管后果很可能是致命的！所以我们对每一位患者都会反复宣教和强调，千万不要自行拔除嘴里的管路！

3. 那么何时才考虑拔除嘴里的管路呢？

（1）首先，一定是导致此次气管插管的原发疾病得到了有效控制，这是可拔除气管插管的前提条件。

（2）引发呼吸道梗阻的因素被去除，例如患者气道内的异物已经被取出。

（3）气道保护性的反射得到了恢复，例如昏迷的患者已经转为意识清醒，完全可以自主呛咳、正常吞咽。

（4）具备了对呼吸道清洁的能力，例如患者能够配合完成自主咳嗽、咳痰。

4. 预防非计划拔管，护士可以做什么？

首先，做好镇静镇痛减轻患者不适感、按需吸痰保持气道通畅，对患者进行健康宣教讲解气管插管重要性，不要自行拔出，同时将患者的双手保护性约束，约束松紧程度以约束带内能容纳一指为宜，定时检查约束处皮肤情况同时帮助患者进行肢体活动，每两小时翻身拍背，增加患者舒适度，避免患者因身体不适自行拔管。

综上所述，气管插管最主要的目的就是救治患者，气管插管是患者重要的生命线，何时拔除，需遵医嘱，请各位家属能够理解和积极配合 ICU 医务人员的救治工作，力争让患者能尽早脱离生命危险，尽早拔除嘴里的管路。

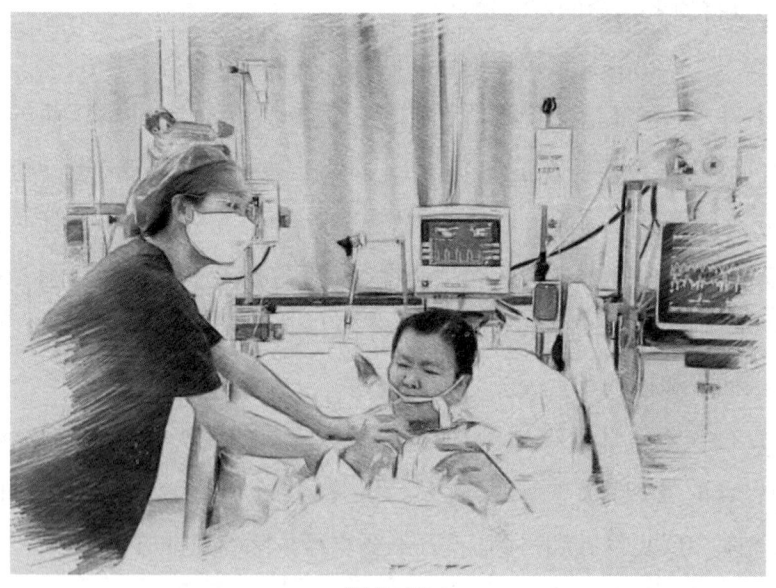

图 3-16

17 清醒患者的"闭目养神"
——ICU 患者镇静

一般 ICU 属于封闭管理的病房,家属能进入病房探视患者的时间有限。在探视的时间里,家属总是期望能和患者有一定的沟通交流,但有时会听到家属的抱怨:"明明听到医生说患者已经醒过来了,可为什么看到他的时候还在睡觉叫不醒!""醒"亦"非醒",这是为了让危重患者在舒适的状态下更好地配合治疗。

为什么一定要让患者"静"下来?

ICU 患者常因自身疾病的不适,环境因素的干扰,各类插管、创伤等引起疼痛和对未来命运的忧虑等原因,对患者产生恶性刺激,增加患者的痛苦,甚至导致患者因此失眠躁动,不配合医护人员,影响疾病的预后。在正常生理情况下,机体内环境是保持相对稳定的。这种内环境的稳态不是固定不变的静止状态,而是处于动态平衡状态。表现为内环境的理化性质只在很小的范围发生变动,例如体温维持在 37℃左右。内环境稳态的维持有赖于各器官,尤其是内脏器官功能状态的稳定、机体各种调节机制的正常以及血液的纽带作用。而在危重患者中,这种稳态本身已经受到了破坏,也就是说由于某种器官的功能出现障碍,已经引起了稳态失调。如果不进行干预,放任其他情绪、心理问题出现,也就是让稳态继续被破坏,对病情的恢复更加不利。另外,ICU 患者本身病情危重,在治疗期间,除了手术切口或伤口的疼痛刺激以外,还不得不接受不断地护理操作、监测设备的干扰、持续的灯光照射、陌生的环境、长期卧床等因素构成的不良刺激,很容易引起焦虑和烦躁,从而影响对治疗的配合。有时医生往往会告诉家属,将使用药物让患者"好好睡一会",暂时不要"醒过来"。这就是医生所说的镇静治疗。

医生会综合考虑患者的疾病严重程度、治疗目标,决定期望患者镇静的时间长短,选择不同的镇静药物。镇静治疗的给药方式是以持续静脉输注为主,在用药期间,ICU 护士会定时评估患者镇静的状态,镇静能有效减少患者的不适感和焦虑感,减少医疗意外的发生。如果镇静程度不合适,ICU 护士会通知医生调整镇静的方案。镇静的好处有：消除或减轻患者的疼痛及躯体不适感，减少不良刺激及交感神经系统的过度兴奋；帮助和改善患者睡眠，诱导遗忘，减少或消除患者对其在ICU治疗期间病痛的记忆；减轻或消除患者焦虑、躁动甚至谵妄，防止患者的无意识行为干扰治疗，保护患者的生命安全；减轻器官应激负荷，保护器官储备功能，维持机体内环境稳定。

很多患者及家属担心的一个问题是：听说服镇静药物会有很多副作用，那用这些药物安全吗？

在ICU内，对于镇静的患者有很多安全性保障，可确保镇静镇痛的顺利进行，这些安全保障措施有：护理监测、定期唤醒、镇静评分、脑电双频指数监测仪。

当患者恢复到预期目标后，医生就不会再使用镇静药物，以让患者更好地接受家人的支持与鼓励。还要强调的一件事是，镇静药物还可以帮助患者忘记最痛苦时的那段记忆，这对于患者今后的生活也是有益处的。

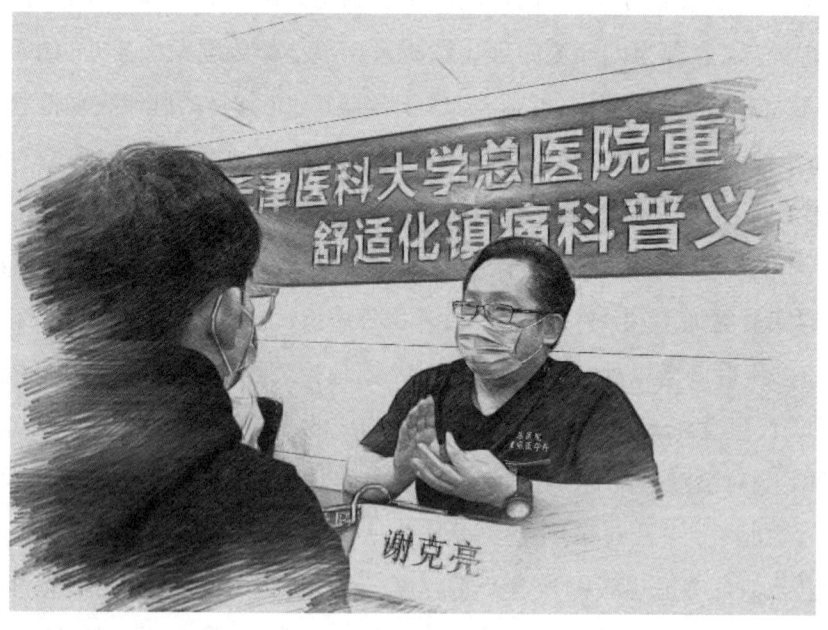

图 3-17

18 "无声之痛"还是"舒适之门"
——将气管切开到底痛不痛

在 ICU 里,除了常见的气管插管以外,气管切开也是很常见的,想必大家对于气管切开,也有很多困惑,今天就带大家走进"气管切开"。

患者气切后会不会很痛苦?

首先,医生进行气管切开术时,会给予患者局麻药和镇痛镇静药来缓解患者的疼痛。因为在做气切术时,可能会引起急性疼痛,并且会刺激交感神经和副交感神经,从而导致肾上腺系统兴奋或血压升高,部分患者会伴随心率加快,心肌耗氧量增加,进而影响血流动力学的平稳,患者气切后不能发声,也会导致患者精神上的痛苦。但是经过两周左右的时间,患者会逐渐耐受,这时患者的痛苦也会逐渐减少或消失。

气管切开同气管插管相比,有何区别?

顾名思义,气管切开术属于有创手术,它需要切开颈前皮肤,肌肉,气管前壁等组织,使气管与外界相通,损伤较大;而气管插管可经口或经鼻,在喉镜引导下进行,操作过程中可能损伤口腔或鼻腔黏膜,损伤较小;其次,气管切开可以长期使用,按时气切换药即可。气管插管属于临时性操作,使用时间一般较短,若患者动脉血气分析指标合格,需尽快拔除,不建议长期保留。

气管切开与气管插管相比,有哪些优势?

首先,气管切开比经口或经鼻插管的舒适度要高,大部分人气切之后,可以不需要持续镇痛镇静,或者只需要小剂量镇痛镇静;其次,气切后可以更好地进行口腔护理,保持口腔清洁,减少口腔内细菌滋生。最后,气切可以减少一部分呼吸肌做功,对今后的脱机锻炼和气道维护更有帮助,也能减少呼吸机相关性肺炎的发生。

拔除气切套管需要注意什么呢?

如果套管有气囊,拔管前先抽空套管气囊,堵管 24~48 小时,若患者生命体征平稳，发声好，咳嗽咳痰有力，即可考虑将套管拔出。若患者堵管后，出现呼吸困难，应及时去除套管外口堵塞物或改为堵塞一半。带管时间长者，拔管前需进行气管镜检查。拔管后，伤口覆盖无菌纱布，也可以先用蝶形胶布将伤口向左右靠拢，伤口能自然愈合。拔管后需密切观察患者神志、呼吸、氧合，及时监测动脉血气分析，保持伤口清洁，及时清除拔管后伤口周围的痰液，促进伤口愈合。

以上就是关于气管切开的内容，您了解了吗？

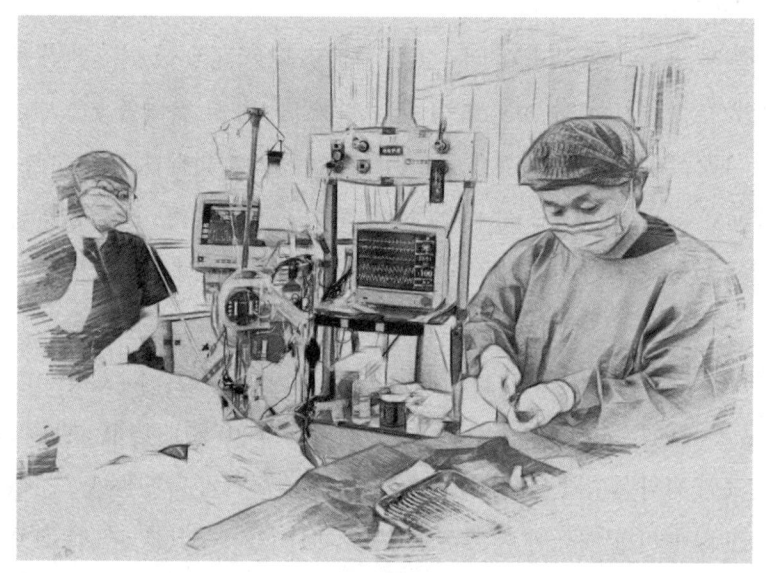

图 3-18

19 "守株待兔"还是"伺机而动"
—— 家属要不要一直在门外等待

ICU收治的都是病情复杂而危重的患者，大部分患者病情变化快，生命体征不平稳，需要机械通气，家属也很担心，经常有家属就会问"医生，我们患者病情这么危重，我们在门口等着，有什么事情您随时叫我。"

其实，家属是不需要一直在门外等候的，原因有以下几点。

首先，ICU 是有探视时间的，大家都知道，危重患者抵抗力差，最怕感染的发生，那么为了控制院内感染，探视时间一般把控在 30 分钟左右。30 分钟的时间，一方面家属可以看到患者，陪患者聊聊天，在床头跟护士交流可以了解患者一天的饮食、大小便等情况，另一方面主管医生也会在探视时间向家属交代病情，家属对患者病情及治疗有什么疑惑在探视时间都可以询问主管医生或上级主任。所以每天 30 分钟的探视时间是可以满足家属需求的，没有特殊交代，家属是不需要在门外等候的。

其次，在患者收治到 ICU 当天，医生会让家属留下至少 2 位直系亲属的电话号码，以便于在非探视时间，供医生紧急与家属联系、沟通。因此家属要保证留下号码的电话 24 小时保持畅通，以便于有突发情况时能及时与患者家属取得联系。如果患者病情不稳定，医生会嘱咐患者家属在医院等候，一般会要求家属的休息地距离医院不超过 10 分钟路程，也可以在医院家属等候区等候。

一般 ICU 门外是不设置休息区的，因为 ICU 是急救科室，收治的很多患者病情危重，需要抢救，时间就是生命，我们需要 ICU 外通道畅通，便于转运急救。如果 ICU 病房外设置休息区，会有大量家属在休息区，导致急救通路堵塞，这样非常不便于转运及急救。同时，减少门外家属聚集，也能更好地保障 ICU 病房外的环境，也能更好地控制感染的发生，一个安静清洁的环境是非常必要的。

基于以上原因，我们 ICU 的医务人员是要求患者家属不要在门外长时间滞留或者在门外睡觉休息。科室有紧急联系电话，如果家属有着急的事情也可以打电话咨询，我们会在第一时间接通电话，解决您的困惑。

作为 ICU 的医务人员，我们非常能理解您紧张担心的心情，但是请您放心，我们是一个专业的团队，有着专业的技能和素养，我们一定竭尽全力地救治患者，我们的护理团队也会像对待家人一样精心护理患者。在患者有病情需要的情况下及时跟您进行沟通和联系，同时我们也希望家属能利用不需要等候的时间，充分地休息，保持良好的体力，做好患者强有力的后盾，以便患者在病情稳定，需要转往普通病房时，您能担起床边陪护的重任。

开启重生之门
——走进重症医学（ICU）

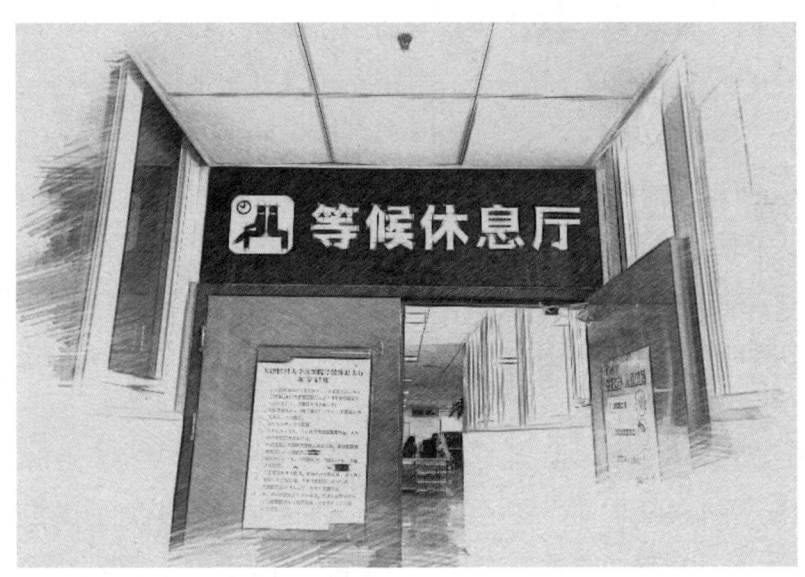

图 3-19

20 如何当好"决策者"
——ICU 患者家属决策攻略

人生无常，命运起起伏伏，人的健康也是，永远不知道明天和意外哪个先到，有啥也别有病。可是，当病魔降临的时候，谁又能够抵挡呢？所以说每个人都应该珍惜眼前，好好活在当下，认真地享受一下这世间的美食和美景，同身边的人享受每一天的快乐。但是，俗话说"人有旦夕祸福，月有阴晴圆缺"，如果家里真的有人生病急需住进 ICU 时，作为家属的我们需要做哪些决策呢？

在 ICU 中，许多决策都必须由家属为患者做出。例如，如果您的家人有心脏病，医生会根据患者病情决定用什么药。在一些情况下，医生通常会解释将使用哪些药物，以及为什么选择这些特定的药物。如果不清楚哪种药物的疗效最好，医生会试着让您参与决定。

有些决策就不那么明确了。您的家人有可能从手术中受益。如果手术显然是必要的，医生会告诉您的。有时，手术可能会有所帮助，但可能弊大于利。关于手术的选择以及可能涉及的各种风险的评估需要您和医生共同做出。

当患者接受生命支持时，目标是帮助患者好转。生命维持系统取代或支持器官功能，在可治疗或可治愈的情况下，暂时使用生命支持，直到身体恢复正常功能。但是，在器官功能无法改善的情况下，生命支持可能会延长痛苦。虽然已经尽了最大努力减轻痛苦，但用于维持患者生命的医疗措施仍会造成患者的各种不适，家属从挽救生命的努力过渡到只接受舒适护理的决策也是人生中最艰难的决定之一。

在终末期患者这里，几乎每一个操作，都需要家属做出决定。实际情况中，这样的抉择时刻有很多。比如说患者呼吸状况不好，维持不了他自己的氧合，要不要气管插管、上呼吸机？比如说患者现在血压维持不住了，我们要不要给他放一根深静脉的管子去泵入一些药物？比如说这个患者最后要不要做心外按压，等等。对于一位病情很重的重症肺炎患者，尽管医生要做的抢救措施是有创的，且会有并发症和副作用，但是患者活过来的概率是非常大的，并且活过来就可以像正常人一样生活，这种情况有创抢救的价值就非常大。当原发疾病已经没有任何治愈性的治疗方案了，那么对患者而言，有创救治的获益是不大的，只会增加患者的痛苦，这种情况就失去了有创抢救的价值。所以，所有的抢救都要具体问题具体分析，当然医生有责任在面对每一个病例时都要跟患者家属交代清楚，讲清利弊。

每位患者的背后都有一个大家庭，甚至牵涉几个家庭，不同的家属有不同的看法，医生需要患者家属做一个统一的决策。

21 兵马未动，粮草先行
——入住 ICU 的"战前装备"

提起 ICU，您的脑海中的画面是不是这样的：滴答作响的仪器，错综复杂的管路，不时飘红的监护数字，忙碌穿梭的身影，分秒必争的抢救。想到这些您是不是很紧张，不知所措？作为家属，可以做些什么？该怎么做？

首先，患者进入 ICU，医护人员立刻为患者进行生命体征监测，各种管道妥善固定，与急诊或病房医护交接病情。这个时候，家属需要做的是在病区外耐心等待，等医护人员处理完紧急的情况，会立即和家属谈话，告知病情以及入院注意事项、探视时间等一系列问题，签署各类知情同意书等。同时医护人员将会给您一份生活用品清单，请尽快按照清单要求准备好相关用品。

其次，做好心理准备这是最关键的一点。患者收入 ICU，是由于患者器官功能障碍，呼吸、循环不稳定等原因，经过积极治疗之后能够恢复到什么程度是未知的。因此除了配合医务人员向最好的方向努力外，还应该做好最坏的打算。要理解生老病死是自然规律，还有很多疾病是目前的医疗手段无法解决的，在经过长时间、高强度的治疗之后，仍然无法维持，说明预后极其不理想，需要提前做好心理准备。

第三，您需要准备好病历，现阶段我们国家老年人口越来越多，很多老年人患基础疾病较多。多数子女因各种原因，没有跟老人生活在一起，对于之前的情况不太了解。因此需要在 ICU 入住后抓紧时间搜集之前的病例相关资料。因为 ICU 医生会根据患者既往的基础情况来定制个性化的治疗目标，比如血压、血糖、氧饱和度等。如果这部分资料缺失，只能根据目前国际公认的指标来努力维持。

第四，家属准备，这个准备最主要的是指子女较多的情况意见很难统一。这种情况应该家属之间达成一致意见，而不是让医生督促意见相左的家属，来为难治疗决策的实施。不要将家庭之间的矛盾转移到医务人员方面，临床上经常见到有些家庭之间的矛盾转嫁到医务人员身上。希望家属能够明白,医生永远是最想让患者快速好起来的那个人,他和家属是统一战线,我们的目标只有一个,那就是战胜病魔。

最后,经济准备,这是最重要的方面。患者入住 ICU 之前,医生都会跟家属谈及这个问题,但只能根据经验给一个大概的数目。因为患者病情危重,需要监护、治疗的仪器成本比较高,多数疾病需要价格昂贵的药品、设备来挽救,因此只能根据病情变化来选择药品、设备来维持、抢救,花费较高且不可能每天都一样,在这方面希望家属能提前做好准备。医院不会像影视剧中所演的,逼着家属缴费,不缴费就停止治疗。但毕竟患者所用的药物、治疗维持整个治疗手段,如果没有经济支撑,很多关键性的治疗如果因此中断,后果是任何人都不愿看到的。

此外,特别提醒家属注意,由于患者病情危重随时可能发生变化需要抢救,请家属保持手机 24 小时通畅,接到医生通知后请尽快赶到医院。

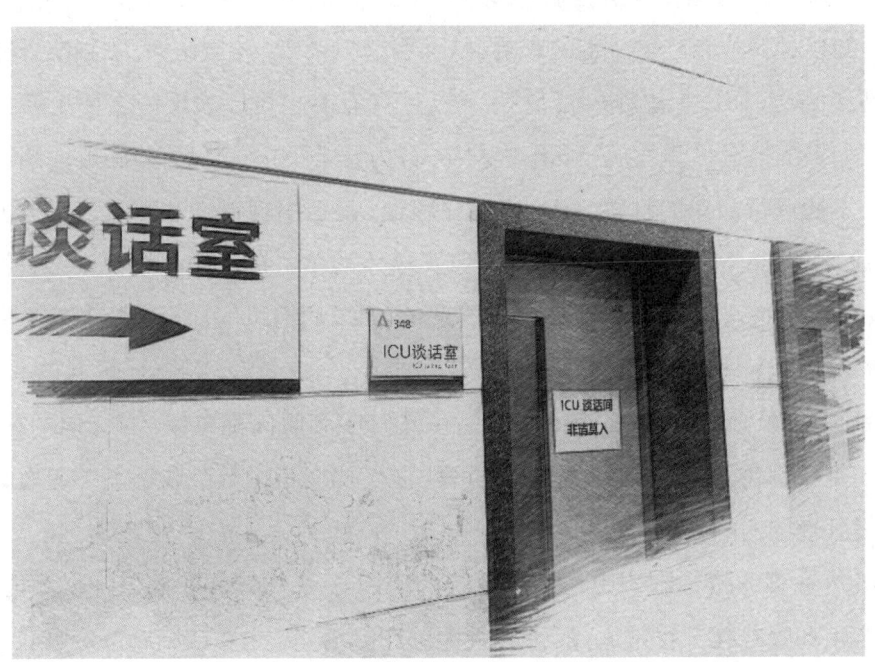

图 3-21

22　ICU 的"神秘调料"
——白醋

"大夫，我们患者本来就吐血、拉血，怎么还让我们给他买白醋喝呢？白醋不是拌凉菜的佐料吗？难不成我们患者有动脉硬化，给他喝点儿白醋来软化血管吗？""家属，您别着急，您听我跟您解释，让您买白醋，不是为了让患者喝醋，而且另有其他作用……""哦，大夫，我明白了，原来让我们家属买醋是用它来灌肠啊！真是听君一席话，胜读十年书啊！"

什么是肝性脑病呢？它是由于严重的肝病引起的，以中枢神经系统功能紊乱为表现的一种综合征，主要会出现意识障碍、行为失常，严重者会出现昏迷，因此，我们曾经也管它叫做肝性昏迷。对于肝性脑病，有多种发病机制，其中氨中毒学说最为经典。氨是促发肝性脑病发生的最主要的神经毒素，当人体中氨代谢紊乱时，就会对脑功能产生一定的影响，从而引起氨中毒。主要表现为性格改变和精神、情绪波动，如：焦虑、激动、欣快、健忘等，有时也可以表现为表情淡漠、反应迟钝。如果病情进一步发展，可出现嗜睡、行为异常，如衣冠不整、随地便溺、书写障碍、不能进行简单的计算，记忆力明显减退，甚至出现错觉和幻觉，当让患者双臂平举，手指分开时，还会出现不自主且无规律的拍击样动作，就像鸟的翅膀一样煽动，临床上把这样的动作叫做扑翼样震颤。如果病情再度加重，患者就会不能合作，逐渐出现昏睡，甚至昏迷。

氨是从哪来的呢？——氨的来源：虽然肾脏和肌肉都可以产氨，但消化道是产氨的主要部位，也是氨进入血液的重要门户。当肠道内氨吸收增加并入血时，就会引发肝性脑病的发生。

既然过多的氨会影响中枢神经系统的代谢紊乱，那么，我们怎样做才能减少氨的产生和吸收呢？正常人，肠道每天大约产氨约 4g，主要在结肠部位吸收入血，肠道内氨重吸收入血的程度取决于肠道内容物的 pH 值。当肠道内 pH 值低于 6 时，肠道内的氨生成氨盐，会随着粪便就排出体外了，当肠道内 pH 值高于 6 时，肠道内的氨就会吸收入血了。显然，基于这个原因，在治疗肝性脑病时，将肠道酸化是非常重要的，这时，我们就不难想到白醋了，白醋中含有醋酸、乳酸和多种有机酸，它可以清除肠道内积聚的食物、积血和毒素，有效地缓解体内氨的产生，它还可以清除肠道内的致病菌，从而减少肠道产氨。白醋给肠道提供一个弱酸的环境，在这样的环境中，氨气就会从肠黏膜逸出进入肠腔，形成氨盐排出体外，从而减少氨的吸收，达到降低血氨，让患者恢复意识的效果。所以，我们临床上常使用白醋给患者灌肠。

当然了，临床上也不能光靠白醋灌肠就能治疗肝性脑病，还需要结合其他降血氨治疗、保肝治疗和一系列的对症治疗措施，因此，需要采用综合疗法治疗肝性脑病。除此之外，当患者出现严重的肝功能不全时，还需要考虑人工肝治疗，甚至肝移植手术。

道理是明白了，但是为什么非要买白醋，如果，买普通的食用醋不可以吗？难道普通的食用醋效果不好吗？答案并非您想的这样。因为肝性脑病的患者大多会并发消化道出血，用白醋灌肠可以防止患者排出的黑便与醋的颜色发生混淆，以免造成不必要的干扰。

"大夫，既然白醋灌肠这么好使，我也学学灌肠，等我们患者出院了，我就在家给患者灌肠吧，可以吗？"——在家灌肠不可取，因为灌肠这项操作是护理上非常专业的一项操作技术，对于体位、灌肠液的温度、插入深度、灌肠液流入体内的速度、保留时间等，是很有讲究的，而且，在配制白醋时，还需要一定的比例进行稀释，可不是纯粹的白醋灌入患者体内的。如果全是白醋的话，会对肠道造成一定的腐蚀作用，因此，在日常生活中，只要遵医嘱服用药物，保持大便通畅，避免感染就可以了。

白醋啊，你的妙用可真不少，你能开胃，你能杀菌，你能软化血管，你能美容、生发，万万没想到，你还能"醋"醒，看来，治疗肝性脑病，你功不可没啊！

第四章　ICU 里的环境

"超五星级"的生命"安全岛"
——ICU 环境设施

爱一个人的表现是什么？有人告诉我，是送她一大束玫瑰花，有人告诉我，带她吃喜欢吃的东西如：一杯精致可口、清凉甜美的哈根达斯冰激凌。有人告诉我，是送她一个名牌包包，也有人告诉我，是带她住上一次至尊豪华、极致服务的高级酒店。而这世界上，有一个地方，比高级酒店装备更高级、人员更齐备、服务更周到，照顾更专业的地方——那就是医院里的重症医学科（Intensive Care Unit，ICU）。

1. 超豪华的硬件配置

星级酒店有的，ICU 也有！

星级酒店的床怎么样？是不是又大、又软、又干净、又舒服？

看看 ICU 的床吧！全电动调节，头部、腿部、上下均可以调节，总能给患者一个最舒服的姿势！在患者低血压休克的时候，能让患者保持头低脚高，保证脑部血流供应。在患者需要使用胃管进行吃饭的时候，又能让患者床头抬高，减少反流误吸的风险。周围护栏可以随意拆卸，保证患者不会因为烦躁不安而掉下床去，又可以在医生护士进行各种操作时，放下床栏，给医务人员足够的操作空间。还有更高级的"宝马"床，除了上述功能外，可以进行自动翻身、拍背，实施座位早期下床活动，之所以称之为"宝马"床，是因为这张高级床的价格都可以买一辆宝马车了。床垫也不是一般的床垫,都是可以预防和减少压力性损伤发生的高级床垫。ICU 的床还带轮子,在患者需要进行转运、检查、做手术的时候,可以直接推着床就走,而患者所需要做的就是躺在床上不动,可以减少患者来回换床带来的不便。ICU 的床功能是不是很强大!

星级酒店有超大屏的液晶电视,ICU 也有!

大屏超清触屏监护系统,心电图、呼吸、有创血压 24 小时实时监护。除了这些常规监护功能,它还能有血流动力学监测,当患者您血压不稳定,查找什么原因导致的时候,可能就需要这些血流动力学监测的指标了:肺动脉压(PAP)、中心静脉压(CVP)、肺毛细血管楔压(PAWP)。它还充当着医生和护士的第三只眼,当患者病情变化时,监护仪会进行报警提示医护需要关注和处理。它还是电视剧里的常客,每次在演员说完最后一句话后,咽了口气,它都会变成一条直线,宣告患者的死亡。当然,电视剧里是连接心电的导联没有连接,而在日常工作中,患者的心率突然在监护中变成一条直线时,它会疯狂报警的。

星级酒店没有的,ICU 也有!ICU 四大金刚——呼吸机、IABP、ECMO、CRRT

喘不上气怎么办?

没关系,几十万的呼吸机,为患者提供最强力的呼吸支持模式,无论是 SIMV、CPAP、BIPAP,还是 APRV、ASV,总有一款呼吸模式适合患者。医生可以根据患者的病情调节呼吸机的氧气浓度、压力、模式,让患者呼吸顺畅无烦恼。有这样一句话"生命就在呼与吸之间",可以说生命完全依赖呼吸这一行为。当患者无法正常呼吸时,呼吸机是如何帮助患者的呢?其实呼吸机帮助患者呼吸就好比刚刚学走路的小孩,还不会走路时,完全需要大人帮助,相当于呼吸机的控制通气模式;慢慢的孩子可以在大人的搀扶下走路了,相当于呼吸机的辅助通气模式;大人领着孩子,孩子可以自己走路了,相当于呼吸机的自主通气模式。

心脏衰竭了怎么办?

没关系,一百万的 IABP(主动脉球囊反搏)和三百万的 ECMO(体外膜肺氧合)随时为患者服务,反搏的球囊减轻患者的心脏做功,而 ECMO 更是代替心肺功能,让患者的心肺充分休息然后慢慢地从衰竭状态中恢复,帮助患者度过难关。

肾脏衰竭了，尿毒症怎么办？

嘿，这点小毛病，患者找我们ICU啊。持续床边血液净化（CRRT）让患者的血液干干净净，它可以将患者的血液引出来，经过净化装置，可以把患者血液中的尿素、毒素、炎性介质清除干净，代替患者的肾脏排出体内多余的水分。

2. 超一流的人员配备

管家、前台、清洁、服务员，星级酒店每个服务人员都具有专业的服务意识，能够满足入住人员全方位的需求。但与ICU里的工作人员相比，恐怕就是小巫见大巫、蚂蚁对大象了。

护工是ICU里的医辅人员，"阿姨"是对她们的昵称。她们身着统一的制服，隶属于统一的医疗服务公司，但往往常驻于ICU，承担照顾患者生活护理的职责。喂饭、擦身、端屎、倒尿是她们的日常工作，和患者聊聊天、帮患者揉揉腿也是她们的职责所在。她们给患者刷牙、洗脸、擦身体，这一切在她们眼里这都是举手之劳。

护士是ICU里的顶梁柱。俗话说"三分靠治疗，七分靠护理。"她们总爱说这句话。医生只需要开开医嘱，动动手指、动动口，剩下的都是护士们的活。那也没错，这就是常说的医生的嘴护士的腿。工作时间长、经验丰富的老护士，她们可是ICU里的老大。年轻的住院医生，有什么事情总爱问她们，她们瞟一眼，就知道患者怎么回事。虽然她们有时脾气不好，但是年轻的一线医生却爱极了和她们搭夜班，因为这意味着一个安稳的夜晚。

医生们是监护室的重要核心。酒店的管家管理入住者的生活，而ICU的医生则管理患者的生命。恐怕，他们是这个世界上学历最高、专业能力最强、责任心最强的"管家"吧。ICU医生，一般硕士起步，博士是常规，博士后也有。主任、副主任、主治医师，教授、副教授，他们的头衔让人心生敬畏，浓缩了他们十年、二十年甚至三十年的医学知识和临床经验。他们最懂患者：懂患者的循环，懂患者的呼吸，懂患者的消化，懂患者的神经，懂患者的肾脏。他们盯着患者：盯患者的指标，盯患者的尿量，盯患者的检查，盯患者的意识，盯患者的各项生命体征。他们帮患者：帮患者打败细菌，帮患者恢复尿量，帮患者重新呼吸，帮患者恢复意识，帮患者心脏跳动，帮患者恢复健康。可惜，他们也失去了很多，失去了陪孩子的时间，失去了节假日和家人的团聚。

3. 超贴心的床边服务

星级酒店房间贵，贵有贵的道理，体贴入微的服务是他们的招牌。其实酒店有的服务，ICU全部都有，而且还更细致、更到位。

定时叫早服务？有！每天6点半叫患者起床，不管患者是清醒、昏迷，还是镇静状态，都要定时唤醒，从而保持患者的昼夜节律，避免白天晚上睡颠倒了。

全身按摩服务？有！镇静昏迷的患者，不能自己活动，长期卧床会导致肌肉萎缩，活动能力下降，需要被动肌肉的按摩和关节的活动。

送餐到床服务？有！清醒能进食的患者，会送上医院营养科的专属定餐。好吃恐怕谈不上，但胜在干净、健康、清淡可口。还会根据患者的病情，专门定制糖尿病餐、高尿酸餐、高血压餐，同时还会根据患者的饮食要求定制流质、半流质、普食等等。

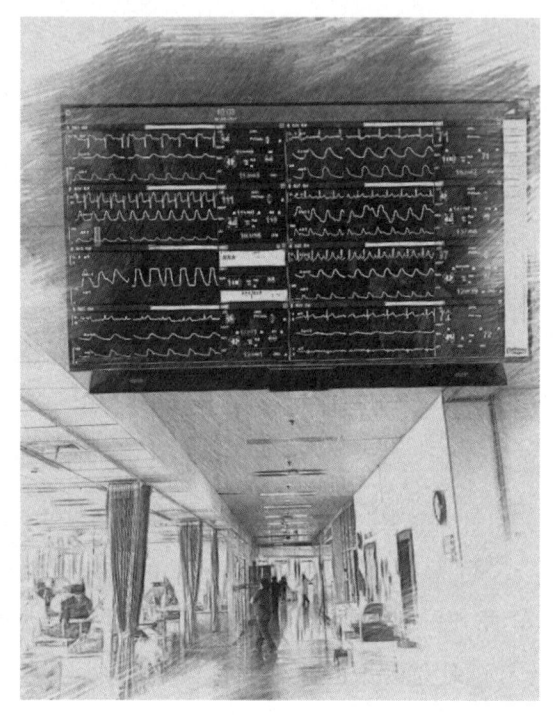

图 4-1-1

昏迷了，镇静了，没法进食？没关系，直接给患者肠内营养输注，通过胃管直接把磨碎的营养液输入到患者的胃里，类似养乐多的营养液很快就会被患者的肠道吸收。

禁食水了，没法给肠内营养？这不是问题，直接静脉给患者输入营养液体，包括人体所需要的脂肪乳、氨基酸、糖、矿物质等等，保证患者的基本营养需求。

星级酒店提供不了的，我们也能提供。

有点憋气怎么办？鼻导管吸氧、面罩吸氧、高流量吸氧、无创呼吸支持、气管插管呼吸机支持、气管切开、ECMO，总有一款适合患者。

血压太低了？去甲肾上腺素、肾上腺素、多巴胺，血管活性药为患者来服务。

细菌感染了？血培养、痰培养、引流液培养明确致病菌，针对病菌使用最佳的抗生素，医生们会尽全力打败细菌。

星级酒店贵么，当然贵！一晚上都要上千，遇到好的节日、好的景区，过万都有可能。ICU贵么，当然贵！根据治疗情况不同，每晚从几千到几万都有可能，有时候上一个ECMO直接要花大几万块。

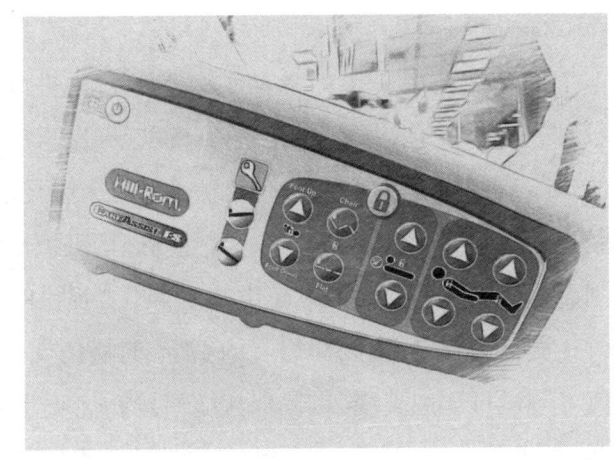

图4-1-2

任何时候，ICU医生从不放弃，每一分钟，医生都会倾尽全力坚持下去，为患者创造重生的机会，ICU是一个创造生命奇迹的地方，是一座生命"安全岛"，是最懂您的地方。

2 医疗战场上的"前线阵地"
——ICU日常

重症医学科（ICU），一听到这个名字就会让人联想到：病危通知书、九死一生……这是患者在医院的最后一道生命防线，这是与死亡很近，却也离重生很近的地方。病房几乎与外界隔离，它往往给人留下神秘又恐怖的印象。在这里，对于医护人员来说，时间却走得很快，因为抢救与护理，分分秒秒都是忙碌。对于患者和家属们来说，时间走得很慢，因为每一刻等待都充满焦灼与挣扎，今天就带领大家一起看看这一群人每天的工作究竟是怎样的。

1. 接班与查房

每天 07:30，护士都会准时来到病房，先进行集体交班，交接内容包括病区人数、危重患者的病情变化等。护士长重点强调需要注意的问题，例如护理的重点、特殊注意事项。然后白班与夜班护士进行床旁交接班，这个过程十分重要，因为它是护理工作的衔接点。通过床旁交接班，接班护士可以了解到患者的病情、护理计划、药物治疗等信息，有利于更好地为患者提供医疗服务。

交接患者时，需要对患者的 24 小时病情变化、意识状态、饮食情况、泵入药物等等进行详细交接，以确保无缝衔接和优质连续性护理。接班者需要记录患者意识、心率、血压等指标，评估并记录导管的状态，皮肤的情况，置管日期等等。对于使用注射泵泵入药物，需要记录药品名称、剂量、泵速等等。总之，交接患者的每一项数据都应该清晰明了，为患者的康复和治疗提供有力的保障。因此，每天早晨七点半的床旁交接班，是护理工作的必要环节。

在每天早上 8 点，医护人员会进行一次联合交班，以全面了解病区的情况。在这个交班会上，汇报患者的情况包括：诊断、病情、治疗方案、药物使用等情况。这样可以确保更好地医护联合为患者提供照顾和治疗。

交班完毕后，科主任会带领医疗团队进行查房。这个过程通常会耗费一些时间，因为医生需要查看每一位患者的化验报告、检查结果，并逐一进行查体并询问患者的症状和感受，综合分析讨论患者病情，找出棘手问题，制订下一步治疗方案。这样可以确保医疗团队对患者的情况有一个更全面的了解，能够更好地为患者提供个性化的治疗方案。

2. 有条不紊的白班

查房结束后就开始了一天忙碌的工作日程。在这个过程中，主管医生根据患者的实际情况和病情给予相应的治疗措施。包括调整呼吸机的模式或参数，床旁纤维检查，超声评估，连续性血液滤过治疗等。这些措施都是为了提供最佳的治疗方案，帮助患者快速康复。与此同时，医生还需要与患者及其家属进行沟通，解答他们可能有的疑虑和问题，并提供必要的心理支持。在这个过程中，他们除了有过硬的医疗知识外，还有高度的耐心和同情心，让患者和家属感受到他们的关心和支持。

在繁忙的一天里，白班护士也扮演着非常重要的角色。护士们需要密切关注患者的生命体征和病情变化，并及时记录报告给医生。如果患者出现任何异常症状，医护们需要迅速采取行动，调整治疗方案，避免病情恶化。同时，护士们除了需要负责为患者落实基础护理外，还要进行各种专科护理技术包括：吸痰、血液净化、俯卧位等等。同时，护士在工作中需要进行严格的查对，严格的洗手，确保各种治疗的安全性和正确性。在繁忙的工作中，随时还会有各种各样的个性化护理措施如：患者高热需要使用冰毯；患者肺不张需要肺部康复治疗；患者术后需要早期下床活动。我们都有一个共同目标，让患者早日康复。

患者病情稳定需要转出ICU，我们会第一时间通知家属，医生和护士会陪同患者转入病房。床位当然不会空着，在床单位进行消毒之后，会随时有另一位重症患者紧接着住进来，这时医生和护士又得忙活好一整子收治新的患者。患者的收治工作完成了，医生护士继续进行常规的治疗和护理了。

突然，监护仪发出了异常的响声，所有人的注意力瞬间都集中到了这个患者身上。医生和护士们立刻迅速地到达现场，展开紧急抢救。大家分工合作，一边进行心肺复苏，一边给予药物治疗，还有一位护士紧急抽取了患者的动脉血样送检。患者在医护人员的救护下终于恢复了心跳和呼吸，转危为安。

3. 毫不松懈的夜班

夜晚总是格外安静，只有窗外的月光和极少的灯光映照着。但在这安静的环境下，ICU病房医护人员们的工作却十分紧张，他们时刻关注着每一个患者的情况。监护仪的声音时不时地响起，呼吸机的嗡嗡声伴随着呼吸节律一起响起，输液泵不断地工作着，注射各种药物给予治疗。CRRT（持续性肾脏替代治疗）机器一直在转动，给予血液透析治疗。医护人员们的脚步声一直在病房内响起，每个人都在按照自己的职责认真工作着，一点也不会放松，而且会更加谨慎和专注。夜间值班主任会再次进行查房，查看治疗方案落实情况，评估治疗效果，以确保患者的病情得到有效的救治。医护人员做到对患者24小时内不间断地监护、治疗和护理，从而达到最好的治疗效果。夜班收治危重患者是ICU的常态，只要患者需要来ICU，我们可以随时进行收治。我们时刻保持专业水准和职业道德标准，为患者提供最好的医疗护理。

虽然这份工作困难重重,但医护们仍然坚守在工作岗位上,默默地奉献着自己的力量,为患者带来希望和温暖。黎明时分,第一缕阳光洒在病房里,窗帘透出一丝丝光亮,人们的脸上也逐渐显出疲惫和疲惫后的微笑。夜班的工作已经接近尾声,白班的工作即将开始。医护人员整理好工作记录,进行交接班,传达患者的情况和治疗进展。

虽然工作很累,但是当看到患者们逐渐康复,回归到正常的生活中,医护人员们的心中也会充满着满足感和成就感。忙碌的日子里,时间总是过得特别快,年复一年,ICU 的医护人员始终保持初心,坚持以患者为中心,为患者提供 24 小时严密监护,随时守护患者安全。这就是 ICU 每一天的工作,虽然平凡但充满了意义。

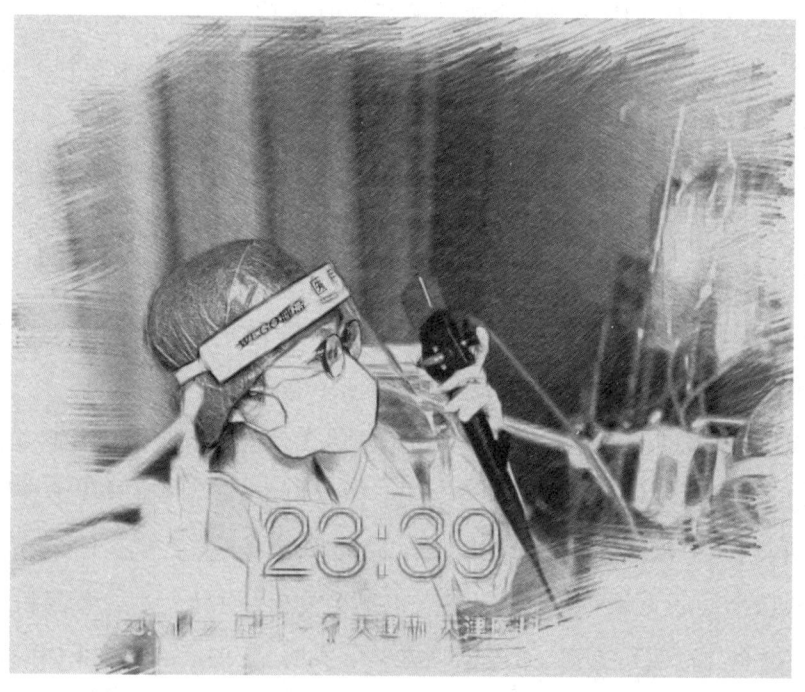

图 4-2

3 共同的"牵挂"
——ICU 管路维护

一提到 ICU 的患者,我们往往会想到患者身上挂着各种各样的管子。这是真实的,ICU 患者病情危重、复杂多变,常需放置多种管道以方便临床病情观察和治疗。我们在每天的护理工作中都要对患者携带的各种管道进行护理,患者也会对身上的这些管路小心翼翼,这些管路分别具有不同功能,因其贡献突出,被称为"生命的管道"。对于医生、护士和患者来说,一根根重要的管子变成了我们的"牵挂",那么 ICU 患者常见会有哪些管道呢?我们今日就来认识一下吧!

ICU 常见管道分类可根据置管目的来分类:

1. 供给性管道:是指通过导管将氧气、能量、水分或药液补充到体内。如给氧管——气管插管,是将特制的管道通过口腔或鼻腔插入患者的气管内,可以将氧气输入到患者的体内,保障危重患者呼吸顺畅,最终达到机体供氧需求和二氧化碳排出的重要管路。

2. 排出性管道:指通过专用管道引流出液体、气体等。常作为治疗、判断预后的有效指标。如危重患者常规留置导尿管,是一种由尿道插入膀胱以便引流尿液的管路,方便观察尿量,了解患者病情,避免尿潴留的发生。

3. 监测性管道:指放置在体内的观察哨和监护站。如有创动脉压监测是指将动脉导管置入患者的动脉内,最常选择桡动脉、足背动脉进行穿刺,能够让我们监测到患者持续、动态的血压变化,及时调整药物剂量,为患者的生命"保驾护航"。

4. 综合性管道:具有供给性、排出性、监测性的功能,在特定的情况下发挥特定的功能。如胃管将导管经鼻腔插入胃内,其有三重作用:可以鼻饲,从管内灌注流质食物、水分和药物,保证患者摄入足够的热能和蛋白质等多种营养素,满足其对营养的需求,以利早日康复。胃管还有胃肠减压和引流的作用,对于消化道出血、胰腺炎等患者,对胃肠减压将胃内容物排出,减轻胃的负担。当然它也可以监测引出物的速度和量,以起到监测的作用。

管子的意义何在呢？

1. 预防、治疗感染

对于许多细菌、真菌等病原体来说，体内多余的积液是天然的培养基，有利于其生长、繁殖，就像积水容易滋生蚊虫一样。而且病菌会释放毒素，一旦被人体吸收，会增加感染的程度。而适当的引流恰恰可将这个"温室"破坏掉，通过将局部的感染物质（包括脓液、粪水等）引出体外，细菌无处繁殖，从而起到防治感染的作用。

2. 促进伤口愈合，加快恢复

虽然人体有一定的"自愈"能力，可吸收适量的积气、积液，但其过程较慢，一方面延缓伤口的愈合，另一方面，由于愈合时间延长而增加感染等并发症的风险。此时，引流可以起到事半功倍的作用，将积气积液快速排出体外，从而促进伤口愈合，加快恢复。

3. 充当医生的"眼睛"，方便观察病情

手术过后，切口已经关闭了，怎么才能更好地观察手术效果和恢复情况呢？除了术后临床表现、常规检查等，引流管在术后评估中发挥重要作用。外科医生常常通过观察引流情况，包括引流液的颜色、量和性质等，可以及早发现病情变化。比如，可以让医生能够提早发现是否出现大出血、吻合口瘘等，以便做出进一步处理。

4. 作为一种治疗手段

在临床中，引流管的放置常常作为一种治疗手段。例如，对于"气胸"患者，医生常常给予"胸腔闭式引流"将胸腔多余气体引流出来，从而减轻患者呼吸困难等不适；腹腔引流管可做腹腔冲洗或注药；空肠管可经管道给需要的患者提供营养等等。

其实，除了术后放置的管路外，ICU的医生们最害怕的就是放管子，这些管子更像是和疾病打仗时的前线阵地。放管子意味着他们又失去了一个阵地，放深静脉置管意味着病情加重了，放气管插管是因为肺不行了，放血液净化使用的置管是因为肾功能衰竭了。"插管容易，拔管难"，失去一个阵地很容易，打回来就太难了。病情恶化时，没几天身上就插满了管子，但想要拔掉一根管子，却需要极大的耐心和细致的治疗。

如果一不小心被患者拔出来了或者牵拉出来，那可就麻烦了，"生命管路"出来了，患者有可能面临着生命危险，因此这些管路是医生、护士和患者最牵挂和最担心的。

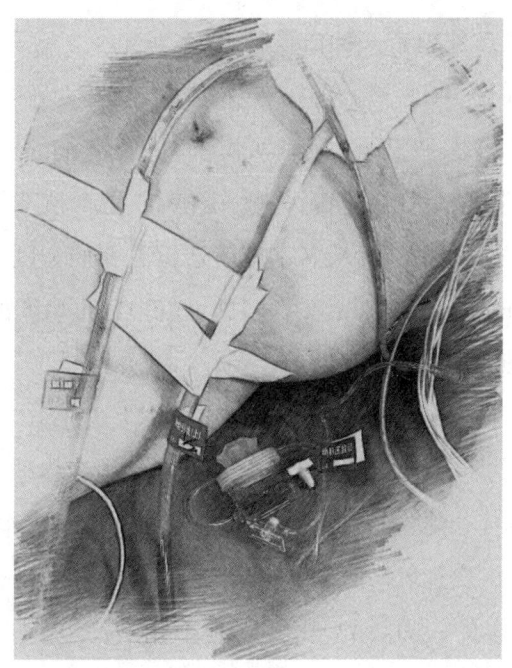

图 4-3

我不是"命运之神"
——医护人员眼中的 ICU

每当一个非医学专业的亲朋好友问我在医院哪个科室上班的时候，我总是会告诉他们，在 ICU，重症医学科。他们的第一反应总是，那里是不是都是快要死的患者？会不会天天死人？那里是不是很恐怖？那里是不是费用很高？你们的技术一定很厉害。随着ICU逐渐进入大众的视野,这些往往都是他们对ICU的第一印象。

ICU作为在医院中守护生命健康的最后一道防线,当患者在生命的最危急时刻,进入ICU后,我们能够起死回生,力挽狂澜吗?在ICU治疗中,在花费了巨额医疗费用后,如何能够避免人财两空呢?下面,面对这些疑问,我来给大家聊一聊我眼中的ICU。

我感觉我在ICU工作就有一种自豪感。

为什么呢?有人说,ICU是一个很有成就感的科室,可以亲身见证生命的奇迹;有人说,ICU是一个又脏又累、死气沉沉的科室,肩上的压力比任何一个科室都重,工作的强度比任何一个科室都大。我说,ICU是个精英部队,医护人员的素质非比寻常,专业技术堪称一流,从名字上就透露着我们和别人不一样,科室名称为英文缩写ICU(Intensive Care Unit),我们这里就是危重患者的"安全岛"。

ICU是不是都是快要死的患者呢?

这里就涉及我们科室收住什么样的患者。原则上进入ICU的患者都是危重患者,也就是老百姓讲的下了病危通知书的患者。都是生命体征不稳定,需要呼吸支持、循环支持或者器官功能支持的患者,在普通大众眼里看作是快要死亡的患者也不为过。这类患者疾病逆转较困难,在治疗过程中可能会出现各种威胁生命的并发症,也会花费大量的人力物力,但并不是不能治疗了,如常见的严重车祸伤、外伤、急性重症胰腺炎、消化道大出血等。部分疾病难以逆转并不是不能逆转,这部分患者会经过ICU团队的加强治疗及护理去维持脏器功能,改善各种生理指标,期望可以在积极救治中获益。除了常见的一些高龄的、术前心肺功能差的、大型手术后的患者,也会收治一些手术后躁动不安的谵妄患者,基本上这类患者的总体预后相对较好,病死率偏低。在医院内我们经常会遇到另外一种生命体征不稳定的患者,我们是不期望收治的,那就是一些肿瘤晚期、出现多发转移,病情处于不可逆的阶段,不能够从ICU积极救治中获益。最典型的例子就是癌症晚期患者,这些患者在抗击癌症的过程中往往经历了手术、放疗、化疗等种种长时间治疗,经受着生理和心理上的重重折磨。当进入晚期,往往最需要的是缓解不适症状和获得家人关爱;而不是在ICU病房中忍受留置各类管道的不适、无法表达的急切、无家属在身边的孤独，最终遗憾离去。还有一类患者，病情轻，达不到收入 ICU 救治标准的患者。仅仅因为考虑普通病房条件达不到个人要求，听说 ICU 是有最先进设备、特医特护的病房，所以要求进入 ICU。其实一个危重患者是否进入 ICU 治疗，我们评估病情是一方面，还要综合考虑到患者及家属的需求及意见。我们想说的是：ICU 收治的患者都是需要具备指征的，是否收治一定是以患者病情作为依据。请珍惜有限的医疗资源，让真正有需要的患者能有机会进入 ICU。

ICU 会不会天天死人呢？

由于我们收治的都是危重患者，确实在 ICU 里，死亡率比普通病房高。作为 ICU 的医护人员，我们和家属的愿望是一样的，希望每一个患者经过我们的加强监护治疗，能够在病情稳定后转入普通病房，继而能够康复出院。但有时事与愿违，患者努力求生，医护人员全力救治，家属积极配合，却依然在 ICU 的门外听到各种哭泣的声音。这时我们也只能安慰家属，因为医生不是神，不是万能的，医生只能治病，但治不了命。每一个被送入 ICU 病房的患者，都承载着家人的牵挂和期盼。有时我们也会看见这一幕，患者家人声泪俱下苦苦地哀求我们继续抢救，不要停呼吸机，不要停药，不要放弃，要求继续抢救。其实如果一个人能够在生命的最后阶段，能够平静而又有尊严地离开，对他来说未尝不是一种解脱。

ICU 里会不会很恐怖？

ICU 里一点也不恐怖，但住过 ICU 的神志清楚的患者经常会在医生查房的时候问医生，自己什么时候可以转出？一个患者进入 ICU 后，可能会面临各种穿刺置管、各种有创的操作、吸痰、翻身、还有保护性约束、在床上大小便，以及各种监护仪、机器的运行及报警声，还可能遇见其他患者抢救、死亡带来的精神打击，这种肉体上和精神上的各种不适，确实会给患者带来不舒适的感觉，也不是通过药物或者心理安慰疏导能够完全缓解的。因此患者希望能尽快转出，但是重症患者转科需具备的重要指征是：患者循环与呼吸不用药物和机械支持、器官功能稳定。当达到转出条件后，医生才会联系患者转出。患者着急转出还有另外一个原因，怕在 ICU 花钱多，早点转出去可以省下一部分医药费。基于以上原因，部分患者认为在 ICU 的经历是不好的感受。

ICU 的费用会很高吗？

是的，ICU 一天的费用相对于普通病房的一天的费用是高的。这取决于患者的病情需要哪种治疗措施？ICU 日常工作中，重要的两项内容是：严密监测生命体征、重要指标变化，以及进行器官生命支持。所有的监测及器官支持必须要依赖高端的仪器设备完成。例如：患者的呼吸支持，单纯的吸氧是无法满足的，常需要各种类型的呼吸机进行支持。这部分的费用在普通病房住院清单中通常难以出现。急危重症患者进入 ICU 中，因需要挽救生命的迫切性，常常要接受一系列的抢救操作，例如：气管插管、开放深静脉通道、动脉置管、气管镜等等，这些费用在普通病房往往不会涉及。因为 ICU 患者病情危重且复杂，病情变化快，因此在普通病房中可能一周才检查一次的检验项目，在 ICU 病房中检查和检验的密度和次数明显增加。例如，一个上消化道出血、失血性休克的患者，在 ICU 抢救时，因病情危重，往往会出现隔几个小时就复查血常规、凝血等检查，目的是及时获得患者病情变化信息，从而及时评估抢救措施效果和调整抢救方案。由此产生的检查、检验的费用势必随之增高。一个进入 ICU 的患者家属经常会问，我们什么时候能够从里面出来，我们往往无言以对，危重患者的病情往往不是单一器官的疾病，无法预测什么时候好转，也有可能时好时坏，不知道什么时候来一个并发症，加重病情，也有可能进入说好不好、说坏不坏的阶段，让患者家人陷入进退两难的状态。有时我们不能达到家人期许的患者恢复的状态，或者患者最终死亡，由此带来的人财两空是我们和家人都不愿接受的结果。

ICU 是一个"神奇"的地方，这里比婚礼殿堂见证了更多的真情，比教堂听到了更多的祈祷。这里映照了太多人间疾苦，相聚离散，这里是检验人性最真实的地方。我要说的是健康的乞丐远比有病的国王更幸福，没有健康的保障，生活中的一切皆如浮云。健康才是每个人最高级的追求。

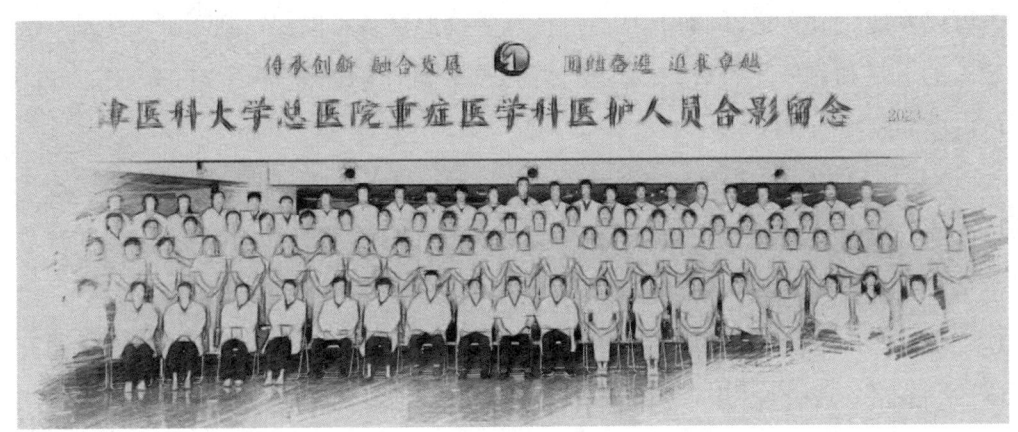

图 4-4

一墙之隔有何"天壤之别"
——ICU VS 普通病房

可能大多数人都会认为 ICU 和普通病房最大的差别就是"人多""设备多"。人多是指医护人员多，设备多是指 ICU 因救治需要配备有各种先进仪器设备：如心电监护仪、呼吸机、床旁 CRRT 机、床旁超声仪、纤维支气管镜、ECMO 等。其实还有其他不一样的地方，让我们来一一了解。

1.ICU 与普通病房收治的患者不一样，普通病房收治单一疾病患者，如肺有问题到呼吸科，脑梗死到神经内科，高血压、心脏病到心内科，而所有这些疾病的最严重阶段，以及多个器官同时存在疾病时则需要收治到 ICU 进行监测、抢救治疗，也就是说，普通病房收治单一器官疾病的轻患者，而 ICU 收治多个器官疾病的重症患者。

2.ICU 和普通病房观察病情和诊断疾病的方法不一样，普通病房目前主要通过体格检查、心电图等传统方法进行观察病情和诊断疾病。ICU 在传统方法的基础上，通过高精尖的仪器设备对患者的病情进行连续、动态、实时、定量观察，随时可以发现病情变化,例如ICU通过特殊的仪器设备可以观察到心脏每跳动一次射出的血量和血压是否可以满足机体需要,并且能够连续监测,有部分化验ICU就可以完成检测。

3.ICU和普通病房治疗理念和方法不一样,普通病房通常根据疾病的表现作出诊断,然后再开展一系列治疗,而ICU面对的病情常常是病因不明,但是病情危重,已经出现多器官功能受损,必须先做器官功能支持,同时追查病因并针对性治疗。通俗地讲普通病房治疗疾病一般是"先瞄准,再开枪",而ICU常常却"边开枪,边瞄准"。或者说,患者就像一面墙,可能是老鼠打洞导致根基不稳,需要专门抓老鼠堵洞的人(单一疾病专科普通病房治疗),也可能是洪水浸泡地基不稳,需要专门排空洪水稳固地基(另外的单一疾病普通病房治疗),而ICU常常是看到这面墙要倒掉,具体原因来不及明确,首先要做的是想办法把这面墙稳住,同时寻找原因进行治疗。另外,ICU是把患者当作一个整体来诊断和治疗的,在治疗某一疾病的同时充分考虑对其他脏器的影响,而普通病房更多地关注某个脏器,至于其他脏器的疾病是否受本科室治疗的影响则较少考虑,而是更多邀请专科会诊,但会诊医生又仅仅从其专业角度考虑问题。一定程度上讲普通专科更多强调局部,ICU更多强调整体。

4.ICU和普通病房管理模式不一样,ICU大部分是神志不清或者昏迷,无法配合的患者,抵抗力差,病情随时发生变化,需要抢救及静养,尽量减少与家属见面,所以是封闭式管理,无需陪护。普通病房,基本都是生活能自理的,需要家属陪护。

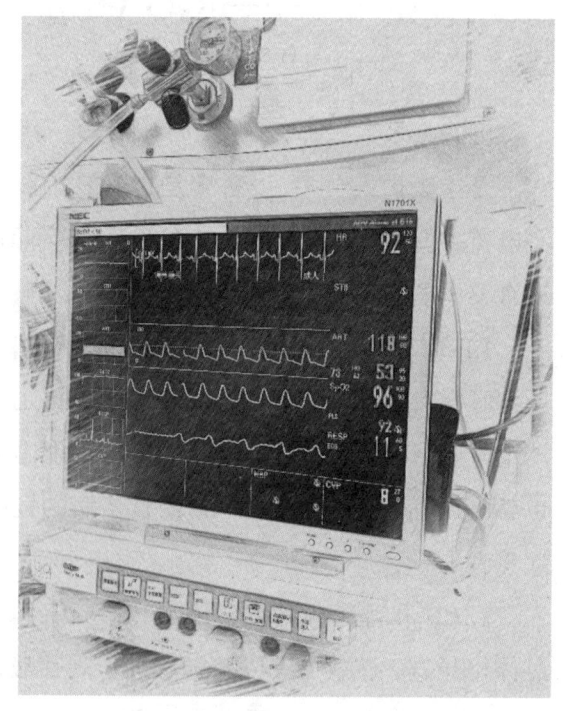

图4-5

6 "生死交界"的神秘面纱
——ICU 工作环境

ICU 是一个相对独立、封闭的空间,与外界隔绝,室内的温度和湿度由中央空调控制,常年维持在一个恒定的状态。一般而言,ICU 的房屋结构无固定的格式,可采用圆形结构,也可采用矩形结构或 U 型结构。ICU 的中心位置设一个护理站,病房位于护理站周围或对面,以便于对患者的观察和抢救,不同的 ICU 床单位设置不同,有的 ICU 全部为单人间,有的 ICU 为多人间,床与床之间应用布帘或隔断相对隔开。

ICU 里面的每一张病床是一个单元,每个单元都配备有移动吊臂或吊塔,其配有负压吸引方便吸痰使用,配有氧气供应插口为呼吸机提供氧源,为吸氧患者提供氧气;另外配备有多个电源插口供各种仪器设备使用;每个单元均配备有心电监护仪、输液泵、注射泵、呼吸机及简易呼吸器等。

ICU 内的单元床为电动床,均有滑轮,方便移动,并且可以调节高度及倾斜度;床头、床脚可摇高、摇低,并能将床头及床尾的床栏拆卸方便操作,床位的两边有可调动的床档,防止患者坠床,保护患者安全。

ICU 内除了单元床,还配有转运床,用于患者转出、外检、手术等,可任意调节高矮,以便患者平移到单元床和检查设备床上。

ICU 里通常情况下是安静的,监测设备在设定好的程序下有条不紊地工作,医护人员一个接一个有序地查看患者,但是当患者生命体征出现危急的情况下,设备就会发出长且尖的报警,医生护士会在最短时间展开抢救。

标准的 ICU 除了科学、合理的病房布局外,还配置了辅助功能间,如主任办公室、护士长办公室、医生办公室、示教室、值班室、配餐室、库房、污物处置室、化验室、配药室、卫生间、浴室、更衣室、谈话室等,所有辅助间保持相对独立性,其中更衣室设立在 ICU 的入口处,进入 ICU 病房前均需要更换工作服。

ICU 通常占据医院最佳的地理位置,相邻化验室、手术室、血库,方便患者转运检查和治疗，当"横向"无法实现邻近时，会实现"纵向"楼上楼下邻近。

ICU 是生命的最后一道防线，规范、有序的地理位置，便捷、洁净的环境利于保证患者的生命安全，祝每一位患者早日康复身体健康！

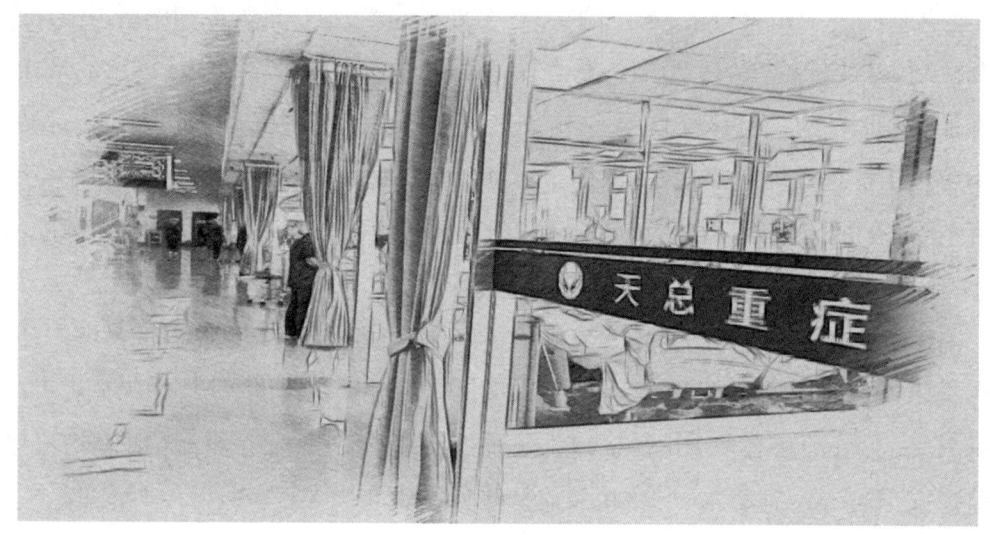

图 4-6

7 "飞虎队"的组建秘诀
——ICU 工作人员配置

ICU 的医护人员要求有强健的体魄，能适应紧张的工作，有较高的业务素质，较强的责任感和无私的奉献精神。医护人员都是固定的，设有主任医师、主治医师、住院医师、护士长及护士。另外，必要情况下还要配置一定数量的工程技术人员及勤杂人员。

ICU 的医护人员应当经过重症医学的专业培训，掌握重症医学基本理念、基础知识和基本操作技术，具备独立工作的能力。ICU 医师人数与床位数之比不低于0.8∶1，护士人数与床位数之比不低于3∶1。非ICU专业的医师转岗到重症医学科（ICU）工作，经科室培训合格后，即可按照《医师执业注册管理办法》办理变更执业范围。

ICU应至少配备一名本专业副高以上（含副高）专业技术职务任职资格的ICU专科医师担任行政主任，全面负责科室学科建设和行政管理。非ICU专业医师担任行政主任或副主任者，除执业范围应变更为重症医学外，需有在三级医院重症医学科（ICU）连续工作或进修一年的资历。

ICU护士长应当具有中级以上专业技术职务任职资格，具备较强的行政管理能力，且具有在ICU连续工作三年以上或三级医院重症医学科（ICU）进修一年的经历。

ICU医师每年至少参加一次省级或省级以上ICU继续医学教育培训，不断更新专业知识。ICU医师必须具备重症医学相关理论知识，经过严格的专业理论和技术培训，掌握ICU相关的生理学及病理生理学知识、临床药理学知识和医学伦理学概念，胜任对重症患者进行各项监测、治疗与管理的要求。

ICU护士必须经过严格的专业培训，熟练掌握重症护理基本理论和技能，并经过科室考核合格后，才能独立上岗。除常规临床护理技术外，应根据科室工作需要，掌握各系统重症患者的常规护理，监护设备和信息系统的使用，氧疗技术，呼吸机常规使用技术，心脏除颤技术，重症康复一般技术；气道管理，各类导管的管理，各类输液泵（注射泵）的应用和管理，疼痛管理；各系统器官功能监测护理，血液净化护理，水、电解质及酸碱平衡监测护理，营养支持护理，心理护理；医院感染预防与控制，内镜使用及重症患者抢救配合技术等。

ICU是集中收治各种重症患者和（或）具有潜在高危因素的患者，ICU医务人员为患者及时提供全面、系统、持续、严密地监护和救治。

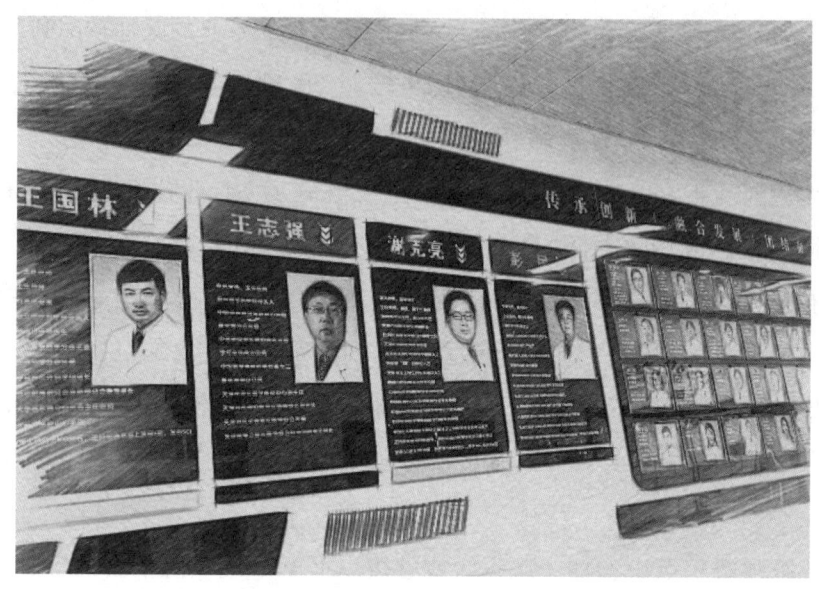

图 4-7

8 "特种兵"是如何练成的
——ICU 护士全解析

  ICU 的护士和普通科室的护士不一样,因为面对的是特别危重的患者,并且这些患者随时随地各个脏器都有可能发生变化,另一方面 ICU 收治的患者包含内科、外科、妇科、儿科,收治病种不单一,除了传染病之外,涵盖各个科室的病种,所以要求护理水平、专业知识都非常高,在体质、体能方面也有严格要求,我们 ICU 的护士都"高""大""上",体力好,所以叫他们"特种兵"。

  ICU 护士必须 24 小时留守在患者床前,并书写详细的护理文书以记录危重患者的病情变化。如对颅脑系统病变的患者每隔 1 小时观察并记录患者瞳孔和神志变化。危重患者身上留有多种导管,如胃管、尿管、气管插管、引流管、深静脉导管等,ICU 护士除要对这些导管做好管理防止脱出和污染外,还要定时观察导管情况,如每1小时留取尿量、定时观察引流液的颜色、性质、量等。ICU很多患者处于气管插管、气管切开状态,自主排痰力度较差,ICU护士必须定时对患者进行叩背和气道护理,按需进行及时、有效地吸痰。危重患者对液体管理要求高,ICU护士必须熟练应用输液设备,严格掌握液体的入量和速度,并准确记录每小时的液体出入量。ICU内各种穿刺抽血、留取标本等操作较普通科室也更为频繁。ICU患者由于病重生活难以自理,又没有家属陪护,ICU护士还要承担亲人陪护的角色,对患者进行心理疏导。所以,ICU护士较其他科室护理工作更为繁重,工作强度更高,责任心更强,心理压力也更大。ICU护士除具备一般的护理知识外,还具备更丰富的专业知识和精湛的护理技术,ICU内仪器众多,对各种监护设备和急救治疗设备,ICU护士都要熟练操作,并根据仪器设备所提供的异常现象正确判断并及时告知医生。

ICU患者病情复杂多变,ICU护士要掌握各相关疾病的观察重点,如监护胃肠手术后的患者要熟练掌握普外科术后患者的护理要点,监护心功能不全的患者要注意有无心律失常、注意血压控制和液体速度、液体出入量等。ICU患者由于病情危重,随时可能突发心脏骤停、呼吸停止等险情,随时需要面临紧急的抢救操作,因此ICU护士还要熟练掌握各种急救复苏技术,熟悉各种急救药品如肾上腺素、利多卡因等复苏药品的应用,配合医生进行紧急抢救。如患者发生心脏骤停,能够及时准确实施胸外按压、连接吸氧、呼吸机设备、吸痰等。所以,ICU护士护理技术更为精湛,护理专业知识掌握更为全面。

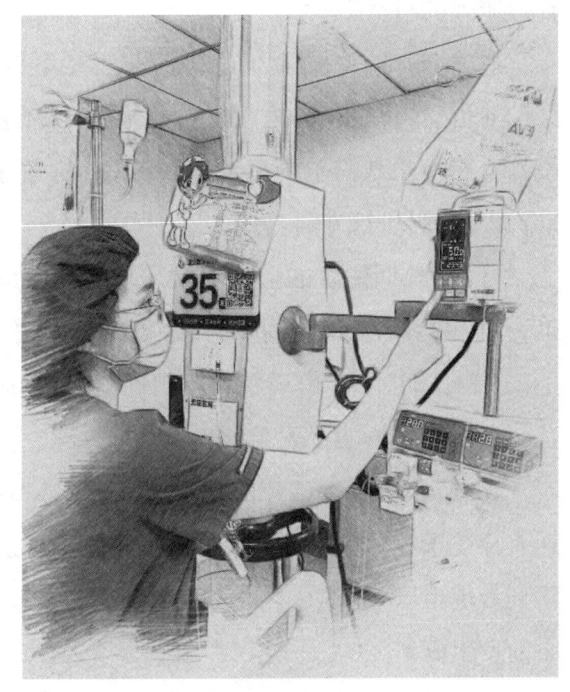

图4-8

相比普通病房的护士，ICU 护士具备更强的抢救、护理的专业知识和临床经验，为重症患者提供 24 小时的密切监护。人们常说 ICU 的医护人员是生命的最后一群守护者，作为其中一员我深感骄傲，在这里有一群可爱的白衣天使，他们忙碌地穿梭在病房的各个角落，他们用心地付出。然而世间没有一台机器能衡量出生命最准确的价值，我们能做的就是尽力守护生命。

"入住黄金期"
——ICU 住院时长

现代化的 ICU 拥有医院里最高精尖的设备。是一个治疗、护理、康复均可同步进行，为重症患者提供最佳护理、综合治疗、术后早期康复、关节护理和运动治疗等服务的科室。

既然 ICU 的救护能力这么强，患者是不是在 ICU 住院时间越久越好呢？

非也，ICU 是一个抢救患者的地方，只有生命受到威胁，需要严密监护、各种脏器支持等抢救需求的患者，留在 ICU 抢救才是最大获益的，若患者达到转科标准，理应转科进行专科治疗。

首先，长期住院的患者通常表现为慢性危重症，身上带有输液管甚至人工气道，他们的活动范围受到限制，医务人员搀扶下可以下床活动，大部分时间是在床上。患者长期卧床，出现肌肉废用性萎缩，肉眼可见的肌肉减少，容易发生营养不良，抵抗力下降，容易发生感染。

其次，由于各种治疗的需求，患者休息和睡眠可能受到干扰。除了人为打扰，还有环境干扰，包括持续的强光和噪音。再之，ICU 是一个封闭的环境，患者感受不到日夜星辰，睡眠节奏被打乱容易发生昼夜颠倒，同时没有家属的陪伴，加大谵妄的发生概率。

再次，屏障破坏在 ICU 患者较常见，包括静脉留置针、导尿管、鼻饲管和气管切开。这些管路可能导致病原体定植引发感染,增加感染的风险。ICU 患者在治疗期间暴露于各种耐药环境中,有定植的风险。常见的病原菌包括耐甲氧西林金黄色葡萄球菌、耐万古霉素的肠球菌、革兰氏阴性肠道微生物、念珠菌和艰难梭菌,这些病原菌难以根除。

综上所述,ICU 患者不是住院越久越好。对于达到转出 ICU 的患者,他们不但需要相关治疗,还需要家人的陪伴。

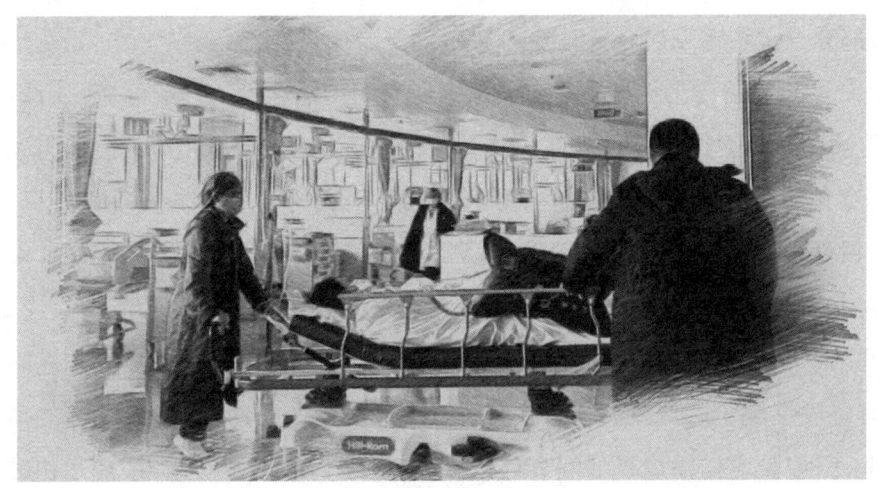

图 4-9

10 躲在暗处的"敌人"
——ICU 感染

有的人会认为 ICU 就是生命支持的最后一站,患者一旦住进了 ICU 就仿佛一只脚踏进了坟墓,有的人会认为 ICU 就是生命的守护神,能够把危重症患者从死亡线上拉回来,然而,生命就是这样,像跟人捉迷藏一样,假如有一天,您的至亲住进了 ICU,医护人员让您签各种各样的单子,告病危的时候,您会不会双腿发软,吓得不知所措？我觉得应该大多数人都会这样吧！不仅如此，而且还会有各种各样的担忧，那么其中就有一大部分的人会担心ICU里的患者会不会相互传染？他们甚至会觉得自己的患者住进ICU后可能会感染其他的一些细菌或病毒，从而影响治疗效果和预后。

众所周知，ICU是一所医院的最后一道防线，它主要收治危及生命的各种临床病理生理的综合征，包括休克、严重感染、脓毒症、急性肾功能衰竭、呼吸衰竭、心力衰竭等。一般具有传染性的感染病患者都是去感染专科医院就诊，即使病情危重，大部分也是在感染病专科医院的ICU接受治疗。

ICU一旦收治传染性疾病患者会根据疾病的传播途径（接触传播、飞沫传播、空气传播和其他途径传播），及结合本单位的实际情况，制订相应的隔离与预防措施。标准预防是针对医院所有患者和医务人员采取的一组预防感染措施。包括手卫生，根据预期可能的暴露选用手套、隔离衣、口罩、护目镜或防护面屏，以及安全注射。也包括穿戴合适的防护用品和处理患者环境中污染的物品与医疗器械。标准预防基于患者的血液、体液、分泌物（不包括汗液）、非完整皮肤和黏膜均可能含有感染性因子的原则。当一种疾病可能有多种传播途径时，应在标准预防的基础上，采取相应传播途径的隔离与预防。若无条件收治此类患者，应尽快转送至有条件收治的医疗机构进行收治，并注意转运过程中医务人员的防护。

隔离病室会悬挂隔离标志，并限制人员的出入。黄色为空气传播的隔离，粉色为飞沫传播的隔离，蓝色为接触传播的隔离。传染病患者或可疑传染病患者应安置在单人隔离房间。受条件限制，同种病原体感染的患者可安置于一室。接触传播的疾病如肠道感染、多重耐药菌感染、皮肤感染等的患者，在标准预防的基础上，还会采用接触传播的隔离与预防。

隔离的患者会限制患者的活动范围，也会减少转运，如需要转运时，应采取有效措施，减少对其他患者、医务人员和环境表面的污染。

总而言之，ICU里会根据疾病的特性，会采取相应的隔离与防护措施。所以ICU里几乎无相互传染的可能，各位患者和家属也不用过度担心这一问题。

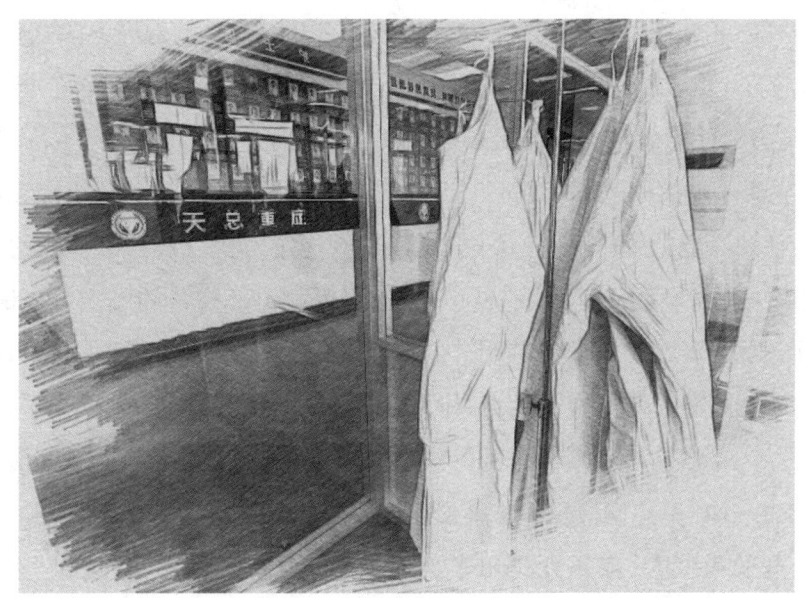

图 4-10

11 演奏最温柔的"终章"
——ICU 安宁疗护

一位颈椎病患者合并腰椎间盘突出行颈椎前路减压术,患者在病床上痛苦呻吟,请求护士有没有安乐死,"我实在是太难受了,生不如死。"

一位年轻的二孩妈妈,因为产后抑郁自行用刀刺向自己的心脏。家属及时发现并拨打 120 积极抢救转到 ICU。长时间的大脑缺血缺氧导致这位年轻的二孩妈妈脑死亡植物人状态。需要呼吸机持续辅助呼吸!患者的家属及患者都处在痛苦崩溃的边缘!

那么在 ICU 支持安乐死吗?

首先问一个问题:什么是安乐死?

安乐死一词源于希腊文,意思是"幸福"的死亡。它包括两层含义,一是安乐的无痛苦死亡；二是无痛致死术。我国对安乐死的定义，是指患不治之症的患者在垂危状态下，由于精神和躯体的极端痛苦，在患者和其亲友的要求下，经医生认可，用人道方法使患者在无痛苦状态中结束生命过程。

目前为止，包括荷兰、西班牙、加拿大等国已将"安乐死"合法化。2021年3月18日，西班牙通过"安乐死"法规。这项法规规定，患有极为严重且无法治愈的疾病，或因失去行动能力而造成持续且无法忍受的身心痛苦的民众可申请"安乐死"。我国宪法、刑法、民法都有明确的规定，人人享有生命权是公民一切权利的基础。我国也将安乐死行为定性为一种刑事犯罪，通常将帮助他人实施安乐死的人与故意杀人罪的主体相等同。所以从以上角度来说，中国目前没有立法支持安乐死，那么在ICU里边同样也不支持安乐死。

从伦理的角度看，安乐死是出于人道主义、个体权利、生命质量、生命尊严等，患者极其痛苦，无法承受生命之重。同时从社会的角度考虑，安乐死也是对医疗资源与社会家庭负担方面"利他主义"。当前社会医疗资源总体有限，如果大量用于无法治愈的重症患者和终末期患者，势必会减少其他患者获得的医疗资源，且损害医疗资源的分配正义，会使社会背负沉重负担。另一方面，因病致贫在发展中国家尤具普遍性，许多家庭因亲人罹患重病，长期治疗和看护致使经济负担过重而陷入困境，患者和家属同时承受巨大的情感压力、心理压力和舆论压力。

然而安乐死有悖生存权利，生命至高无上，神圣不可侵犯，除非国家法定机关经过法定程序并由法定人员执行，任何人包括医师，不得以任何理由剥夺他人的生命。安乐死一旦合法化，就有可能会被某些人作为"故意杀人"的手段加以利用，会给终末期绝症患者带来不必要的生命威胁。安乐死提前结束了还有可能延长的患者生命，与社会传统孝道、亲情理念等有冲突。同时安乐死可能会为医务人员的医疗懈怠、医疗过失甚至滥用医疗权利提供规避的借口，可能会破坏医患之间的信任。

面对痛苦面对压力我们就束手无策了吗？

不是的。虽然ICU不支持安乐死。但考虑到有很大一部分危重患者存在疼痛、器官功能的衰竭以及人机对抗等问题，为了最大限度地减轻患者的痛苦，提高生存质量,根据患者的病情给予镇痛镇静。同时ICU也是一个持续人文关怀的一个地方,对临终患者极端痛苦的一个重要措施就是安宁疗护。安宁疗护又称姑息护理、舒缓疗护,其以控制疼痛及有关症状为重点,给那些对治愈性治疗无反应的晚期患者提供更加全面的照顾,并关注其心理、社交和精神需要,从而提高和改善患者、家属的生活质量。安宁疗护不是让患者消极地等待死亡,而是在不增加痛苦的前提下尽量延长其生命。安宁疗护通过"全程、全人、全家、全方位、全团队"工作方式,着重控制缓解患者的痛苦和不适,不做过度治疗、过度检查、过度抢救,花费可控。

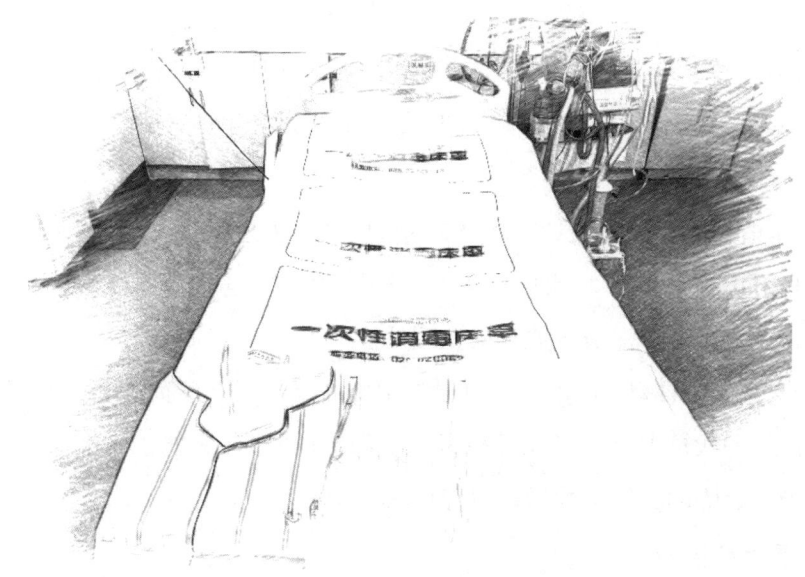

图 4-11

12 唤醒沉睡身体的"全新能量"

——ICU 早期活动

一提到ICU,或许映入您脑海的是一个充斥着各种医疗设备,医务人员不停地忙碌,进行抢救操作这样的一个画面;亦或许映入您脑海的是患者昏迷,安静地躺在床上，全身插满各种管子，随时随地都有生命危险的地方，这让所有要进入ICU的患者都不自觉地把心提到了嗓子眼。ICU对于患者和家属来说，是对疾病的恐慌、对生命不可见的未知、更是对家人的担忧。在患者和家属的印象里，患者在ICU都是一动不动，只有等待转回病房，才能开始活动。但事实是这样吗？答案是否定的，下面我们进行一下详细讲解。

早期活动的好处有哪些？

1. 术后早日离床，多做下肢活动，可促进血液循环，防止下肢深静脉血栓的发生。

2. 早期离床活动能促使肠蠕动早日恢复，减少腹胀，促进排便通畅。

3. 早期离床活动可以增加肺的通气量，有利于气管分泌物的排出，以减少肺部并发症的发生。

4. 离床活动能保持全身肌肉的正常张力，从而促进组织细胞的新陈代谢及血液循环，良好的血运能有效地将氧、营养物质、激素、电解质等带给组织细胞，并携走细胞的代谢产物，保证各器官的生理功能。

积极开展早期活动，是帮助患者走出ICU的第一步。然而能否下地活动视患者病情而定，一般情况下为了保证患者安全和治疗需要，只能在床上活动，如果病情允许，护士会协助患者下地活动以保证其安全。

什么是早期活动？

ICU早期活动是指由医生、护士、呼吸治疗师、康复治疗师、营养师等参与的，对ICU患者进行规范的评估，然后制订可行的活动方案，促进患者康复。

早期活动的形式？

早期活动包括床上活动和下床活动两个部分。床上活动主要包括被动关节活动、主动关节锻炼、床上翻身、床上高坐等，也可以借助一些健身工具进行功能锻炼，从而达到促进康复的目的。恢复期的患者可以下地活动，例如协助患者坐在床边缘、床旁坐轮椅、站立、协助行走等。

早期活动和渐进性活动对于ICU患者是可行、安全、有益的，能在一定程度上改善患者身体机能。早期活动的基本目标是帮助患者病情稳定的前提下保证患者在重症治疗阶段维持基本的身体活动能力，尽可能提高基础活动水平，以保留最大的功能。医务人员会帮助患者制订合理的活动计划，记录每日累计活动时间及活动量，在医护人员的指导及帮助下，逐渐增加活动量。对于 ICU 患者，早期活动固然重要，但也不能操之过急。遵循循序渐进的原则，在安全第一的前提下逐步提升活动强度，才能达到满意的效果。

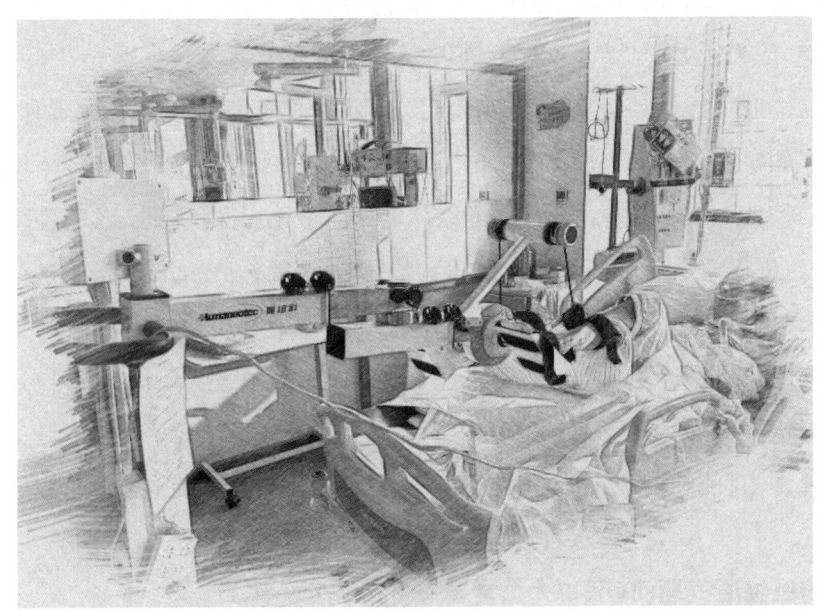

图 4-12

13 换个角度去呼吸
——俯卧位通气

在 ICU 里，医护人员至少每两个小时为患者改变一次卧位，目的是防止局部皮肤受压时间过长，产生压力性损伤，同时，也为了患者更加舒适。

ICU 中患者的卧位姿势有平卧位，侧卧位，还有俯卧位，也就是我们平时所说的"趴着"。新冠肺炎感染来势汹汹，一时间，ICU 里收治了很多重症肺炎的患者，除了最基本的药物治疗，机械排痰，翻身拍背，雾化吸入等改善氧合措施外，还有一种行之有效的方式，就是俯卧位通气。平卧位、侧卧位，对于大家来说很好理解，可是，为什么 ICU 患者有的需要用到俯卧位，也就是"趴着治病"呢？今天，就和大家一起走进"俯卧位通气"的世界。

俯卧位通气治疗，也就是说医护人员利用翻身床，翻身器或人工徒手，180°翻转患者，使患者处于"趴着"的状态呼吸或机械通气。

俯卧位通气有何好处呢？研究表明，俯卧位通气可以促进背部肺泡复张，有利于肺部的扩张，可以促进痰液排出，提高患者血氧饱和度，改善氧合，增加组织供氧，改善患者器官功能。我们也可以从心电监护仪上观察到，当患者趴过来以后，大多数患者血氧饱和度指标有显著提高，氧合得到很好的改善。

那么，俯卧位通气优势多多，什么患者适用于俯卧位通气呢？俯卧位通气最早用于急性呼吸窘迫综合征，现在也适用于新冠感染患者。那么，俯卧位通气只适用于呼吸机辅助通气的患者吗？答案当然是否定的。清醒患者，能够自主翻身或配合翻身，并且能在呼吸困难的时候呼救，且能耐受体位改变的患者，同样可以俯卧位通气，对于咳痰，改善氧合都是非常有帮助的。

在俯卧位通气期间，医护人员需要做什么呢？

首先是保证患者头偏向一侧，充分暴露人工气道，保证人工气道通畅；每小时记录患者各项生命体征，呼吸机参数，意识，瞳孔变化等。应避免眼球受压，眼睑需保持闭合状态；及时评估患者镇痛镇静状态，适当调节镇痛镇静药物速度。

俯卧位时面部、眼部、胸部、髋部及会阴部等部位受压容易产生压力性损伤。2～4 h 更换头部和肢体的位置，同时注意患者各种管路有无压迫、扭曲、移位和脱出，密切观察患者各项生命体征变化，着重加强患者气道或口腔吸引，防止气道阻塞。

俯卧位通气患者通常会使用镇痛镇静药物，所以大部分患者多伴有胃肠动力减弱，易出现胃潴留等现象，在患者实施俯卧位通气前，应监测胃残余量，防止患者反流或误吸。俯卧位期间，注意防止患者腹部受压，需用垫枕抬高胸部。如果患者俯卧位通气期间心电图改变或有恶性心律失常发生，或者出现患者不能耐受的情况，要及时通知医生，遵医嘱暂停俯卧位通气，及时对症处理。

俯卧位通气能有效改善肺通气/血流比，肺及气管的分泌物在重力作用下能很好地引流，能减轻心脏对肺的压迫，改善患者氧合，是一种安全、简单、有效的治疗方式！

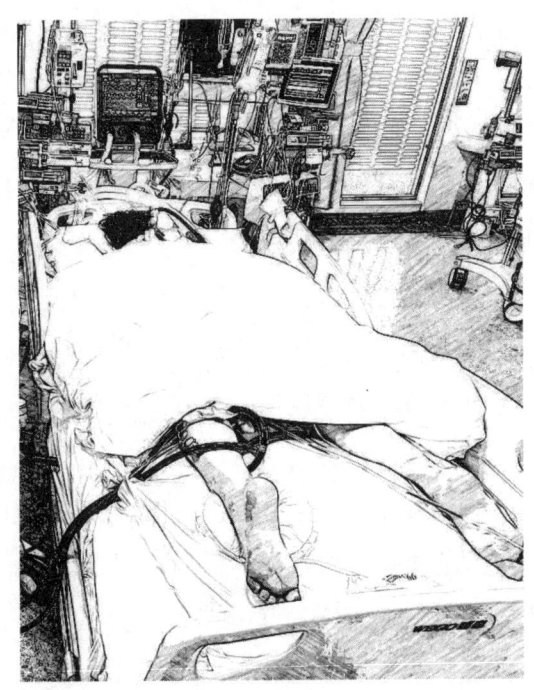

图 4-13

14 强大的"生命支持后援团"
——ICU 必备设备

ICU 里的仪器设备能行风的行风，能下雨的下雨，真是八仙过海各显神通啊！在这个庞大的家族里，每个家庭成员都各司其职，且都是不可或缺的好帮手。

开启重生之门
——走进重症医学（ICU）

ICU里诊疗设备的配置明显不同于病房。首先映入我们眼帘的也是最显眼的是每个床单位都可以看到医用吊塔的身影，它很方便地解决了重症单元里所需的各种管路、气源（氧气、空气、负压吸引）、电源放置杂乱无章的状况，同时，还可以安放最基本的监护设备：监护仪、输液泵、注射泵、呼吸机等均可置身于此，这样的集中兼容，可以在有限的空间里，为患者和医护人员提供了一个更加安全、舒适、整洁的环境，并提高了ICU日常医疗、护理的工作效率。

以上介绍得较为笼统，下面，我就这一话题与您系统地介绍一下ICU里较为常见的设备。俗话说：工欲善其事，必先利其器；器欲尽其用，必先得其法。

1.ICU里也有隐蔽工程——气源和电源：每张监护病床配备多个电源插座，氧气、压缩空气、负压吸引接口各两个。

2.让护理更轻松的多功能护理床：应符合ICU患者特点，使用全自动控制，可升降并可调节病床的高度及倾斜度；带有背板，可随时将病床调到心肺复苏体位；带有精确的称重功能；有预防压力性损伤的充气式电气褥，防止患者长期卧床而发生压力性损伤；配有辅助翻身功能。

3.最基本的设备——心电监护仪：可以进行体温、心电、血压、血氧饱和度、中心静脉压等生命体征的监护。虽然生命体征的监测是最基本的监护，但在临床上绝不能忽视，一旦患者发生病情变化，心电监护仪如同医生、护士的眼睛，它是守护生命的信号灯，往往是最先预警的设备，它能迅速地帮助医生判断并及时处理患者的病情。

4.精打细算的输液泵及注射泵：ICU的患者病情危重，对液体的输注速度要求十分精确，比如心衰患者，要求每小时只能输进体内几十毫升甚至十几毫升的液体，再比如，低血容量性休克的患者，每小时则需要输注几百毫升的液体，此时，我们就离不开输液泵的帮助了。当某些患者需要更加精确控制药物输注速度的时候，比如升压药、降压药、强心药、补充电解质的药物等等，那么，使用注射泵可以精确到0.1ml/h的速度泵入，也许有些人看到每小时进入体内的仅仅几毫升甚至零点几毫升的液体量感到不屑一顾，但您懂得："失之毫厘，谬以千里"的道理吧！临床上，我们通常根据患者的需要可以准备两台输液泵及若干台注射泵，ICU对于液体的精细化管理就体现在这里了。

5.ICU里的看家本事——呼吸机：它是每床必备的设备之一，有了它，我们的患者才能畅享呼吸。ICU里收治的各种原因引起的呼吸衰竭、大手术后麻醉复苏的患者都需要呼吸机的支持和帮助，患者建立好人工气道后，接上呼吸机进行辅助通气，以达到增加通气量，改善气体交换和患者的氧合状态，从而达到减少呼吸肌做功，维持呼吸功能，保持呼吸道通畅的作用，它不愧是我们ICU里生生不息的重要合作伙伴。

6. 近几年的黑科技——高流量湿化氧疗：它是通过佩戴专用的吸氧面罩或鼻导管的方式进行吸氧治疗的方法，相对于普通吸氧而言，它可以提供稳定的高吸氧浓度，快速有效地改善血氧，保持气道通畅，可作为急性呼吸功能不全患者的首选，当然，哮喘、心衰、肺纤维化、肺炎的患者也同样适用，因其充分的湿化和温化，给患者带来舒适的体验，大大提高了氧疗的依从性。

7. 借我一双慧眼吧，让我把这患者看得清清楚楚、明明白白、真真切切，那么，这个给医生提供第一手资料的设备就当数血气分析仪了。它具有检测快速、方便的优点，能够检测出患者体内的氧气、二氧化碳气体含量和血液中的酸碱度，还能反映血液中电解质的含量。当ICU中的危重患者因机体内环境发生改变，极易发生动脉血气异常和酸碱平衡紊乱，这些都会影响患者重要脏器的功能，有时甚至是患者致死的直接原因，如能快速、正确地识别且处理这些危险因素，则是挽救危重患者生命的重要保证之一，因此，在救治过程中，动态监测血气变化对危重患者具有极为重要的作用。

8."人工肾"——血滤机：它是血液净化中连续肾脏替代治疗的一种工具。在治疗过程中，它将患者的血液引出体外，在体外循环下，通过模拟肾小球滤过、肾小管重吸收的功能，将患者血液中多余的水分滤出，保持机体内的酸碱平衡，清除有害物质，然后再将净化后的血液回输到患者体内。如今，血液净化已从最初的治疗急性肾损伤拓展到ICU常见的急危重症患者的救治，相比传统的血液透析，它的优点在于连续24小时以上给患者进行血液净化，它可以广泛应用于除急性肾衰竭以外的多种疾病，如：急性心衰、急性重症胰腺炎、严重的电解质紊乱、脓毒血症、多脏器功能衰竭、药物中毒等等，是 ICU 设备中屈指可数的功臣。

9. 小探头也能发挥大作用——ICU 中的超声仪：它可以 24 小时为重症医生无偿使用，具有使用方便、无创、对患者没有危害等优点，在日常诊疗中很好地发挥着它的作用，使危重患者受益。常用于超声引导下的穿刺，包括：中心静脉置管、动脉穿刺置管、PICC 穿刺置管、胸腹腔穿刺置管，此外，在液体管理，循环系统动态评估，肺部疾患的评估，胃肠动力的监测等方面也屡建战功。如今，它已在 ICU 中占据一席之地，成了 ICU 医生评估患者病情的又一个"听诊器"。

当然，ICU 里的仪器设备远远不止这些，还有营养加油站——肠内营养泵；懂得识别糖衣炮弹的血糖仪；知寒问暖的变温毯；带您"一探究竟"的气管镜；无处可栓的肢体加压泵；呼吸好物——雾化器；弹劾痰液的振动排痰机；ICU 里的终极武器——人工心肺机（体外膜肺氧合）等等，真是不胜枚举啊！ICU 里经验丰富的医护人员掌握了这些先进仪器设备的使用攻略，时时刻刻与之携手并肩，充分做到物尽其用，人尽其才，这样，我们的患者才能转危为安。

此刻，我们可以对未来的 ICU 有一个更加超前，更加完美的设想，因为在当今医疗同频共振的发展前景下，理智告诉我们：未来可期！

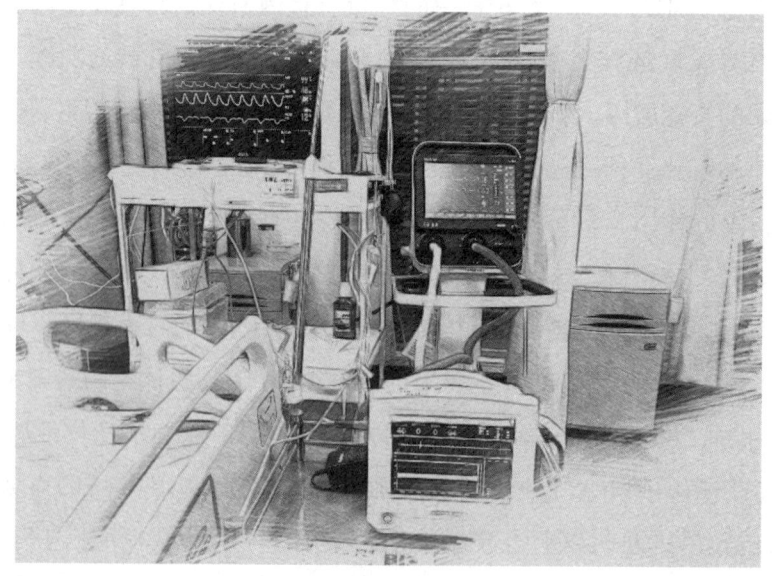

图 4-14

15 高效的"呼吸道清道夫"
——叩背排痰

在 ICU 病房中，时常会听到一种空而深的拍击音，这样的拍击音不仅每天会重复数次、每次持续数分钟，通常还会伴随有患者的几声咳嗽。这种空而深的拍击音，是为患者进行拍背时发出的声音，是 ICU 护士为患者进行的重要护理工作。

对于正常人来说，看似简单的咳痰动作，对于部分危重患者就不那么简单了。我们给患者翻身、拍背，以及采取雾化吸入等辅助排痰措施，促进痰液排出，对患者都是非常有益的。这样可以促进呼吸道的分泌物排出，保持呼吸道通畅，改善肺脏通气、缓解缺氧，减少肺部感染发生或加重。拍背，专业的术语是叩背，属于胸部物理治疗的护理措施之一。胸部物理治疗是包括深呼吸、有效咳嗽、胸部叩击、体位引流、机械吸引的一组治疗护理措施。而仅叩背这个护理的"小动作"，就可以起到振动肺部的物理作用。它能帮助痰多却无力咳出的患者，通过反射性咳嗽把肺部积聚的痰液从小气管排到大气管，再排出体外，提高有效呼吸。

从操作上看，似乎叩背这个动作很简单，在背上拍几下就行了。但实际上叩背是个"技术活"，是颇有讲究的，绝不是在后背上乱拍一气就可以的。如果没有掌握正确的拍背方法，不但起不到应有的功效，反倒会让患者感到痛苦和折腾，特别是瘦弱的患者，皮下脂肪较少，被拍打时可能会感到十分痛苦，在工作中有时会遭到患者投诉"护士打人，总拍打我后背"因此在进行叩背时，一定要掌握要点，和患者做好解释工作。

首先，叩背时要取适合的体位，一般取坐位或侧卧位。其次，叩背时，手掌合成空杯状，拇指紧贴其余四指，有节奏地持续以腕部发力轻轻叩击，力度均匀一致。再次，在患者背部由下往上，由外而内地移动轻拍，避开脊柱、胸骨、手术切口、伤口、皮肤有损伤的部位，拍叩时要衬着衣物，力度适中，以达到排痰效果，又不引起患者疼痛，叩击局部皮肤以不发红为宜。同时，在叩背时要注意观察患者的神色、反应，询问其感觉，并鼓励患者咳嗽和深呼吸，把气管、支气管里的痰液排出。但不是所有患者都可以通过拍背辅助排痰的。如果患者有多发肋骨骨折、不稳定的脊髓损伤、活动性出血、肺栓塞、主动脉夹层等疾病时，切不可随意翻身拍背。

别小看拍背这个护理的"小动作"，除了可以通过振动肺部引起反射性咳嗽、把肺部积聚的痰液从小气管排到大气管、再排出体外，还可以改善血液循环，提高机体抗病能力。拍背是清除呼吸道分泌物很重要的一项护理技术。

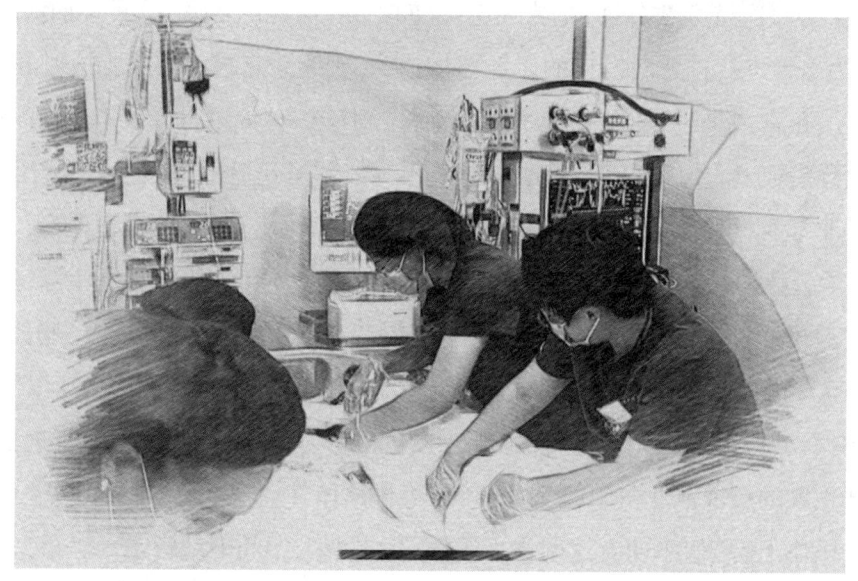

图 4-15

16 当手机遇上 ICU

大家都知道乘客在飞机飞行时禁止使用手机，主要是担心手机发射的电磁波会干扰飞机的通讯设备，进而影响飞行安全。很多医院的 ICU 中也禁止患者携带手机，ICU 的危重症患者需要多种仪器监护，如果佩戴手机进入，可能干扰患者的治疗，影响仪器的监护，有电子干扰的可能，这样的疑虑对吗，事实是这样的吗？

有些 ICU 患者生命体征不稳定，但神志清楚，想跟家人保持联系，或者在床上躺着太无聊了，也想上网了解一下外面的世界，消磨一下时间。然而ICU的医生护士总是告诫说手机会干扰医疗设备，不能在ICU里使用。

目前的手机和基站使用电磁波来传输信号，与医疗设备所使用的频率几乎相同。手机在待机状态下也会发射电磁波，在通话期间发射的功率更高，可能对医疗设备产生不利影响。所以从理论上来说，使用手机的确有可能对医疗设备的运行产生不利影响。具体情况需要实验验证：美国一项研究手机对75位患者监护区域，对192个医疗设备均没有任何影响，该研究认为正常使用手机对医疗设备无明显干扰。而另一项荷兰的研究发现，医疗设备与手机挨得非常近时，容易受电磁干扰，有必要保持1米以上的距离。因此，手机对医疗设备是否有影响、到底有何影响，仍然需要通过大量的实验、研究来证实。

手机会干扰心脏起搏器吗？大量研究已经证实手机对植入式起搏器、内置除颤器的患者安全可靠。而上述设备被编程或重置时，手机上发出的假信号则有可能干扰设备。建议携带植入式起搏器或除颤器的患者应该让设备与手机保持6英寸以上的距离。同时，医疗设备的生产厂家也一直都在努力提高产品的抗干扰能力，目前很多监护仪、呼吸机等设备都具有屏蔽干扰的功能。

事实上，很多医院的ICU中禁止携带、使用手机是从患者及医护人员的隐私、健康等角度考虑的。

多数手机都带有拍照和摄像的功能，而在ICU中接受治疗的危重症患者每天都要接受各种各样的治疗和护理。在这种情况下，如果携带手机进入ICU，并且未经允许进行照相、拍摄，很可能会侵犯到他人的隐私，甚至会对患者的心理健康造成伤害。

相信随着文明观念、科学技术、医疗水平的提高，手机也将成为医疗设备的一部分，那么，"在ICU中是否能使用手机"也将成为一个伪命题。患者或家属在ICU内文明规范地使用手机或许才是一个双赢的好办法。

第五章　ICU 里的科普

1 学科强强联手为生命护航
——多学科诊疗

日前，天津医科大学总医院重症医学科（ICU）、康复医学科、心血管内科和麻醉科通力合作，成功救治一例心脏预激综合征合并心搏骤停的患者，不仅及时挽救了患者生命，且通过精准医疗和系统康复，最终帮助患者治愈心脏疾患，提高了患者的生活质量。这是一次异于往常的手术，患者病情危急，重症医学科（ICU）、康复医学科、心血管内科、麻醉科、多学科联合协作，在呼吸机旁备及麻醉科后备的支持下手术顺利完成。

患者邵女士在家中突发意识丧失，心搏骤停，当即呼叫"120"急救，并行电除颤及心肺复苏，随后经由急诊收入重症医学科（ICU）救治。经过总医院重症团队及时的抢救治疗，患者恢复自主心律和血压，病情逐渐稳定。因心搏骤停过程中形成缺氧缺血性脑病，出现认知、言语、肢体、大小便功能障碍，全身重度失能，日常生活能力评分低至 0 分，患者随后转入康复医学科进行系统康复治疗。

在康复医学科的重症康复团队努力下，通过促醒，认知言语康复，运动功能康复，心脏功能康复的综合康复治疗策略，患者奇迹般苏醒，并逐渐从不能发声，四肢瘫痪，恢复至可与人简单对答，四肢可简单活动。

治疗期间，患者突发多次心房颤动合并预激综合征导致恶性心律失常，危及生命。康复 ICU 团队积极干预，成功缓解患者心律失常急症，同时组织多学科会诊（MDT），康复 ICU 团队联合心血管内科、麻醉科、神经内科就患者能否配合手术、如何最大限度保证手术安全性、房颤和预激综合征分次行射频消融还是分两次完成、手术由局麻还是全麻保障等问题进行深入讨论，围绕尽早为患者消除生命威胁，尽量降低手术风险两个核心问题，从各学科各专业的不同角度提出建设性意见。最终决定尽早手术；根据术中情况随时调整方案；采用局麻的同时备用全麻，麻醉科为手术保驾护航；术后无缝衔接康复医学科继续进行康复治疗的总体策略。多学科专家共同为患者制订诊疗方案并为后续开展心脏射频消融手术提供保障。

在心血管内科主任的支持下，心脏电生理专业副主任为患者顺利完成房颤及预激综合征左侧旁道的射频消融手术。

患者再次转回康复医学科病房，康复团队为患者制订系列康复训练计划，继续就神经功能进行康复治疗。由于心脏疾病得到根治，患者恶性室性心律失常的风险消除，身体其他功能也获得快速提升。凭借强大的医疗技术，高度的医疗责任感，成功救治患者。充分体现了天津医科大学总医院多学科诊疗的优势。每一个生命都值得尊重总医院人用精湛的技术以责任和担当为生命护航。

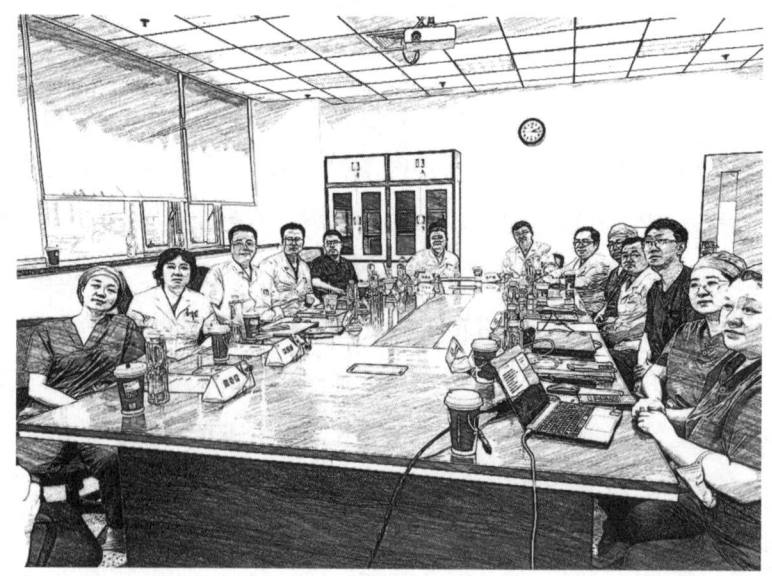

图 5-1

MDT 科普

多学科诊疗（MDT），是指由多学科的专家围绕某一病例来进行讨论，在综合各学科意见的基础上，为患者制订出最佳的治疗方案。这种多学科综合治疗的模式是以患者为中心，能够实现个体化治疗的特点。实际上多学科综合治疗模式是一种制度，坚持"定时间、定地点、定专家"的三定原则，专家会诊并不具有这些特征。这种模式是需要多个学科坐在一起进行讨论，各方的意见都要给予综合的考虑。它并不像简单的专家会诊是因为发现了问题来进行讨论，而是从多方面及早发现问题，并且进行干预，需要定期的评估治疗效果，调整治疗方案，更加切合患者的治疗实际。今天带大家一起来了解MDT。

什么是MDT？

MDT是多学科会诊（Multi-Disciplinary Treatment）的简称，是指由多个学科的资深专家，以共同讨论的方式，为患者制订个性化诊疗方案的过程，遵循"定时间、定地点、定专家"的三定原则。MDT有3个关键词：以患者为中心，多学科协作，规范化诊疗。在现代医院管理理念下，MDT逐渐被广大医务人员所接受，其内涵也在不断地充实和发展。

MDT与普通的会诊有什么区别？

与普通会诊相比，MDT完全根据患者的病情需要来选择专家构成，从而提出适合患者的最佳治疗方案，并由相关学科单独或多学科联合执行该治疗方案。从而保证高质量的诊治建议和最佳的治疗计划，避免过度诊疗和误诊误治，让患者获益最大化。

为什么MDT是国际医疗领域广为推崇的领先诊疗模式？

MDT建立起以某个患者、某个病种为单位的"一站式"多学科诊治模式，可以有效推进学科建设，实现医生、科室和医院的共同提高。MDT以团队协作和规范化诊疗模式为主要特点，规避了传统的个体式经验性诊疗模式的缺点，在推动医院全方位专业化、规范化诊治策略和合理化医疗资源的整合配置方面发挥着重要作用，同时也使医生逐渐从看人生的"病"到看生病的"人"，从而回归医学的本质——以"患者为中心"的理念。

对患者而言，MDT 意味着什么？

1. 更专业的治疗：

多科室联合会诊，会诊成员由多个科室专家医生组成，集众家之长，专业度更高。专家团队会根据患者的具体病情，为患者提供最佳治疗方案，所有诊治计划都经过专家团队共同协商评定，相对来说更为规范。

2. 更节省的费用：

传统诊疗模式中，若多科医生出现不同意见，患者可能需要在多个科室间反复检查、重复治疗，浪费了时间成本和费用支出，而 MDT 会诊的治疗方案是由各位医生统一制订，极大减少了患者等待多项检查的时间成本，也避免了重复检查给患者家庭带来的经济负担。

3. 更好的就医体验：

MDT 模式体现治疗以患者为中心，医治本质达到患者整体，将患者长期生存和生活质量纳入考虑，而不是治病不治人。MDT 诊疗模式，多位专家共同制订的合理治疗方案，可以最大限度缩短患者诊断和治疗等待时间，可以增强患者战胜疾病的信心，大大改善患者就医体验。

4. 更无限的可能

通过 MDT 可以打破学科之间壁垒，实现各学科资源和优势的最大化整合。传统看病，都是患者到医院就诊，是"患者围着医生转"。而 MDT 诊疗模式却是"医生围着患者转"。患者进入 MDT 诊疗模式，他面对的不仅仅是一个医生，而是多个顶级专家组成的"智囊团队"。能够获得更新、更有效的治疗方法，一些疑难杂症被治愈的可能性也会最大化。

去医院看病，也许您知道看哪个科，但有时可能一个科看了几次，都解决不了您的问题，又或者您的疾病太复杂，一个科根本解决不了您所有的问题，怎么办？是不是觉得太难了！但现在您知道，还有另一种看病方式能帮您解决这个难题，那就是多学科诊疗（MDT）。

2 节日杀手
——急性胰腺炎

亲朋好友相聚的时刻,盛情之下难免少不了吃吃喝喝、推杯换盏、把酒言欢。殊不知,当您没有节制地享受美酒佳肴时,饮食不规律、进食量增多、高油、高蛋白食物的摄入过量,使得人体消化系统备受煎熬、不堪重负、出现不适,引发最常见的"节日病"——急性胰腺炎。

37岁患者刘某,有暴饮暴食的习惯。因为经常大吃大喝,刘某曾多次感到上腹部疼痛,但他简单地认为是吃多了肠胃出现不适很正常,到医院输2天液体缓解一下就好了,一直没有做进一步的检查治疗。当刘某再次出现上腹部疼痛,到当地医院输液治疗后症状没有缓解,病情反而加重,并出现呼吸困难的症状时,家人连忙将他送到总医院急诊就诊。结合病史查体确诊刘某为重症胰腺炎、高脂血症。重症医学科(ICU)医护人员如平日一样正在进行交班,突然科住院医生的手机:"叮叮叮……"。一阵急促的铃声打破了平静的气氛。

"你好ICU科住院"。

"我是急诊科,我这边有个重症胰腺炎患者,需要马上抢救,迅速会诊。"

ICU科住院马上去急诊会诊,科室迅速准备床单位、气管插管、床旁血液净化治疗等抢救用品。

15分钟后患者到达ICU,端坐呼吸、口唇发绀,全身皮肤大量花斑,心率145次/分,呼吸频率46次/分,血压测不出,血气分析严重酸中毒,血钾高至7.1mmol/L。立即实施气管插管呼吸机辅助呼吸,开放静脉3组静脉通路、快速液体复苏,静滴碳酸氢钠,去甲肾上腺素升压治疗,深静脉置管行血液净化治疗。在场医护人员分工行动,紧张有序、快速有效地执行每一道抢救医嘱。经过积极地救治,挽救了年轻的生命。

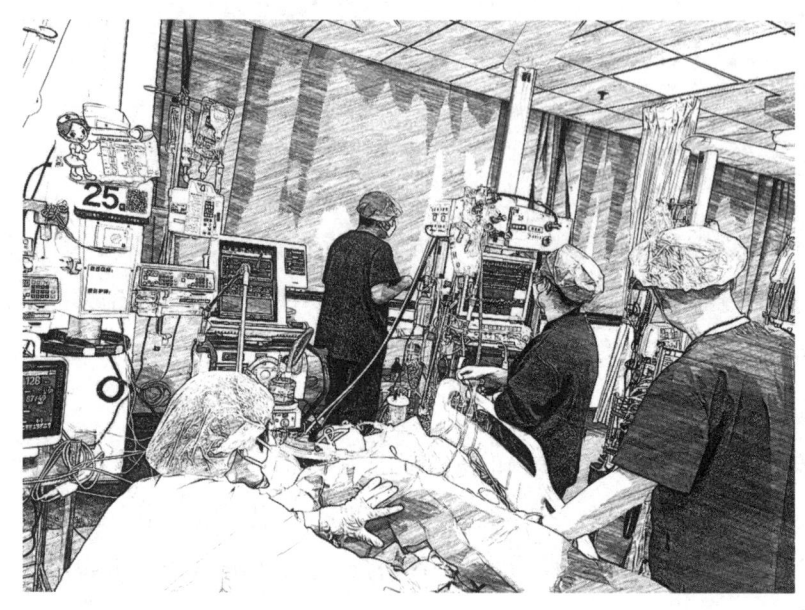

图 5-2

胰腺炎科普

人体是一台巨大的机器，需要源源不断的能量摄入才能正常运转。所以胃口好几乎就是健康的代名词。胰腺是人体消化系统里的化工厂，产品是"胰液"。胰液生产出来之后会经过专门管道，排入小肠，作为催化剂，把糊状食物"消化"成小分子，进入血液，维系生命。如果胰腺炎发生了，意味着胰腺工厂被破坏了，胰液会不受控制地四处乱跑。和危险品仓库泄漏一样，胰腺周围的重要脏器都会被"烧伤"，肚子会经历一场灾难级的"火灾"，其实就是身体自己消化了自己会导致死亡。今天来了解一下胰腺炎，尤其是暴饮暴食患者和胆囊疾患者群，要特别注意胰腺炎的威胁。

胰腺在哪里？

胰腺"隐居"于腹腔深处，在肚脐以上 5-10 厘米。

胰液是如何消化食物的？

胰腺化工厂不是坐班制，属于来料加工单位。不工作的时候就躺平，有了食物就开工。当美味的食物出现在眼前,人体神经反射会刺激唾液分泌,此时胰腺也开始工作了,分泌胰液。一开始分泌的胰液相对稀薄,含水多,而消化酶较少。当食物吞咽进入食管和胃之后,胰液开始加速分泌,此时的胰液开始变得浓稠,含有较多的消化酶和碳酸氢盐。经过胃部粗消化的食物进入小肠以后,胰腺工厂马力全开,不断输出高质量胰液,尽快分解消化小肠内的食物,促进营养吸收。

胰腺炎发作意味着什么?

胰腺炎可以看成胰液肆意横行,灼伤了多个内部重要脏器。胰液不断侵蚀身体器官,上腹部就会感觉到"刀割样"的疼痛。并且这种疼痛持续不退,很少能自行缓解。多数患者还会合并恶心、呕吐、发烧、腹胀、黄疸等症状。

如果胰腺炎救治不及时,会出现什么情况?

1. 休克

外泄的胰液不断"消化"着身体。而身体会启动应急机制,派出炎症细胞等去修复。胰腺自我保护机制失灵,形成逐级放大瀑布式的恶性循环,炎症细胞也拼命聚集殊死搏斗,造成组织器官大量液体渗出。会在短时间内宕机(休克)。

2. 细菌感染

虽然胰腺是无菌器官,但肠道内却存在着数量惊人的细菌。本来肠壁可以让细菌不出来捣乱,而因为胰腺炎破坏了肠道屏障,细菌会从薄弱处进入腹腔,导致致命的脓毒症。

3. 大出血

因为胰腺所在的部位非常复杂,有多个肠系膜血管分布,渗入腹腔的炎性液体和细胞会侵蚀血管,所以胰腺炎还容易并发腹腔大出血。

应该如何预防急性胰腺炎呢?

1. 要注意饮食,荤素搭配,少油腻,减少对胰腺的刺激。

2. 不要暴饮暴食、大量饮酒,特别是逢年过节,一定要注意。

3. 慢性胰腺炎或者胆结石的患者,注意少食多餐,少油腻。

4. 血脂高的患者要注意降血脂治疗,禁食油腻,减少诱发因素。

急性胰腺炎的病程经过及预后取决于病变程度以及有无并发症。轻症常在一周内恢复，不留后遗症。重症病情凶险，预后差，病死率在 20%～40%。经积极抢救幸免于死的患者，多遗留不同程度的胰功能不全，极少数演变为慢性胰腺炎。建议患者如果在进食后，尤其是暴饮暴食和饮酒之后发生腹痛、腹胀等症状，一定要及时就医，警惕胰腺炎偷袭。

幸福从"心"开始
——冠心病

山重水复疑无路，柳暗花明又一村。68 岁的王爷爷因胸闷不适入我院心内科检查，老人家自认为身体良好，虽有 7 年糖尿病史，15 年高血压史，但自己一直在积极用药控制，只是血糖一直控制不佳。王爷爷原本想大不了做个心脏支架，然而面对之后给出的检查和评估结果，他一度陷入了恐慌，甚至感觉命运永远地关上了那扇代表着生机的门："严重冠心病，多支冠状动脉重度狭窄，其中最严重的血管达 95% 狭窄闭塞……"，并且经医生规范评估认为王爷爷不适合冠脉支架介入治疗，需要考虑开胸手术治疗。王爷爷很焦虑，是继续心外科治疗，还是出院回家，"心病未除"，终究寝食难安。最终，王爷爷决定转至心脏外科继续治疗，王爷爷积极准备冠脉搭桥手术治疗。医生完善相关检查并进行精准评估后，为王爷爷实施了心脏搭桥术，术后考虑到患者年龄大，有高血压、糖尿病等特点，术后返回重症医学科（ICU），主管医生为减少术后并发症、缩短住院时间、减轻经济负担，给予患者制订了详细的诊疗计划。经过精细化容量管理，超声评估心肺功能，制定血压及血糖的范围，同时为患者实施早期床上、呼吸功能锻炼等，经过 3 天精益求精的治疗后，患者返回心脏外科继续治疗。1 个月后进行患者随访，患者已出院并且恢复良好。

如果您觉得生命里的每扇门都关着，那请记住这句话：关上的门不一定上锁，至少过去再推一推，只要有一线希望就不要放弃。

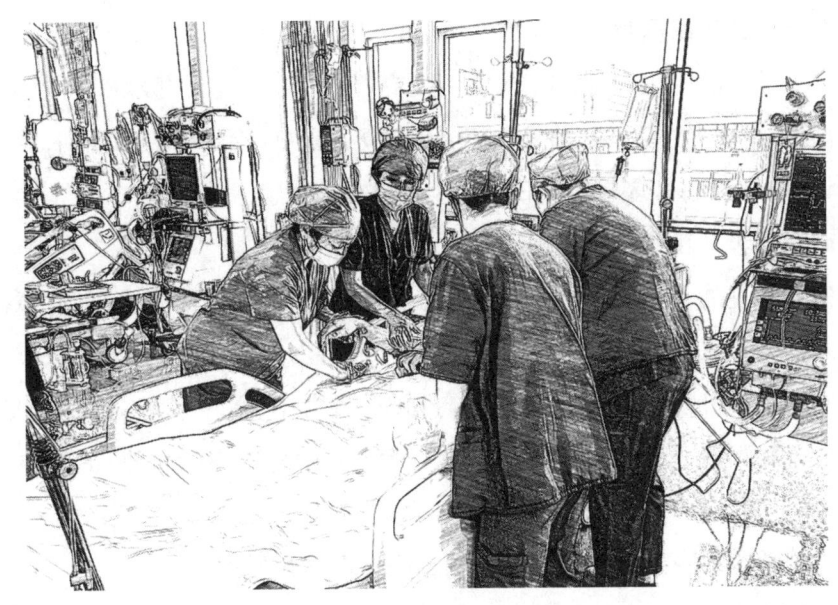

图 5-3

冠心病科普

我们常把心脏比作一个"四居室"的房间，包括左、右心房和左、右心室。冠状动脉可比作下水管路，心脏瓣膜是房和室之间的门，心脏传导系统是电路系统，心肌当然就是墙壁了。而上述四大系统出现相关的疾病，最常见的就是所谓"冠心病""瓣膜病""心律失常"和"心肌病"。而今天跟大家分享的，就是下水管路系统的疾病——冠心病。

"下水管路"——冠状动脉

冠状动脉是负责心脏血液供应的血管，多种原因可导致冠脉腔内出现粥样硬化斑块，如同下水管道出现垃圾堆积一样，如果不及时干预，就会出现排水不畅。此时最容易出现的就是"心绞痛"，而某些诱因致使斑块破裂，形成血栓并导致冠脉完全闭塞，如同水管完全堵塞后完全不能排水一样，则会导致心肌细胞缺血坏死，此时称之为"心肌梗死"，因心肌细胞的缺血耐受能力差，数分钟后就会坏死，而且不可逆，故此时，如不能及早开通闭塞血管，会造成严重后果，甚至死亡。

什么样的人容易罹患冠心病呢？

冠心病的危险因素包括：年龄、性别、高脂血症、高血压、吸烟、糖尿病、肥胖症、久坐生活方式以及遗传、饮酒、环境因素等。其中，除了年龄和性别，我们无法控制，其他的危险因素多与我们日常的生活方式有关。

冠心病患者有哪些临床表现呢？

首先最常见的是：胸痛，患者会感觉到胸口有压迫感或紧绷感，就好像被大石头压着一样，通常发生在胸部的中间或左侧。通常由劳累或情绪激动引发，在停止活动或平静休息几分钟后疼痛会消失。在部分人群中，首发表现会以胸闷、气短、恶心、上腹痛、牙痛为主，有时会伴随咽部紧缩感、肩背部疼痛等，尤其在合并消化道症状时，冠心病往往会被误诊为消化道疾病。

冠心病的亚型——急性心肌梗死的临床表现与救治

作为冠心病的一个亚型，急性心肌梗死是最危险、死亡率最高的一种。其表现为：突发的持续性心前区绞痛，可伴恶心、呕吐、大汗、心律失常、意识丧失、发绀、血压下降、休克、心力衰竭或室壁瘤破裂等。心肌梗死患者如果得不到及时救治，就会危及生命；即使得到救治，也会造成心脏功能的降低；越早得到救治，心脏功能减低得越少。若出现心绞痛持续不缓解或心肌梗死症状时，请及时拨打120呼救，且务必待在原地等待救援，切勿频繁活动，增加心脏负担。

目前冠心病的治疗方式有哪些？

总结起来，总共有三种，分别是：药物治疗、冠脉介入治疗和外科手术治疗。

方法1：药物治疗作为基础，不论是否进行冠脉介入或者外科手术治疗，均需要服用药物，而药物的主要目的是缓解症状，减缓冠脉病变的发展，如预防血栓类药物：阿司匹林、硫酸氢氯吡格雷片、替格瑞洛片等；扩张血管类药物：硝酸酯类（硝酸甘油片、单硝酸异山梨酯片等）；控制心率类药物：β受体阻滞剂（美托洛尔片、比索洛尔片等）；降脂稳斑类药物：他汀类药物（阿托伐他汀钙片、瑞舒伐他汀钙片等）。

方法2：冠脉介入治疗，在完善冠脉造影或冠脉CTA检查后，当冠脉管腔堵塞面积达70%以上，严重影响心脏供血，患者反复出现心绞痛等症状时，就需要进行冠脉介入治疗了。当然,对于急性心肌梗死的患者,首选的治疗方案是:急诊行冠脉介入治疗,也就是冠状动脉支架的植入,在最短的时间内,用最快的方法开通闭塞的冠脉血管,为以后心脏功能的恢复赢得宝贵的时间。

方法3:外科手术治疗即冠状动脉搭桥术。当患者的冠心病程度较重,无法行冠脉介入治疗或介入治疗效果欠佳时,我们优先推荐冠状动脉搭桥术。通俗地讲,冠脉搭桥术就是建立旁路血管缓解心肌供血,一般选取乳内动脉、大隐静脉为桥血管,一端搭在升主动脉起始端,一端搭在狭窄的远端。这是一种比较直接的治疗方法,用以恢复冠脉的供血。

对于已经患有冠心病的患者,我们要积极治疗,控制病情。治疗方法包括药物治疗、手术治疗等。总之,我们必须认真对待冠心病,不可掉以轻心。只有这样,我们才能有效预防和治疗冠心病,保护我们的健康。

小伤口大问题
——破伤风

在日常生活中免不了一些小磕碰或划伤、刺伤许多人并不会特别在意这种浅而小的伤口,但就是这种容易被人忽视的小伤口,一旦发生感染也会要人命。

王师傅今年快60岁了,半个月前,他在家门口的树底下休息,闲来没事,他用脚踢了几下树干,没想到树上掉下来一个干树枝,正好掉到了王师傅的头上,刺破了头皮,当时伤口就流血了,王师傅赶紧回家,对伤口进行了简单的处理,血止住后,由于伤口较小,他并未在放心上。随着时间的推移,伤口在慢慢愈合、结痂。

过了几天王师傅感觉张嘴和咽东西困难,随后出现了颈部强直,阵发性痉挛,王师傅赶紧来急诊科就诊,急诊医生根据患者的情况考虑患者是破伤风,请重症医学科(ICU)医师会诊。ICU医师查看患者症状,结合外伤病史,综合诊断患者为破伤风感染,与家属沟通病情并征得同意后,立即将王师傅收入ICU抢救治疗予以单间隔离、避免刺激、加强监护、以及注射破伤风免疫球蛋白被动免疫治疗。因为患者血氧饱和度难以维持,为保持患者呼吸通畅,告知家属后使用呼吸机帮助患者呼吸,并给予镇痛镇静、肌松药等对症支持治疗。

破伤风病程长,治疗过程中,我们不断优化调整治疗方案,预防相关并发症的发生。经过医护人员的不懈努力和精心照护下,王师傅成功地闯过了感染关、痉挛关、营养关,张口困难消失,疼痛性肌痉挛逐渐消失,全身轻松了不少,在医护人员辅助下也能下床活动了。历经25天的治疗,患者精神状态良好、病情稳定、各项指标恢复正常,王师傅可以自由活动、张口进食,随后转普通病房继续治疗。

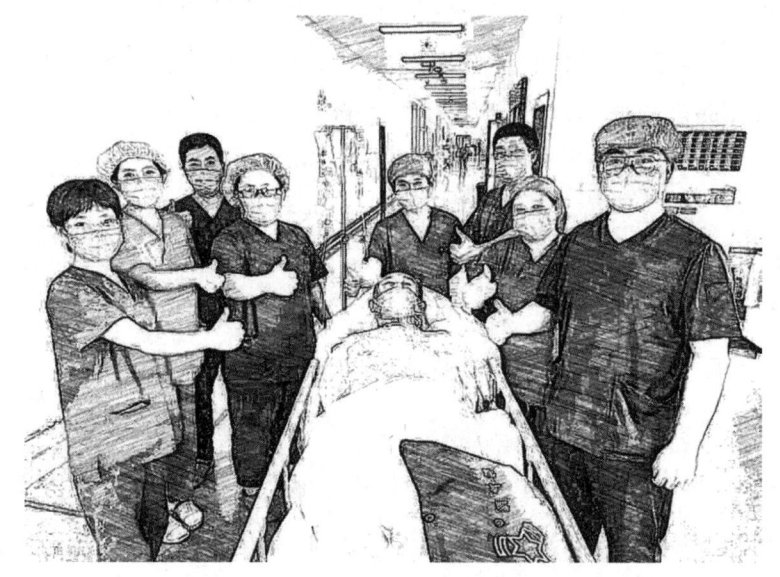

图 5-4

破伤风科普

近年来随着人民群众的生活水平日益提高,大家对于健康的重视程度也越来越高,而破伤风也正是危害我国人民群众生命安全的一个重要的隐形杀手。新生儿破伤风在我国仍然是一个严重的公共卫生问题,由于公众对破伤风认知不足,缺乏必要的防治意识和知识,很多人都会对一些小的伤口置之不理,导致感染破伤风，甚至造成不可逆转的致命后果。

破伤风到底是啥？

1. 破伤风是由一种叫做"破伤风梭状芽孢杆菌"的细菌作祟导致的伤口感染，它通过皮肤、黏膜的破口进入人体，在局部缺氧感染的环境下，无毒的破伤风杆菌变成能分泌毒素的繁殖体引起急性中毒性疾病。

2. 它不怕脏、不怕臭，充分发扬"艰苦奋斗"的精神，通过伤口，开放性骨折、烧伤、木刺或锈钉刺进入人体。

3. 破伤风不经空气传播，是中毒性疾病，或者说是感染性疾病造成的中毒。

得了破伤风有哪些症状？

感染破伤风梭菌至发病，有一个潜伏期，破伤风潜伏期长短与伤口所在部位、感染情况和机体免疫状态有关，通常为7～8天，故民间有"7日风"之说，也可短至24小时或长达数月、数年。潜伏期越短者，预后越差。约90%的患者在受伤后2周内发病。

1. 前驱症状

起病较缓者，发病前可有全身乏力、头晕、头痛、咀嚼无力、局部肌肉发紧、扯痛、反射亢进等症状。

2. 典型症状

主要包括肌强直和肌痉挛。通常最先受影响的肌群是咀嚼肌，随后顺序为面部表情肌，颈、背、腹、四肢肌，最后为膈肌。

3. 自主神经症状

被毒素影响交感神经所致，表现为血压波动明显、心率增快伴心律不齐、周围血管收缩、大汗等。

平时受伤后，怎么预防破伤风？

外伤后规范的伤口处理和接种破伤风疫苗对预防破伤风感染均至关重要。

第一步：伤口处理

伤口冲洗具有明显的时效性，应尽早到医院处理。在暂无条件的野外，饮用水可作为首选的伤口冲洗液。

根据受伤部位、污染物、受伤类型将伤口分为三类：

1. 清洁伤口：位于身体细菌定植较少的区域，并且在伤后立即得到处理的简单伤口（如刀片割伤）。

2. 不洁伤口：位于身体细菌定植较多的区域（如腋窝、腹股沟及会阴等），或超过6小时未处理的伤口，感染机会增加。

3. 污染伤口：被土壤或粪便污染，或者已经感染的伤口，包括被污物、有机泥土（沼泽或丛林的土壤）、粪便或唾液污染的伤口，含有坏死组织的伤口（如坏死或坏疽）、火器伤、烧伤等。

第二步：接种疫苗

很多人受伤后去医院处理时，会主动要求医生打破伤风针。但是破伤风针和破伤风疫苗不是一回事。

破伤风针是破伤风被动免疫的俗称，常用的有两种，破伤风免疫球蛋白和破伤风抗病毒血清。注射后引起中和体内游离的破伤风菌作用，但维持时间短。用于未接受或未完成全程主动免疫注射，伤口污染、清创不当以及严重的开放性损伤患者。TAT能引起过敏反应，所以在注射前必须先做过敏试验。

破伤风疫苗是以破伤风梭菌经培养提取梭菌产物破伤风痉挛毒素，并进行毒性封闭脱毒，制得的破伤风类毒素作为抗原，注射于人体后，可产生相当多的抗体，这种主动免疫方式能主动促使人体产生足够的抗体，获得足够的免疫。

破伤风针要在24h内打完才有效？

通常破伤风抗毒血清效果可持续4~5天，破伤风免疫球蛋白2周左右，临床上应强调尽快使用被动免疫，但只要未发病两周内应用，都应视为有预防作用。对于部分潜伏期长的患者，仅靠破伤风抗毒素来预防是不现实的，需要考虑加强接种破伤风疫苗来激活患者对破伤风的主动免疫应答机制。

破伤风疾病病死率也非常高，如果不进行医学干预，病死率100%，经过治疗也高达30%~50%，给人们造成巨大的身体伤害和经济负担。由于破伤风会有一定的潜伏期，如有刺伤、切割伤、挤压伤等情况，要及时到正规医院进行伤口规范处置，避免酿成严重后果。

5 非同寻常的拉肚子
——秋水仙碱中毒

40岁的孙先生是一名痛风患者,但老是管不住嘴巴。老婆没少跟他闹过。最近两天,突然拉肚子。孙先生估计是自己前两天在路边吃的烧烤不太干净,导致自己拉肚子了。这要被老婆知道了,自己绝没好果子吃。

迫于无奈,他便偷偷去药店买了点泻立停来吃。可是,吃了一天之后,自己还是在腹泻,拉出黄色水样便。第二天,孙先生还感觉自己有一点发烧,浑身无力。果然,他一摸额头,有一点发烫。下班回到家里之后,孙先生拿出体温计,给自己量了个体温,38.2℃!"完了……不会是得痢疾了吧……这下瞒不住了。唉,早知道就不该贪嘴。"孙先生坐在床边,看着体温计,脸上愁云密布,自己嘀嘀咕咕,害怕不知道怎么和老婆解释。

"在干吗呢?拿体温计干什么?"从房间门口路过的妻子一眼就瞄到了孙先生,走到房间里问他。眼看着瞒不住了,孙先生垂头丧气。妻子一看体温计:"呀!你怎么发烧了?最近甲流严重,你是不是得甲流了啊?"

"没有……没有吧。我前两天有点闹肚子,以为吃一点泻立停就能好了,结果拉肚子拉两天了也没好。现在还有点发烧,可能是痢疾吧。"本想熬到第二天再去医院。结果深夜时分,孙先生的体温还在升高,达到了39℃。妻子赶紧打了个出租车,陪着虚弱的孙先生来到医院急诊科就诊。

急诊医生听说了这一情况,当即予以补液、依替米星治疗。可是整整一夜过去了,孙先生的状态依旧不佳,仍然持续腹泻、发热,对症处理之后,症状毫无好转。每况愈下。医生通过化验报告单还发现孙先生的肌酐升高了,血小板也减少了。为了进一步诊治,重症医学科(ICU)医生收治孙先生住院治疗。主管医生详细追问了病史。孙先生老老实实回答道:"我没有什么大毛病,就是得过痛风。前两天嘴巴馋,吃了点烧烤,就拉肚子了。"医生点了点头,继续问:"最近有没有吃什么药?"孙先生大大咧咧地说:"就吃了一些泻立停啊。本来发烧了想吃一点退烧药的,结果当晚就来医院看急诊了。"正当医生眉头紧皱,不停地从已有信息中寻找线索时,一个想法划过他的脑海:"你有痛风史,平时吃的是什么药?"

"秋水仙碱。哦想起来了,我前两天有点难受,就给自己加了点量……"孙先生越说,声音越没底。

"你私自加量了?咨询医生了吗?"医生一听这话,急得不行。

"没有,有什么问题吗?"孙先生问道。

"很可能是秋水仙碱引起的。"医生赶紧去化验,化验报告单毒物分析结果显示患者血液中秋水仙碱成分88ug/L(中毒量标准为50ug/L以上)。原来,患者已经秋水仙碱中毒了!

之前被孙先生一番耽误,此时已经是出现症状的第三天了。秋水仙碱中毒对孙先生全身各器官功能造成的损害是极其严重的,而该药中毒后出现的器官功能衰竭、严重骨髓抑制、继发重症感染是三个最为致命的"生死关卡",治疗过程中,严密监测生命体征变化、床旁可视化技术动态评估心肺、胃肠功能及肾血流灌注等重症技术,突破层层"生死关卡",孙先生各器官功能逐步恢复正常、血流感染得到控制,这意味着他有了康复的希望。

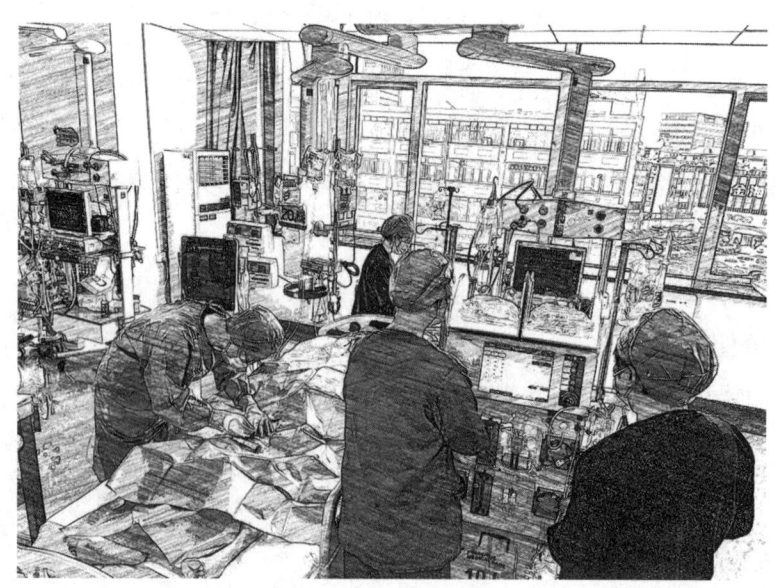

图 5-5

痛风用药——秋水仙碱科普

秋水仙碱是秋水仙中提取而来的,说起秋水仙碱,在痛风治疗界的名头是响当当的,不仅资历老,疗效也不错。许多痛风患者都知道它,在家中常备,痛风一发作,吃上立马疼痛减轻,有些人甚至把它当作治疗痛风的"神药"。但秋水仙碱在临床应用中有一个非常值得注意的问题——其有效剂量和中毒剂量非常接近。

秋水仙碱作用机制

人体关节部位尿酸盐过多,吸引人体的白细胞聚集,在关节处发生"激烈战争",让人疼痛难忍。秋水仙碱阻断给免疫系统"通风报信"的酶,抑制痛风关节部位的白细胞聚集,使白细胞吞噬尿酸的作用减弱,炎症反应减轻,从而达到迅速消炎止痛的目的。

秋水仙碱适应症

治疗痛风性关节炎的急性发作,预防复发性痛风性关节炎的急性发作。

秋水仙碱不良反应

秋水仙碱不良反应多,存在用药剂量的累加效应,且秋水仙碱有效治疗剂量和中毒剂量相近,常见的不良反应有:

1. 可能会引起恶心、呕吐、腹泻等,严重者可出现脱水。
2. 骨髓抑制:出现血小板减少,甚至再生障碍性贫血。
3. 休克:表现为少尿、血尿、抽搐及意识障碍。死亡率高,多见于老年人。

哪六类人群不能随便吃?

说回秋水仙碱的疗效,既然它治疗痛风效果好,是不是所有痛风患者都能服用呢?当然不是,六类人群服用秋水仙碱一定要慎重。

1. 肾功能不好者谨慎服用。

对于肾功能不全患者,要适当减少秋水仙碱的用量,有严重肾衰者(内生肌酐清除率低于 10ml/min)要禁用。

2. 肝功能损害者禁用。

秋水仙碱对肝脏的毒性较大,服药期间应定期复查肝功能,如果存在肝功能损害应及时停药。

3. 存在骨髓造血功能低下者禁用。

秋水仙碱可能会抑制骨髓，引起白细胞、血小板下降，服药期间应定期检查血常规。

4. 接受钙调蛋白抑制剂、细胞色素 P450 氧化酶抑制剂或 CYP3A4 抑制剂者不建议应用。

如维拉帕米、地尔硫卓、环孢素、克拉霉素等药物，可增加秋水仙碱的血药浓，增加中毒几率。

5. 服用他汀类药物者慎用。

他汀类药物与秋水仙碱共用肝酶降解系统，两药合用会使他汀类药物降解减慢，半衰期延长，从而增加肌溶解的可能。

6. 男性备孕期尽量不用。

虽然目前缺乏服用秋水仙碱影响性腺功能或精子质量的可靠证据，但由于该药具有抑制细胞分裂的作用，因此建议男性患者在备孕期间尽可能避免服用秋水仙碱，如已服用，最好在备孕前 3 个月停用。

秋水仙碱就像治疗痛风的双刃剑，目前仍作为痛风急性发作的一线用药，但其副作用又不容忽视。因此，患者应当在严格的剂量控制和医生的用药指导下，定期复查肝肾功能及血常规，才是安全治疗的根本。

夏日的隐形"杀手"

——热射病

每年进入夏天后，高温天气让人酷暑难耐，高温堪称天气圈的"劳模"，每天兢兢业业冲击高温记录，每个人感觉都处于蒸炉的状态，"热死人"也在不经意间成为人们的口头禅。热射病也被频频冲上热搜，因热射病导致死亡的病例也是屡见不鲜。

前段时间,重症医学科(ICU)收治了1名热射病患者。徐大哥是一名电焊工,工作过程中突然晕倒,被工友发现时已经躺在地上意识不清,浑身发烫,遂急送急诊科,测体温42.1℃,呼吸微弱,急诊科立即予气管插管、降温补液等处理后,收入ICU进一步治疗。科室立即组织科内医护全力救治,呼吸机辅助呼吸、全身置冰毯、冰帽置于头部、抗炎补液、维持循环、调节电解质紊乱等防止脏器进一步损伤措施,同时完善实验室检查评估病情,结合病情考虑患者为多脏器损伤、热射病。患者入科两小时无尿,为保护脏器功能及清除炎症介质等,予血液净化治疗。重症医学(ICU)团队根据病情动态调整治疗方案,悉心护理,医患沟通密切顺利,患者意识逐步转清,各项指标不断好转,经过团队多日不懈努力后康复出院。

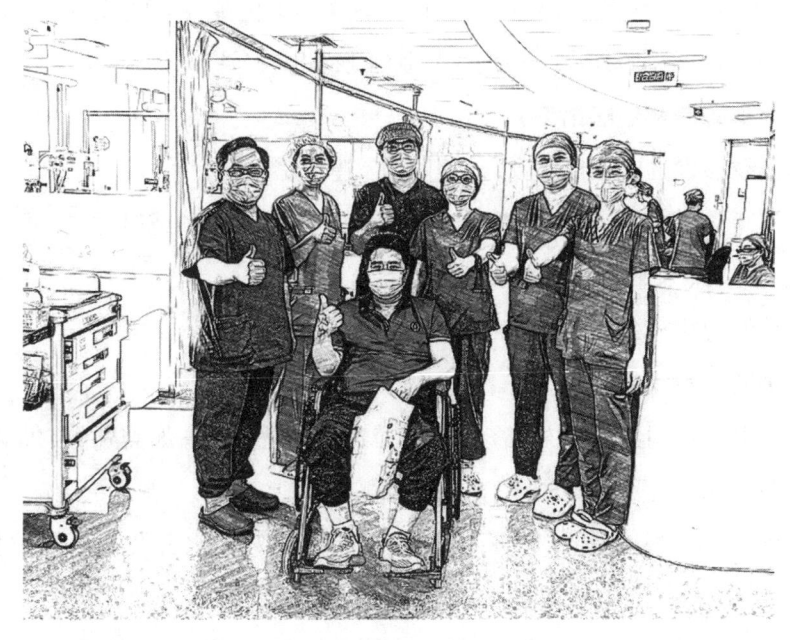

图 5-6

热射病科普

持续的高温不仅让人体感到不舒适容易引发疾病——热射病,严重者很有可能危及生命。通俗地理解，热射病就是最危险、最严重的中暑，约5%病例发生急性肾衰竭，可有轻、中度DIC，极易引发多器官衰竭，病死率高，常在发病后24小时左右死亡。今天就带大家一起了解热射病。

热射病到底是啥？

热射病是最严重的中暑类型，是由于暴露于热环境或剧烈运动所致的机体体温调节失衡，以核心温度升高（＞40℃）、中枢神经系统异常为特征。表现为皮肤灼热、意识障碍（如谵妄、惊厥、昏迷），并伴有多器官系统损伤的临床综合征。

热射病的临床表现有哪些？

典型的临床表现为高热、无汗、昏迷。发病原因不同，临床表现也有所不同。以核心温度升高大于40℃和中枢神经系统异常为特征。起病前常有头痛、眩晕和乏力，之后会伴有干热和意识障碍、嗜睡、昏迷等中枢神经系统症状，严重者可出现低血压、休克、心律失常和心力衰竭、肺水肿和脑水肿。

哪些人群容易发生热射病？

1. 在夏季参训的官兵、运动员、消防员、建筑工人等。

2. 体温调节功能受损的个体，如婴幼儿、老年人、酗酒或吸毒者、孕产妇、慢性基础疾病患者、长期卧床及肥胖患者等。

3. 系统性硬化病、广泛皮肤瘢痕或先天性无汗症患者。

如何预防热射病？

1. 暑热夏季尽量减少户外活动，避免暴露于阳光太久。如需外出，加穿宽松浅色透气衣服。在阳光下活动时，戴宽边遮阳帽。

2. 高温下尽量减少剧烈运动，大量出汗后注意补充水分及盐分和矿物质，多饮用含有钾、镁和钙的防暑饮料。

3. 保持室内凉爽，尤其是要注意改善年老体弱、慢性病患者及产褥期妇女的居住环境并合理饮食，保证营养和充足的睡眠。

热射病如何进行急救？

急救五字诀：移、散、擦、服、医。

1. 移：将患者移动至阴凉通风环境。

2. 散：散热，解开衣物，保持空气流通。

3. 擦：利用物理降温手段，用温水或冰水擦拭颈部、腋窝、腹股沟等大血管部位，帮助降温，必要时可将患者浸在凉水中，但需注意体温降到一定程度后及时停止，出大汗者不宜使用此法。

4. 服：服用药物治疗，如藿香正气水、清开灵、安宫牛黄丸、夏桑菊等，患者出现昏迷时不可强行灌药。

5. 医：根据患者情况，拨打120急救送医就诊，且在急救途中救治不能停歇。

什么情况下需要就医？

暴露在高温环境中，出现以下症状时，需要及时拨打120急救电话。

1. 体温高达40℃以上。

2. 出现心动过速、脉搏增快、尿量减少。

3. 出现晕厥、昏迷、行为异常等。

4. 不明原因出现皮肤瘀点、瘀斑以及咯血、便血等出血表现。

热射病并不是一蹴而就的，实际上，热损伤因素作用于机体，引起一系列病理生理变化，是一个由轻及重的连续过程，只要在中暑前期及时处置和治疗，可最大程度地避免热射病的发生。夏日酷暑难耐，大家注意防晒。紫外线灼伤皮肤事小，烧坏内脏事大。暑热天气尽量避免高温暴晒，如要出行还需做好防晒措施，穿好防晒衣、带好遮阳伞，及时补水、注意休息。

7 食道里的不速之客
——食道异物

端午节将至，家家都会吃粽子。但要注意，粽子虽好吃，里面的枣核却有可能惹出大麻烦。每年临近端午，都会出现误吞枣核的情况。家住天津75岁的老人庞大爷（化名）就因为吃粽子误吞枣核造成食道穿孔、感染，经过两次手术取出枣核后才脱离危险。

大家可能不知道，吞下枣核后，它所到之处每一步都吓人。如果卡在咽喉部位，会引起咽部疼痛。经过食管，可能会卡在食管处或者划伤食管，造成脓胸、纵隔感染。经过胃可能会造成胃穿孔或者出血。再往下就是小肠，如果卡在小肠会造成肠穿孔，内容物（粪便、消化液之类的）流到腹腔诱发感染，造成腹痛、腹胀、发烧。如果拖久了，还可能会引发感染性休克。小肠下面就是大肠，大肠虽然比较宽敞，不太容易被枣核穿破，但也有可能会在直肠肛门处卡住，引发局部剧烈疼痛！

近日，庞大爷在家吃枣馒头时，一不留神"囫囵吞枣"，将一颗大枣整个吞进了肚子。"当时只感觉喉咙被刮了一下，也没有什么别的不舒服！"据庞大爷描述，但是4天后他便出现了颈部疼痛、肿胀，继而又开始出现了恶心、呕吐、发热及颜面和颈胸部皮下气肿，这才在家人陪同下来到天津医科大学总医院急诊就诊。经耳鼻喉科和胸外科医师检查发现，庞大爷误食的枣核远远不止"划破喉咙"那么简单，枣核两端横着顺食道而下，刺穿了大爷的食管，且刺入处已经发生了肿胀糜烂。更让人惋惜的是，由于枣核卡入食道时间较长，已造成庞大爷食道穿孔，导致严重颈部脓肿及纵隔感染，耳鼻喉科和胸外科主任先后为庞大爷做了两次手术，才帮助庞大爷取出枣核以及引流局部脓液。然而，虽然经过了手术治疗，庞大爷严重的纵隔感染仍然难以控制，反复出现高热、血流感染、脱离呼吸机困难，食管瘘等情况，在重症医学科（ICU）组织多次专家会诊，及时调整抗感染方案，加强予伤口换药和营养支持治疗，经过重症医学团队51天的精心照料，庞大爷最终成功脱离呼吸机、生命体征平稳，从重症医学科（ICU）转至胸外科病房继续治疗。目前庞大爷已成功脱离气管切开套管，恢复良好，出院回家休养。

常言道："能吃是福"，可金先生却因为"吃"而吃了大苦头。因为一根小小的鸡骨头而险些殒命。故事还得从朋友聚餐开始，没吃几口陈先生就好像被骨头卡住了，咳嗽了几声，只觉得喉咙有点疼，也没当回事，在朋友的建议下他还喝了几口醋，咽了几大口饭。陈先生没感觉特殊不适，便没有重视没想到3天后陈先生在咳嗽后突发呼吸困难，"当时是一种强烈的濒死感"，据事后陈先生描述。家人呼救"120"将陈先生送到总医院急诊，经过CT检查，陈先生被诊断为食管异物伴穿孔、颈部脓肿、纵膈脓肿,死亡率极高!经耳鼻咽喉科、胸外科、消化科、影像科等多学科团队攻关协作,紧急实施内镜取异物及切开引流术,术后患者转入重症医学科(ICU),在重症医学科(ICU)团队的精心诊治及护理下,经过12天的努力,患者终于脱离了生命危险。现在的陈先生已经好转出院,恢复了正常的生活,陈先生说"吃饭要细嚼慢咽,再也不能狼吞虎咽了"。

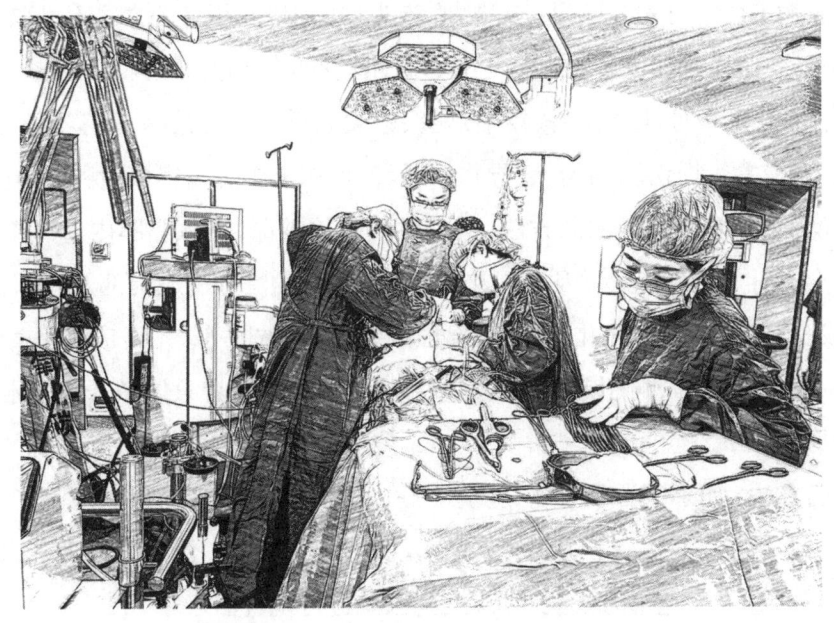

图 5-7

食道异物科普

每逢佳节,在家庭团圆、朋友聚会、享受美味佳肴之余,也要注意避免一些危险和隐患的发生。"节日病"——食管异物发生率会呈明显上升趋势,异物中以鱼刺、碎骨头、枣核、假牙最为常见。

食管异物易发人群

老年人:

由于缺牙过多,或者假牙过松,食物咀嚼不全就勉强吞下,常见的异物有:鸡骨、鱼骨、鱼刺、假牙、枣核、未嚼细的肉团等。

顽皮的小孩：

小孩将硬币、小玩具等含在嘴里，在玩耍过程中，不小心吞下。常见异物有：硬币、纽扣、纽扣电池、各种小玩具等。

食管异物的正确处理

1. 异物卡住时首先要说明：喝醋、吃馒头、饭团以及拍背的方式不可取！千万别"硬咽"！这样只会使异物卡得更紧，增加医生取异物的难度！食管壁非常薄，3~4毫米，且入口处狭窄，枣核较小，两头较尖如果不小心被咽下，容易卡在食管入口处，造成食管损伤。这种食管异物，如及时就医大多可以很快顺利取出。

相反，采用吃馒头饭团的方法，会把枣核越挤越深，刺入黏膜内；拿醋来软化更是不会有什么效果，反而因为不及时处理，异物残留可造成局部及相邻器官感染，引发食管脓肿，食管穿孔，大血管腐蚀破裂，纵隔脓肿等。尤其是食管靠近主动脉，万一累及主动脉，可引起大出血危及生命。情况严重者只能做开胸手术，才能取出异物。

正确方法：如果刚吞下异物，感觉卡住，可以先往出咳一咳，看能不能把异物咳出来，或者用勺子压一下舌根，会有恶心的感觉和动作，使异物吐出来，仅限于刚吃完。如果不行，这个时候就要禁食，到医院进行检查治疗。

2. 立即到医院做相关检查及取出异物，食道造影和CT检查是诊断食管异物的重要手段，可以评估异物的位置、大小、形状、与周围组织的关系以及是否存在穿孔、气胸等并发症。

因消化内镜操作简单，并发症少且费用少，已成为现今取食道异物的首选方法。但是，当患者无法配合胃镜、或异物已造成食道穿孔、或遇到较为复杂的异物（如假牙、动物骨头）等，需就诊耳鼻咽喉科，由硬质食管镜取出异物。

3. 异物取出后

刚吃即取，无损伤的话一般无需进行后续的处理。吞下四五天之后取出异物，食管已穿孔、有伤口的情况需要禁食几天，放置营养管，待伤口修复后再进食。如果出现纵膈感染，需要立刻到胸科做手术。

如何预防食管异物的发生？

古人说"食不言，寝不语"是有道理的。

1. 进食时细嚼慢咽，避免食用碎骨或刺较多的食物。

2. 进餐时应专心，不宜大声嬉笑，更应避免边看电视边进餐，避免口含食物时说话，食物应充分咀嚼后再下咽。

3. 对于佩戴义齿者，应经常检查义齿是否松动，睡觉前摘掉义齿。

请大家都养成细嚼慢咽的良好饮食习惯，当发生食管异物时，切忌盲目自行处置，以免造成纵膈感染而危及生命，应及时就医，科学处理，进行规范的治疗。

甜蜜的伤害
——糖尿病

炸鸡、汉堡、薯片、蛋糕、可乐……现在市面上有那么多不同种类的高热量、高糖的食物和饮料。殊不知，这些东西或许吃起来一时爽，但一直吃可不会一直爽。在不知不觉中慢慢地埋下了许多隐患，表面上生活正常，实际上健康已然悄悄溜走。殊不知看起来非常平静的日子，一个个看似平平常常的举动，可能带来的就是"致命"的危害！

小杨的父母由于工作繁忙，平时极少关注小杨的饮食，而另一方面，出于对小杨的宠爱，小杨想吃什么，父母就买什么。久而久之，小杨养成了极其不健康的饮食习惯，用餐不规律。快餐、零食、饮料却是经常吃经常有，一样也没落下，还特别喜欢吃甜食。更可怕的是，小杨平时极少喝水，经常只喝饮料解渴。

半个月前的一个晚上，当他心满意足地喝完一杯巧克力奶茶后，得到的不是快乐，而是昏倒在地。父母发现小杨呼之不应，四肢冰冷，遂拨打120送往总医院就诊。

昏迷状，呼之不应，呼吸急促伴持续低血压，加之血糖仪上"爆表"的数字也让急诊大呼不妙。"糟了，难道是糖尿病酮症酸中毒？"迅速给予补液、升压等积极救治，考虑患者病情危重合并严重酸中毒，遂与家属沟通后立即送入重症医学科（ICU）抢救。

ICU医师收治患者时，他仍是持续休克状态，紧急对患者进行纠酸、液体复苏、升压、胰岛素控制血糖等一系列抢救治疗。然而患者病情并没有如此简单，通过分析检查资料及化验结果后发现他不仅患有糖尿病性酮症酸中毒，同时还合并急性胰腺炎且病情进展迅速，很快出现急性肾衰竭、严重脑水肿、急性呼吸窘迫综合征等全身多脏器功能障碍！病情极其危重，生命危在旦夕！

ICU医生当机立断：立即床旁重症超声监测患者血流动力学，精确指导液体复苏，为患者进行气管插管连接呼吸机辅助通气保障呼吸，反复监测血气评估纠酸效果等治疗。此外，患者合并重度脑水肿，ICU医生也意识到"救人不止救命"这么简单，若患者脑功能出现不可逆性脑损害，那么对于年纪轻轻的患者本人及其家人会造成毁灭性的打击，所以ICU医生又及时采取了冰帽保护脑组织等一系列脑保护治疗。

功夫不负有心人！经过及时抢救，小杨熬过了最危险的关口，酸中毒逐渐纠正，休克逐渐改善，脑功能、肾功能全部得到纠正，成功脱机拔管，在看到各项指标开始好转时，数日持续床旁守护的医生护士们终于放下心来。

这个年轻的小伙子是不幸的也是幸运的，因为经过积极地救治，他没有遗留严重的器官功能障碍，但是既往对健康的不重视，换来的不仅是身体的摧残，还要花更多时间和金钱去修复。

这告诉我们，健康的钥匙是掌握在我们自己手里的。常言说"一两预防胜过一磅治疗"，健康管理是最好的预防。请善待自己的身体，规避患病风险，好好生活。

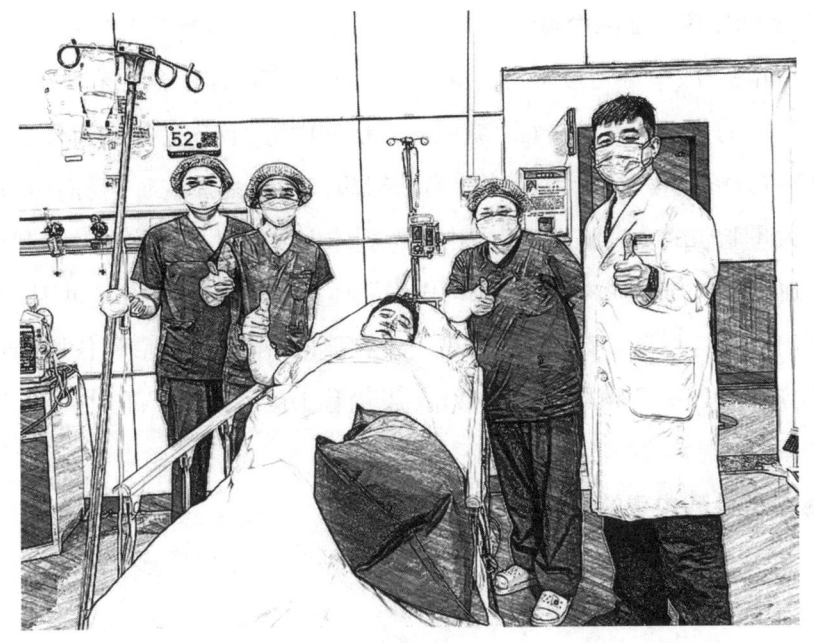

图 5-8

糖尿病科普

糖尿病作为影响人类健康的第三大杀手,是一种发病率高、危害大的常见病和多发病,近年来患者已逐渐年轻化,年轻人和老年人都有发病的可能性。是临床最常见的内分泌代谢性疾病,且随着人类生活水平的提高,发病率呈逐年上升的趋势。下面为大家介绍一下糖尿病及相关的急性并发症的相关知识。

怎么预防糖尿病?

1. 合理饮食规律,高糖、多油的食物少吃,食用丰富的食物,五谷杂粮、蔬菜水果、蛋白质等,同时控制食物的摄入量。

2. 规律运动循序渐进,适当进行有氧、抗阻力运动,饭后 1~1.5h 运动最佳。

3. 养成良好的生活习惯注意休息,不要熬夜,同时注意戒烟,控制饮酒。

4. 控制体重和血压定期测量体重,预防肥胖,控制好血压。

5. 定期体检,防治并发症。

什么是糖尿病酮症酸中毒？

糖尿病酮症酸中毒是最常见的糖尿病急症，以高血糖、酮症和酸中毒为主要表现，是严重的代谢紊乱综合征。糖尿病酮症酸中毒，首先您得知道什么是酮体。酮体是脂肪分解过程中的代谢产物。当糖尿病代谢紊乱加重时，我们体内脂肪分解加速，大量脂肪酸在肝脏内产生酮体，当酮体生成超过了身体的最大利用能力，就表现为血酮体增加、尿酮体阳性。当血中酮体显著增高时，丙酮也可从肺直接呼出，使呼出气体有烂苹果味。当酮体进一步在体内堆积，会使酸性代谢产物增加，产生酸中毒。我们称为糖尿病酮症酸中毒，简称DKA。病情严重时甚至可导致昏迷，即"糖尿病酮症酸中毒昏迷"。

糖尿病酮症酸中毒的表现？

糖尿病酮症酸中毒的早期临床表现是：血糖升高、烦渴、多饮、多尿（特别是夜尿）、疲乏无力。典型的临床表现为：

1. 消化系统：不明原因的腹痛、恶心、呕吐、食欲不振；
2. 呼吸系统：呼出的气体有烂苹果味，呼吸大且深；
3. 循环系统：心跳加速、脉搏细弱、血压下降、四肢发冷；
4. 神经系统：头昏、头痛、烦躁、嗜睡、昏迷；
5. 脱水症状：皮肤黏膜干燥，少尿，血压下降，心率增快。

患者如何应对糖尿病酮症酸中毒？

消除诱因，补液纠正脱水，降低血糖，纠正酸碱失衡及电解质紊乱，积极处理并发症。当怀疑自己是酮症酸中毒时，应及时就医。

如何预防糖尿病酮症酸中毒？

对于糖尿病酮症和酮症酸中毒应该是防重于治，预防的方法包括：

1. 监测血糖，防治血糖骤升、速降的变化。
2. 在医生指导下选择合适的胰岛素及口服药物控制血糖，不能擅自停药，或根本不治疗。
3. 饮食要规律，防止暴饮暴食，按糖尿病饮食标准控制好饮食。
4. 适当运动，防止各种感染，保持体力，避免疲劳。

5. 注意心理平衡，避免精神、情绪过分激动。

近年来的多项医学调查数据显示，糖尿病正呈现出低龄化的趋势，越来越多的青少年、甚至儿童都成为了"小糖人"。由于现在还没有彻底治愈的方法，很多"小糖人"可能需要终身使用胰岛素治疗，自己监测血糖。因此，家长在日常生活中一定要起到健康饮食习惯和良好生活方式的示范作用。从孩子饮食的营养角度出发，注意孩子饮食的营养搭配，调整不合理的饮食结构，保持营养均衡，才能让孩子真正远离糖尿病及其相关疾病的困扰。

哮喘发作多凶险
——哮喘急性发作合并心搏骤停

刘先生的家人晨起发现刘先生已经昏迷，没有呼吸了！家里人赶紧给刘先生进行"人工呼吸"。很快120救护人员到场，发现刘先生已经没有心跳了，心外按压！气管插管！上呼吸机！经过及时的有效治疗，刘先生终于恢复了自主心跳和呼吸，但仍然是昏迷状态。

随后刘先生被送到当地医院，血气分析提示呼吸衰竭，严重二氧化碳潴留！PH 6.79，$PaCO_2$ 153.2 mmHg，PaO_2 99.6 mmHg，查头颅CT和心电图均未见明显异常，也就是说，不是心脑血管疾病。刘先生向来身体硬朗，到底是什么原因导致这么突然的呼吸衰竭？当地医院医生表示刘先生病情危重，可能会变成植物人，建议转市里的大医院，刘先生家人当即决定转天津医科大学总医院。当日下午，救护车护送刘先生到总医院急诊科，由于刘先生病情危重，带着呼吸机，重症医学科（ICU）科住院会诊后向科主任汇报，决定立即收到重症医学科（ICU）病房积极抢救！

刘先生收入重症医学科（ICU）病房后，经过有效呼吸机的治疗，动脉血中的二氧化碳逐渐下降至正常水平，此时，刘先生也逐渐恢复了意识和肢体活动。然而此时，刘先生的各项指标均未见明显异常，到底是什么原因引起的呼吸衰竭呢？总医院重症医学（ICU）团队，通过询问病史和翻阅病历发现，刘先生曾在9个月前，在呼吸科门诊就诊，支气管舒张试验阳性！原来早在去年，刘先生就因为喘憋来到总医院就诊，医生给刘先生诊断为"支气管哮喘"，开了控制哮喘的吸入药物，然而刘先生却没有在意，瞒着家人，自己也没有规律用药，险些丢了性命。

明确病因后，刘先生的治疗方案逐渐明朗，病情很快得到控制，入院4天后，顺利脱离呼吸机，应用哮喘控制药物，随后患者好转出院。

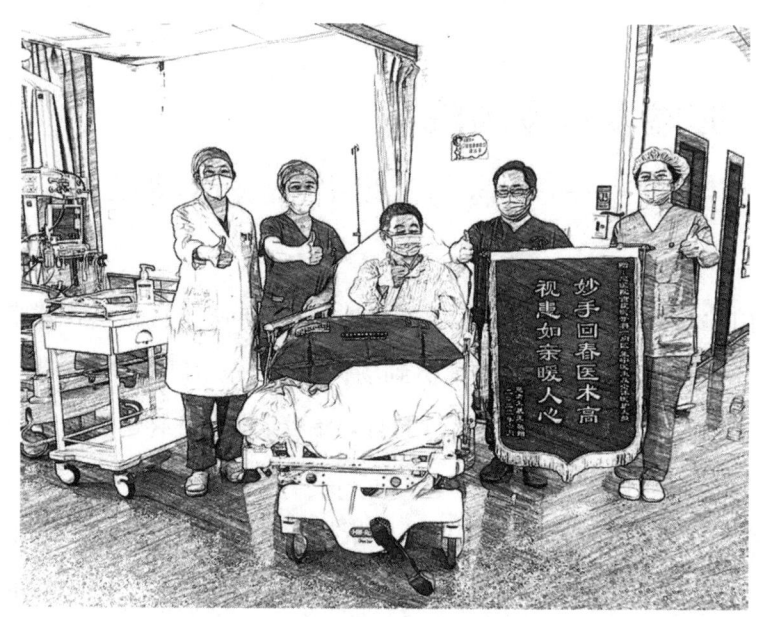

图 5-9

哮喘科普

哮喘是全球最常见的慢性疾病之一，全球约有3亿哮喘患者。哮喘是一直以来十分引人关注的全球公共健康问题，坚持长期规范化治疗可使哮喘症状得到良好控制，减少复发甚至不再发作，严重的哮喘需要在ICU进行呼吸机辅助治疗。哮喘病的发作与季节变化及过敏原刺激因素强度有关，冬季因冷空气刺激容易引起哮喘发作，春秋两季因花粉过敏也可引发哮喘。温度变化刺激、花粉刺激这些都让敏感体质的人苦不堪言，出现打喷嚏、流鼻涕等症状，严重者还会出现皮肤红疹、憋喘的情况从而引发哮喘。

在我们平日120急救过程中也经常会遇到哮喘的患者，如果在生活中我们遇到哮喘的患者，我们可以做到准确识别与应对吗，今天带大家一起来了解哮喘疾病。

什么是哮喘？

哮喘是一种危害极大的慢性气道炎症性疾病，主要表现为喘息、气急、胸闷、咳嗽，急性发作时易危及生命。

为什么会得哮喘？

哮喘主要由遗传因素或过敏原、冷空气、呼吸道病毒感染等环境因素引起，患者多自幼发病，儿童哮喘需及早进行长期规范治疗，一般至少治疗3个月后再行评估，贻误治疗时机将影响生长发育，对患儿的肺部功能造成损害，并可能演变为成人终身呼吸疾病。成年人可因哮喘影响工作，降低生活质量。

哮喘有哪些危害？

哮喘可引起呼吸道感染，突然发作时会引起气胸、呼吸衰竭甚至会危及生命。贝多芬、邓丽君等都是因为哮喘急性发作被夺走生命的。

哮喘如何急救？

当哮喘急性发作时，通过正确的抢救方法可以挽救生命。如果在生活中我们发现身边有哮喘发作的患者，我们应该第一时间拨打120求救，然后注意去除周围可能过敏的诱因，尽快脱离致敏环境。如果为生命体征平稳，情绪焦虑、略有憋喘的轻中症患者将其随身携带药品立即给予使用；如果已经出现烦躁不安、大汗淋漓、呼吸不畅的情况，需及时检查患者口内有无异物及时消除气道异物，立即给予吸氧治疗；如果已经出现意识不清、呼之不应、无脉搏的情况要尽快实行心肺复苏，直到120到达现场。

哮喘的防治方法有哪些？

日常做到有效的防治，可以对哮喘进行有效的控制，减少哮喘发作的次数，可以显著提高生活质量。1.避免接触过敏原，保持生活环境的清洁。2.常规使用药物，因为慢性气道炎症是持续存在的，所以长期且规律的用药可以不断巩固疗效。

3. 记录病情，把自己的病情记录下来，比如当日的日期、气温、环境、饮食等记录下来，观察病情发展的规律。

哮喘经过个人良好的控制是可以达到稳定不影响正常生活的，希望广大病友可以通过自身努力改善哮喘给自己带来的危害。

10 生死时速
——心肌梗死

河北霸州的金先生突发胸痛憋气，伴有黑便，在当地医院就诊时诊断为急性心肌梗死合并消化道出血。由于急性心肌梗死需要抗凝，而消化道出血需要止血，治疗上存在矛盾，医生告知家属希望渺茫，建议转到大城市的综合医院"搏一搏"。

从霸州到天津的途中患者频发的胸闷憋气令家属恐惧不已……

当晚 21：00，金先生到达天津医科大学总医院急诊，重症医学科（ICU）科住院迅速会诊，此时的金先生已经出现休克、血氧饱和度难以维持，科住院当机立断："金先生病情极其危重，必须争分夺秒，立即入 ICU 抢救！""快准备插管，上呼吸机……"医护团队立刻开展救治。

凌晨 02：00，金先生接受呼吸机治疗后缺氧状态虽有所改善，血压、心率却需要超大剂量的升压强心药物维持，随即出现了昏迷、无尿、肝肾功能恶化，主治医师联合科住院给金先生进行深静脉穿刺及血液净化治疗。当晚值班副主任医师给金先生进行了心功能监测和床旁超声心动检查，发现他的心脏跳动很弱，心功能极差，射血分数小于 20%。在场的医护人员都替金先生捏了把冷汗，如果不及时开通血管，情况会进一步恶化，但这么差的心功能，合并消化道出血、多脏器衰竭，介入手术风险极高。

生死之间、命悬一线、与生命赛跑、与死神较量！尽管已是周末凌晨，但对重症医学科（ICU）团队来说，忙碌是常态，抢救危重病患是第一要务。科主任紧急组织全院MDT多学科专家会诊程序，邀请心血管内科、心血管外科、麻醉科等临床科室专家共同抢救。患者还年轻，我们必须得拼一拼。各临床医技科室协同作战、通力合作，上演"生死时速"。

由于患者不能脱离呼吸机，且转诊至心血管内科介入手术室距离远、风险高，心血管内科主任与麻醉科主任共同商议后，决定在距离重症医学科（ICU）较近的手术间，由徐主任团队行冠脉造影术。

患者进入手术室后出现心率和血压下降，徐主任紧急给予主动脉球囊反搏术（IABP）辅助，行冠脉造影术（CAG）发现冠状动脉三支病变，回旋支几乎闭塞，对角支几乎闭塞，前降支慢性闭塞，右冠慢性闭塞，左主干夹层，高度狭窄。徐主任术中在间断推注升压药的情况下维持血压，一次性修复了几乎闭塞的回旋支和对角支及左主干，开通了慢性闭塞的前降支，改善了患者的心功能，打通了患者的生命通道。

术后金先生的心功能逐渐恢复，肝肾功能也慢慢好转。

"患者苏醒了"

"患者肾功能好转了"

"患者脱离IABP泵了"

"患者脱离呼吸机了"

"患者能吃饭了……"

一个个好消息让家属原本愁云遍布的脸上重新充满了阳光。经过长达34天的精心治疗与照料后，成功抢救这例急性心肌梗死心源性休克合并消化道出血的患者，续写了生命奇迹。

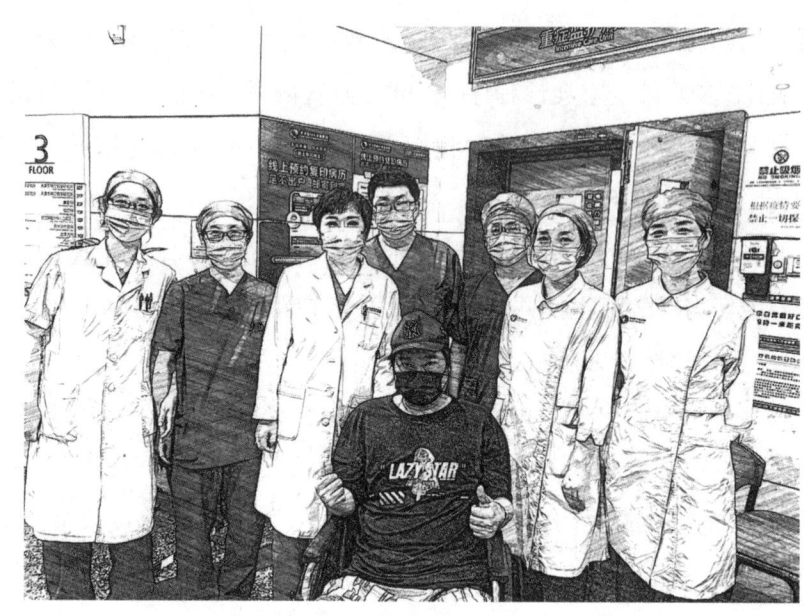

图 5-10

心肌梗死科普

从你出生心脏就开始夜以继日地工作,可以说心脏是身体的发动机。然而,心血管疾病却严重威胁着大家的健康和生命。由此可见预防的重要性,今天我们一起了解下关于"急性心肌梗死"的相关知识。

什么是"心梗"?

心梗属于冠心病的严重类型,基本病因大多是给心脏供血的冠状动脉粥样硬化(其原理类似"水垢"逐渐累积堵塞了"水管"),少数为冠状动脉栓塞、炎症、先天畸形或痉挛导致一根或多根心脏血管管腔的狭窄和心肌血供不足。急性心肌梗死指供血心脏的冠状动脉出现急性阻塞,心肌因缺乏血液供应出现坏死,使心脏功能受损的一种可能危及生命的急性病症。心梗具有发病快、死亡率高的特点,令人谈"梗"色变。

心梗的症状

疼痛是心梗最先出现也是最常见的症状。

多位于前胸和心前区，可放射至左肩，程度较重，持续时间较长，可达数小时或更长，休息和含服硝酸甘油片多不能缓解。患者常烦躁不安、出汗、恐惧，胸闷或有濒死感。

少数患者无疼痛，一开始即表现为休克或急性心衰。

部分患者疼痛位于上腹部，常被误认为胃穿孔、急性胰腺炎等急腹症；胃肠道症状疼痛剧烈时常伴有频繁地恶心、呕吐。部分患者疼痛放射至下颌、颈部、背部上方，被误认为牙痛、骨关节痛和颈椎病。

心梗是老年人的"专利"吗？

很多人认为，心梗多是老年病，这一病症离正值壮年的年轻人非常遥远。

然而研究表明，供应心脏的血管——冠状动脉的粥样硬化病变进展过程可始于新生儿甚至胎儿阶段，部分患者在25岁或30岁时冠状动脉就可出现明显的病变，以后随年龄增长而不断进展。

随着生活水平的提高，生活方式的改变及生活节奏的加快，心梗的发病率逐年递增，且越来越年轻化。

"心梗"的预警信号

约半数以上的心梗患者在发病前数日有乏力、胸部不适，活动时心悸、气急、烦躁、胸痛等先兆症状或预警信号，常表现为：

1. 新出现的夜间或休息时胸痛；

2. 原先有心绞痛的冠心病患者发作越来越频繁，程度越来越重，持续时间越来越长，含服硝酸甘油无效；

3. 出现无明显诱因的胸痛伴恶心、呕吐、大汗；

4. 出现从未有过的胸闷、乏力、心慌或呼吸困难等症状且逐渐加重。

如何让心脏远离"心梗"

要远离心梗，建议大家做到以下自我保健七要素：

1. 注重预防，定期体检：30岁以上建议每3～5年体检一次，50岁以上建议每1～2年体检一次。

2. 调整心态，愉悦精神：保持心态的平和，避免精神紧张焦虑、大喜大悲。

3. 劳逸结合，起居有常：养成良好的生活习惯，避免长时间的加班、熬夜。

4. 营养搭配，合理膳食：少吃动物脂肪，减少饱和脂肪酸的摄入；尽量不吃动物内脏和油炸食品，控制胆固醇的摄入。

5. 适当运动，健康体魄：每周至少进行3～5次中等强度的体力活动，每次至少30～45分钟。

6. 戒烟限酒，远离毒品：严格戒烟，饮酒越少越好。

7. 快乐生活，从"心"开始。

年轻人的心梗发病往往较急，多无先兆表现，其常表现为突发剧烈而持续的胸闷胸痛。老年人，尤其是合并糖尿病患者，往往对疼痛相对不敏感，常可表现为不典型的"喘气""气促"或"呼吸困难"，而无明显胸痛。如果发现上述心梗的预警信号时应该引起足够重视，立即停止手上的工作，经过一定时间的休息还无法缓解或好转的话，建议立即拨打120前往附近的医院就诊，常规做心电图和心肌损伤标志物等相关检查以明确有无心梗。

11 心脏的"门"坏了
——心脏瓣膜病

魏大爷今年68岁，活动后胸闷气短的毛病五六年了，但一直拖着没看医生。最近一段时间胸闷气促发作有些频繁，愈发严重，稍微走点路就胸闷得厉害，不能平卧且夜里睡觉还会心悸、呼吸困难，下肢及面部还出现水肿，在当地医院经药物治疗效果不佳。为求进一步的治疗，在家人的陪同下，魏大爷来到天津医科大学总医院心脏外科就诊。

入院后，心脏外科医生仔细了解患者病史，完善检查后，发现患者左心功能不全，心脏瓣膜病。人类的心脏内共有四组瓣膜，即主动脉瓣、肺动脉瓣、二尖瓣、三尖瓣。具有单向阀门的作用，相当于房子里的门。这个单向阀门一旦出现问题，就会导致血流流通不畅,造成心脏异常。患者心脏内四个阀门坏了2个。

手术是治疗魏大爷重度二尖瓣关闭不全及三尖瓣中度关闭不全的唯一措施,就治疗技术而言,瓣膜病的外科手术治疗主要分为两种:心脏瓣膜成形术和瓣膜置换术。瓣膜成形术是对损坏的瓣膜进行修复,瓣膜置换术是用人工机械瓣或生物瓣进行替换。目前针对心脏瓣膜病的首选治疗是瓣膜成形术。在综合评估患者的情况后,医生认为魏大爷的瓣膜质量尚可,符合做瓣膜成形术的条件。

经与患者及家属沟通,完善相关术前准备后,心外科医生团队,在手术室、麻醉科的鼎力配合下,为患者施行了二尖瓣瓣膜及三尖瓣瓣膜成形术,手术非常顺利,术后返回重症医学科(ICU),经过精细化血流动力学管理及术后精细化护理,患者逐步恢复,术后查彩超显示瓣膜功能已恢复正常,魏大爷胸闷气促的症状明显好转,下肢水肿也消退,已经能够自主进行活动,术后第二天转回心外科。

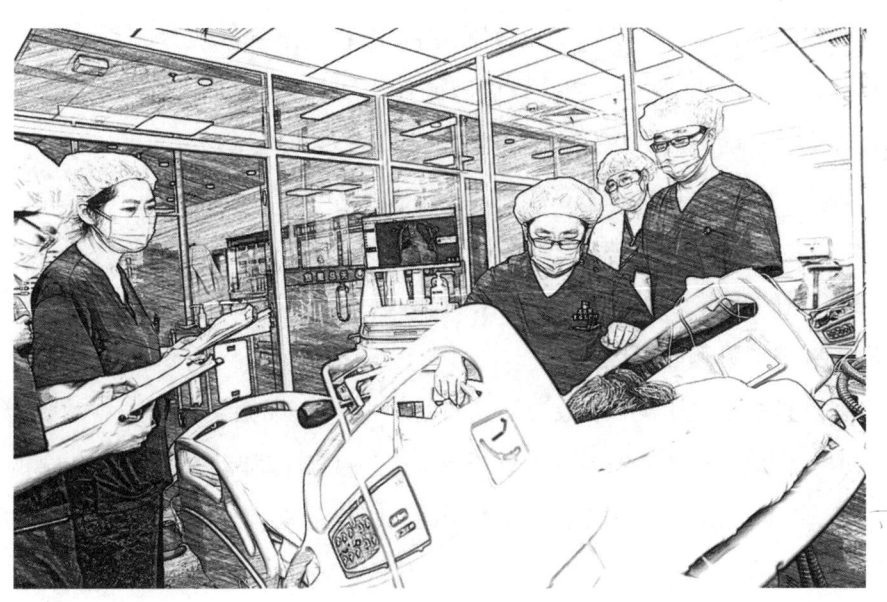

图 5-11

心脏瓣膜病科普

心脏瓣膜病患者发病率仅次于冠心病，起病较为隐匿，危害极大，若出现活动后胸闷气促，例如爬楼、远距离步行后出现胸闷喘不过气的情况，一定要尽早到医院检查。心脏像房子，门、水管、电路、墙壁都可能坏。心脏瓣膜就好比心脏的"门"，"门"坏了怎么办？

心脏有四扇"门"

心脏有四扇"心门"：二尖瓣、主动脉瓣、三尖瓣和肺动脉瓣。正常成年人的心跳每分钟60～100次，心脏每天大概要跳动十几万次，也就是说这四扇"心门"每天要开关十几万次。四扇"心门"开关正常，血液循环才能顺畅地进行。

"心门"开不大

如果是瓣膜病变狭窄，瓣膜口在开放时不能充分张开，心脏瓣膜轻度狭窄，人不会有明显症状。心脏瓣膜中度或重度狭窄，患者会感到易疲劳、气短，严重的会引发房颤。"心门"开不大了会导致血液循环不通畅，血流就会出现梗阻，造成血流通过障碍。一旦血液"憋"在心脏里面，使得心脏慢慢增大。心脏的压力高了、增大了，对身体的许多脏器都有影响。此外血"憋"在那儿时间长了，会凝固形成血栓，时间太久，心房被"憋大"增生，还容易形成房颤。而心脏瓣膜狭窄患者合并房颤，其中风的几率要比健康人群高出20倍。

瓣膜狭窄常见哪些原因？

心脏瓣膜中，二尖瓣狭窄最为常见，风湿性心脏病是主要原因。主动脉瓣狭窄一般是退行性病变，或是先天性畸形导致的。三尖瓣和肺动脉瓣发生狭窄的几率相对较低，肺动脉瓣狭窄一般见于有先天性心脏病的患者。

"心门"关不严

二尖瓣关闭不全、主动脉瓣关闭不全更为常见。而三尖瓣关闭不全往往是由于二尖瓣关闭不全、主动脉瓣关闭不全导致的。肺动脉瓣关闭不全较为少见。退行性病变、风湿性心脏病和细菌感染是导致二尖瓣、主动脉瓣关闭不全的主要原因。二尖瓣关闭不全急性发作，严重的会导致患者无法呼吸，需要急救。慢性的二尖瓣关闭不全，时间长了患者会出现胸闷气短等症状，甚至发生心衰。

"心门"掉了

当人体抵抗力下降的时候，口腔、肠道或呼吸道里的细菌会乘虚而入。如果这些细菌落在"心门"上，会变成脓肿，随着脓肿的增大，会严重损害心脏瓣膜。在极少数情况下，适合的患者可能能够修复，但是大部分患者，可能需要更换瓣膜。

保养"心门"的方法

1. 出现体力下降，比如爬二楼或三楼时会觉得气短、心慌、心悸，建议去医院做心脏彩超检查；

2. 50岁以下人群中，风湿性心脏病是导致二尖瓣、主动脉瓣狭窄或关闭不全的首位原因。所以在儿童青少年期，如果咽喉发炎要及时治疗，防止链球菌与体内细胞产生免疫反应，变成风湿热，导致风湿性心脏病。

3. 成年人要控制好血压，高血压也会引发心脏瓣膜方面的疾病。

4. 养成健康的生活方式，避免过于劳累。

二尖瓣轻度或中度狭窄，医生可以通过手术修复心脏瓣膜；二尖瓣重度狭窄只能通过换瓣手术解决问题。心脏瓣膜闭合不全，如果瓣膜质量还好，可以通过修复的方式治疗。如果病情较为严重，则需采取更换瓣膜的方式治疗。对于需要手术的患者，一般不建议延期，该手术还是要手术。时间拖得越久心功能会越差，手术风险也会越大，治疗费用也会相应增多，甚至有可能失去手术机会。

12 冲动是魔鬼

——有机磷中毒

在医院的一线工作中，每天都发生着许许多多动人的故事：一次成功的救治，一次辛苦的手术，乃至一句叮嘱、一个微笑，落在患者和家属眼里，都能化作无限的感动，流诸笔端，便成了一面面沉甸甸的锦旗。近日，重症医学科（ICU）成功挽救一名有机磷农药中毒生命垂危的小伙子。小伙子重获新生恢复出院后,感恩于重症医学科(ICU)医护团队的全力救治和悉心照护,在出院后给重症医学科(ICU)医护人员赠送了一面写有"医德高尚妙手回春 医术高明华佗在世"字样的锦旗致谢。

故事起因于小伙子和女朋友吵架服用有机磷农药3小时,被紧急送至急诊就医,给予洗胃并完善相关检查后收入重症医学科(ICU)进行治疗。入院时,小伙子全身皮肤潮湿,脸色苍白,闻及有浓烈大蒜味,指脉氧低。医务人员向家属了解病史的同时,迅速为其气管插管呼吸机辅助呼吸,心电监测,建立静脉通道,阿托品静脉推注,解磷定静滴,导尿,抑酸保护胃黏膜等一系列抢救措施。考虑小伙子正值青壮年,病情危重,检验结果提示多器官功能障碍,随时有生命危险,重症医学科(ICU)主管医生当机立断,为其紧急行血液灌流+连续性肾脏替代治疗。

在接下来的治疗中重症医学科(ICU)全体医护人员通力合作,经反复血液灌流及维持阿托品化、抗胆碱能等积极抢救治疗后,小伙子神志渐清,精神状态逐渐好转,动态监测各项指标渐趋正常,顺利康复出院,小伙子以自己的亲身经历诠释了生命诚可贵,冲动是魔鬼。

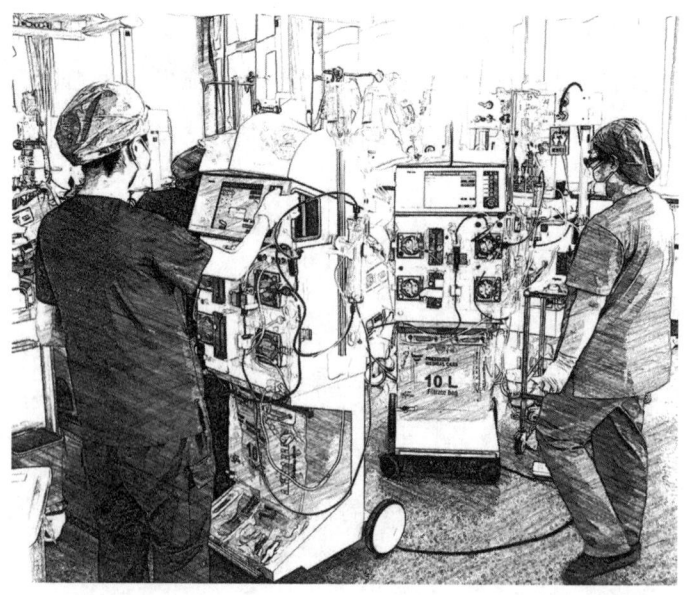

图 5-12

有机磷中毒科普

有机磷农药是我国使用广泛、使用量最大的杀虫剂。目前,我国生产和使用的有机磷农药有 100 多种。每年全世界有数百万人发生急性有机磷农药中毒（AOPP）,其中约有 30 万人口死亡,且大多数发生在发展中国家。在临床上,严重的 AOPP 可能并发肺水肿、脑水肿、呼吸衰竭而死亡,还可引起心脏损害,甚至可导致心源性猝死,对人们健康及生命有很大的威胁。

什么是有机磷中毒?

指有机磷类（敌敌畏、乐果、敌百虫、对硫磷（1605））误服误用、经呼吸道吸入或直接接触皮肤等途径进入体内引起相应的临床症状。

有机磷农药主要通过什么途径侵害人体?

1. 经口进入——误服或主动口服（见于轻生者）;

2. 经皮肤及黏膜进入——多见于热天喷洒农药时有机磷落到皮肤上,由于皮肤出汗及毛孔扩张,加之有机磷农药多为脂溶性,故容易通过皮肤及黏膜吸收进入体内;

3. 经呼吸道进入——空气中的有机磷随呼吸进入体内。口服毒物后多在 10 分钟至 2 小时内发病。经皮肤吸收发生的中毒,一般在接触有机磷农药后数小时至 6 天内发病。

如何区分中毒程度?

1. 轻度中毒有头晕、头痛、恶心、呕吐、多汗、胸闷、视力模糊、无力、瞳孔缩小等症状。

2. 中度中毒 除上述症状外,还有肌纤维颤动、瞳孔明显缩小、轻度呼吸困难、流涎、腹痛、步态蹒跚。

3. 重度中毒 除上述症状外,出现昏迷、肺水肿、呼吸麻痹、脑水肿。

急救措施有哪些?

1. 现场急救

尽快清除毒物是挽救患者生命的关键。应尽快让患者脱离中毒环境,脱去患者衣物，用清水清洗毛发和皮肤，如果是眼睛接触有机磷的患者，应该用清水或生理盐水冲洗眼睛。

2. 清除体内毒物 中毒后应尽快来院治疗

可用清水、2%碳酸氢钠溶液（敌百虫忌用）或1∶5000高锰酸钾溶液（对硫磷忌用）反复洗胃，直至洗清为止。

3. 血液净化

血液净化对治疗重度中毒具有显著效果，包括血液灌流、血液透析及血浆置换等，可有效清除血液中和组织中释放入血的有机磷农药，提高治愈率。

4. 特效解毒药

阿托品、氯磷定、解磷定。

5. 呼吸支持

保持呼吸道通畅，给氧，必要时及时行气管插管或气管切开，机械通气。

生活中，在喷洒农药时应做好自身防护，使用过后及时用肥皂洗手。也应及时调节自身情绪，寻求正确排解方法。一旦发现身边的家人朋友突然大量出汗，呼出大蒜味气体、流涎、肌肉颤动、或头痛、恶心、呕吐、胸闷、视力模糊、肌肉无力等症状，且怀疑有有机磷农药接触的，应高度怀疑有机磷农药中毒，立即送往就近医疗机构急诊科就诊，向医生详细讲述发病过程及症状特点。如有可能，向医务人员提供农药外包装或药名，便于针对性治疗。

13 无形杀手

——沼气中毒

2022年8月13日晚间，两辆120急救车同时停驶在天津医科大学总医院第三住院部楼下，两架担架分别紧急护送两名带气管插管的昏迷患者进入重症医学科（ICU）病房，原来他们是沼气中毒的父子俩。

2022年8月13日，老李在家中沼气池（化粪池）内进行清理工作时，因未佩戴专业防护面具吸入沼气过多，出现意识不清，瘫倒在污水池中不省人事。因情况紧急老李的小儿子小李因救父心切，在无任何防护下便跳入池中，不仅父亲没有救上来，自己也倒下了。老李的大儿子在有效的防护下成功将父子俩拖出沼气池，当时两人均已昏迷不醒，并出现心跳停止，家人迅速对父子二人实施心肺复苏，抢救约10分钟，120急救人员到达现场，给父子两人气管插管接呼吸机辅助呼吸等抢救治疗后，立即将父子俩送到当地医院救治，由于二人病情过于危重当地医院医疗条件有限，紧急联系转诊，将患者转至总医院重症医学科（ICU）。

两名患者入院后，重症医学科（ICU）主任立即全面评估患者病情，考虑两人均存在沼气中毒、中毒性脑病、吸入性肺炎，迅速制订了详细的救治方案，迅速展开救治工作，机械通气支持、中心静脉穿刺、纤支镜肺泡灌洗、颅压监测等抢救手段一气呵成。

两名患者的主管医生第一时间组织多学科专家联合会诊，影像诊断科主任、感染科主任、呼吸内科主任以及神经内科主任共同商讨病情，动态评估病情变化，及时调整治疗方案。老李昏迷时间较长，脑部损伤更严重，而小李因未带防护用具，肺部损伤更严重，并出现高热、肝损害等表现，主治医生，根据父子二人病情的侧重点，制订不同的治疗方案：给予老李加强脑功能评估，实施脑保护策略；给予小李加强抗感染、抑制炎症反应、肺保护以及保肝等治疗。通过不懈的努力，小李在入院第2天神志转清，第3天顺利脱离呼吸机；而老李在入院后第4天终于苏醒，并成功脱离了呼吸机。

历经10天的奋力抢救，父子二人"重逢"在重症医学科（ICU），老李看到小儿子内心五味杂陈，老泪纵横。最终，父子二人脑功能、肺功能恢复顺利，无后遗症，二人携手一同出院。老李的大儿子，得知家人成功脱险的消息，激动万分，送来了两面锦旗，感谢总医院重症医学科（ICU）的医务人员让这个家庭"重获新生"。

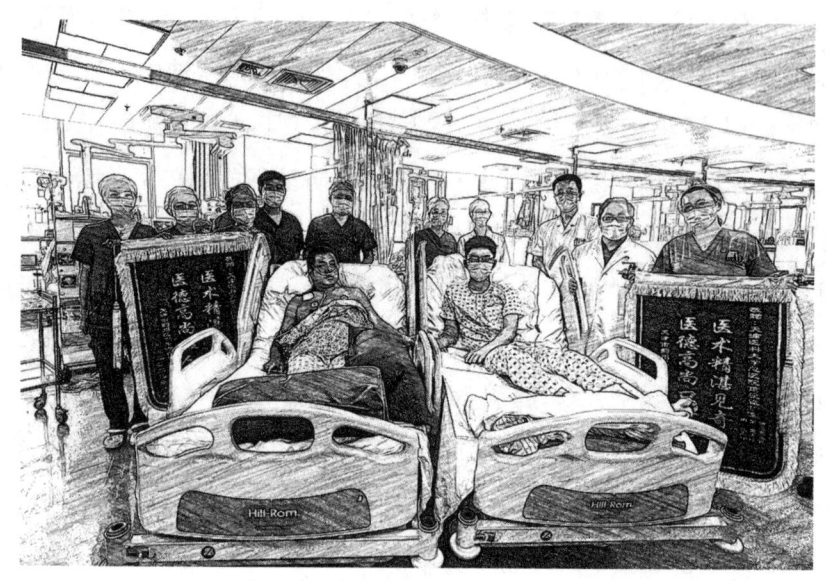

图 5-13

沼气中毒科普

当人吸入沼气过多时,有毒气体经肺泡进入血液,很快与体内红细胞相结合,形成碳氧血红蛋白,使血红蛋白失去运输氧的能力,造成缺氧血症,同时还能抑制呼吸,导致一系列中枢神经症状,严重者会导致死亡。

什么是沼气中毒?

沼气是一种混合气体,主要成分为甲烷、二氧化碳、氮、氢、一氧化碳和硫化氢。甲烷是一种无色无味的气体,是天然气、煤气的主要成分,广泛存在于天然气、煤气、沼气、淤泥池塘和密闭的窖井、池塘、煤矿(井)和煤库中。

沼气中毒的表现

1. 中毒较轻者:表现为头痛、头晕。若空气中的甲烷含量达到25%~30%时就会使人产生头痛、头晕、恶心、注意力不集中、动作不协调、乏力、四肢发软等症状。

2. 中度中毒者:可见面部潮红,心跳加快,出汗较多。若空气中甲烷含量超过

45%～50%以上时就会因严重缺氧而出现呼吸困难、心动过速、昏迷。

3. 重度中毒者：病情比较险恶，如出现深度昏迷，体温升高，脉搏加快，呼吸急促，同时出现大小便失禁等。这类患者如抢救不及时，会因呼吸道麻痹而死亡。有些患者虽经抢救脱险，也难免留下健忘及精神障碍等后遗症。

沼气中毒怎么办？

1. 迅速将中毒者移离现场（抢救人员必须佩戴有氧防护面罩），转移到空气流通的地方，解开衣扣和裤带，保持呼吸道畅通，及时清除呼吸道分泌物，头偏向一侧，防止呕吐物吸入呼吸道，并向"120"呼救。

2. 同时注意保暖，以防发生受凉和继发感染。

3. 对轻度中毒患者一般不需特殊处理，被救出池后，呼吸加快，张口吸气数分钟后可苏醒。

4. 中度中毒患者，应给刺激手法，针刺人中、涌泉等穴位，并及时送医院抢救。

5. 呼吸心跳停止者立即进行胸外心脏按压及人工呼吸。呼吸困难应输氧，有条件的地方及早用高压氧治疗，尽快将患者送入医院接受治疗。

在此提醒大家：地下管道、化粪池、污水池、矿洞等地易产生沼气等有毒有害气体，施工人员作业前，必须要采取充分通风换气、戴防毒口罩、空气呼吸器具等安全防范措施，防止发生中毒事故。下池工作时，池外还要有专人守护，切忌盲目施救。

14 黄金4分钟，给生命最大的希望
——心肺复苏

明天和未来哪一个先来？

在平常的生活中，"忽然""突然"这样的字眼格外刺眼，它意味着始料未及，意味着措不及防，也意味着世事无常。

开启重生之门
——走进重症医学（ICU）

阳春三月春风送暖。小燕是一位两个孩子的妈妈。忙碌的一天，她终于挤出一点时间上了个厕所。"都几分钟了！怎么还没有出来？"孩子爸爸着急地问道。他正想找一件换季的春装，喊了好几声没有应答感觉非常奇怪，赶紧跑进去看，这一看心都提到嗓子眼了。妻子晕倒在地一动不动，哪怕是一个具有医学背景知识的丈夫面对至亲突然晕倒他也感到手足无措，脑袋一阵眩晕，他赶紧掐了一下自己的大腿保持理智之后，他立即拨打120，快速地触摸妻子的大动脉确认没有搏动，俯下身子再看看胸廓没有起伏，用面庞也没有感受到鼻子的呼吸，没有呼吸了！他用颤抖的双手条件反射的给妻子进行心肺复苏术。一下两下三下……他以最标准的频率，每次胸骨下陷大于5cm，充分回弹，如此按压了三十次，人工呼吸2次，再继续心外按压，人工呼吸，继续，总共做了四五组，终于120到达现场。此时，妻子仍然昏迷不省人事，心跳、血压测不出。

医务人员在抢救的同时紧急送往就近医院进行治疗。在当地医院经过气管插管接呼吸机辅助呼吸及电除颤等抢救措施后，这个丈夫深爱的妻子意识仍然没有恢复，医生建议转往上级医院进行治疗，120急救车护送小燕转到了天津医科大学总医院急诊科，刺耳的鸣笛声划破了夜空的寂静，所有的医务人员都绷紧着一根弦抢救这个年轻的生命，抢救两个孩子的妈妈，抢救丈夫心爱的妻子，拼尽全力。

小燕的病情是如此危重，院领导开通绿色通道第一时间紧急集结急诊医学科、心血管内科、重症医学科（ICU）等10多个学科联合诊疗！与时间赛跑，同病魔较量与死神格斗。患者到达医院前，经历了心肺复苏的抢救过程！小燕处于昏迷状态，血压低也测量不出，超声心动图显示左心室收缩能力极差几乎不能射血，经过心内科医生的判断小燕存在冠状动脉急性闭塞，立即给予小燕行冠脉造影和支架手术来开通血管，同时重症医学科（ICU）的专家团队也做好了体外膜肺氧合（ECMO）的准备。

冠脉造影和冠脉支架植入手术结束以后患者返回心内科监护室，该患者生命体征较前好转但是血压仍然不稳定，并且反复发作室颤，同时合并鼻出血和消化道出血。经过全院的专家会诊，制订了下一步治疗方案，使用ECMO，帮助小燕度过危险期。

最黑暗的时候预示着黎明即将来临！患者由心内科监护室转入到重症医学科（ICU）继续治疗。在 ECMO 的辅助支持治疗下，患者生命体征终于平稳了，左心室的射血分数也恢复到了正常。

小燕术后第七天后成功地撤除了 ECMO 支持，生命体征稳定。10 天后，拔除了主动脉球囊反搏（IABP）泵，患者生命体征稳定，安全了！

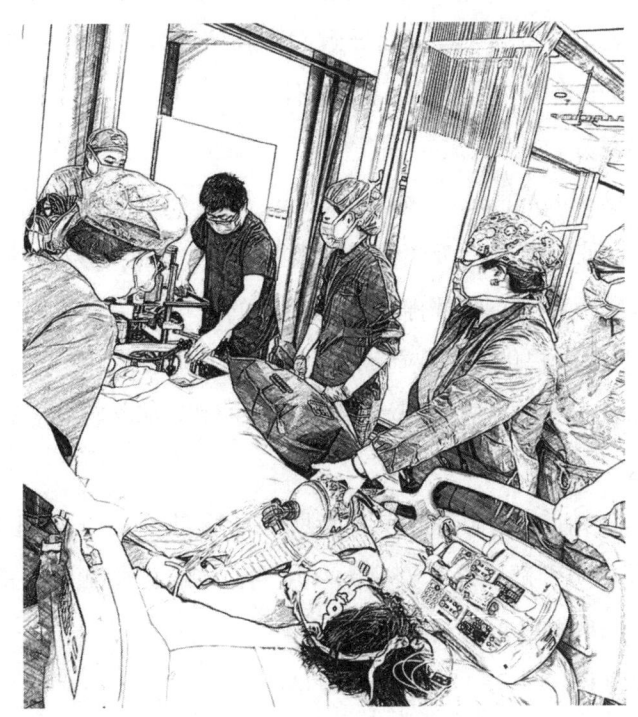

图 5-14

心肺复苏科普

现代社会由于工作和生活的压力增大，心脏骤停的发生越来越年轻化了。熬夜、抽烟、酗酒，这些不良的生活习惯与心脏骤停的发生都有关系。心脏一旦停跳，人体全身的组织器官都会缺血缺氧，其中最不耐受的是我们的大脑。如果 4～6 分钟之内没有施救，会对患者的脑组织造成不可逆的损伤。因此，如果突发心脏骤停,把握好"黄金4分钟"十分重要,今天就为大家讲解如何对心脏骤停的患者施救。

什么是心脏骤停?

心脏骤停是一种突发的疾病,指心脏突然停止了跳动,导致身体无法正常运转,包括呼吸、血液循环等生理机能全部或部分停止。心脏骤停通常是由于心脏本身出现严重的问题,例如心律失常、心肌梗死或其他心脏疾病。这些问题可以在一瞬间导致心脏无法正常地泵血,从而导致心脏骤停的发生。此外,其他情况,如剧烈的外伤、溺水或电击等,也会引起心脏骤停。

什么是心肺复苏,如何实施?

心肺复苏(Cardiopulmonary resuscitation,简称CPR),也称心肺复苏术,是一种急救技术,在心脏骤停或呼吸骤停等严重情况下,通过一系列的措施来恢复心跳和呼吸。心肺复苏对于心脏骤停等紧急情况的处理至关重要,因为它可以辅助心脏泵血,迅速为患者提供急救措施,尽量减少损伤和死亡率。但是当面对如此紧急的情况,等待救援往往会错过抢救生命的最佳时机。那么我们应该怎么做呢?

1. 评估环境

在心肺复苏开始前,我们首先要判断所处环境是否安全,这里所说的环境安全是确保施救者和伤者都要处于安全的环境内。(如:施救触电者前要切断电源,以防施救者发生二次触电)

2. 判断有无意识

轻拍伤者面部及肩部,并在双侧耳边大声喊叫名字。如果没有反应,说明意识丧失,可用食指、中指指端触及喉结后滑向气管与乳突肌之间触及颈动脉搏动,判断时间小于10s,同时立即高声呼救,呼唤其他人来帮助救人,并尽快拨打120急救电话。使伤者去枕仰于地面或者硬板床上,解开衣领及裤袋。

3. 胸外心脏按压

实施心脏按压首先要找准按压的位置,正确的位置在胸骨中下1/3交界处。左手掌跟部放在按压区,右手重叠在左手背上,两手掌根重叠,十指相扣,左手指翘起离开胸壁。双肩正对伤者胸骨上方,两肩、臂、肘垂直向下,匀速按压(频率

100～120次/分)。每次抬起时,掌根不要离开胸壁,保持已选择的按压位置不变。

保持气道通畅

清理口腔、鼻腔异物或分泌物,如有假牙,一并去除,畅通气道。(只有气道通畅后,人工呼吸提供的氧气才能到达肺部,人的脑组织以及其他重要器官才能得到氧气供应)开放气道,用一只手按压伤者的前额,使头部后仰,同时用另一只手的食指及中指将下颌托起。

5. 人工呼吸

口对口人工呼吸时要用手将伤者鼻孔捏紧,深吸一口气,屏气,用口唇严密包住伤者口唇,注意不要漏气,在保持气道通畅的操作下,将气体经口腔吹入肺部。吹气后,口唇离开,并松开捏鼻的手指,使气体呼出。观察伤者的胸廓有无起伏,如果吹气时胸部抬起,说明气道通畅,人工呼吸操作正确。

6. 注意事项:胸外心脏按压与人工呼吸比例:30:2

心肺复苏每个循环胸外按压30次需立即进行2次人工呼吸,共5次循环。如5次循环结束,伤者意识仍未恢复,则继续进行5个循环CPR直至伤者意识恢复或医护人员到达。

我们的心脏就像一个血泵,通过规律地收缩-舒张的机械运动来推动血液循环。胸外按压其实是心脏停止跳动之后,用外界的力量让心脏被动产生这种一收缩一舒张地运动,让血液循环起来。如果可以在发生骤停的前几分钟内进行有效心肺复苏,就可以挽救患者的生命,可以提高患者生存的机会。

15 虚于武侠

——曼陀罗中毒

关于曼陀罗这个名字,大家都不陌生,虽然在现实生活中我们没有见过,但是在金庸的武侠小说里多次提到曼陀罗,各路英雄豪杰也曾被曼陀罗迷晕过,曼陀罗是世界上最毒的花之一，它全株都有毒。

35岁的小李是一名专业的武侠小说家，他每天沉浸在武侠的世界里不能自拔，一身江湖侠气，他很崇拜自己笔下的江湖人，自然也是不忿世俗，看淡世间万物。

由于小李每日沉迷写小说，有点格格不入，父母怕他和社会脱轨，于是某天邀请小李的朋友来家里吃饭，席间大家都喝了不少啤酒，朋友散去，父母看李某心情不错便劝他出门找工作，不要沉迷写小说，谈话间彼此情绪越来越激动，再加上酒精的作用，小李和父母发生了激烈的争吵，一气之下，小李夺门而出，小李家住在郊区，他在马路边走路过程中看到了曼陀罗，想起金庸小说里关于曼陀罗的情节，能暂时让人睡着，一气之下，小李吃了大量的曼陀罗花，就这样，小李昏迷了……

小李被父母发现后紧急送往医院急诊，急诊给小李进行洗胃治疗，小李情况不见好转，呼吸急促、躁动不安。小李的父母非常担心，急诊科医生建议立即将小李转往重症医学科（ICU）继续治疗。接到电话的ICU科住院马上赶往急诊会诊，了解患者情况后，及时打电话回科室，嘱咐科室护理人员准备好气管插管、血滤机器、抢救车等物品。

很快患者被转运到ICU，患者意识不清，躁动，双瞳孔左：右=4：4mm，光反应弱阳性，面色潮红、口唇干燥，心率140次/分，呼吸30次/分，血氧饱和度92%，吸氧后未缓解，在带组主任及护士长的组织下，科住院迅速予患者气管插管，保持呼吸道通畅，并紧急留置中心静脉置管建立静脉通路，留置血滤置管，责任护士紧急予患者冲洗血液滤过管路，争取尽快予患者进行血液滤过治疗，ICU医护人员

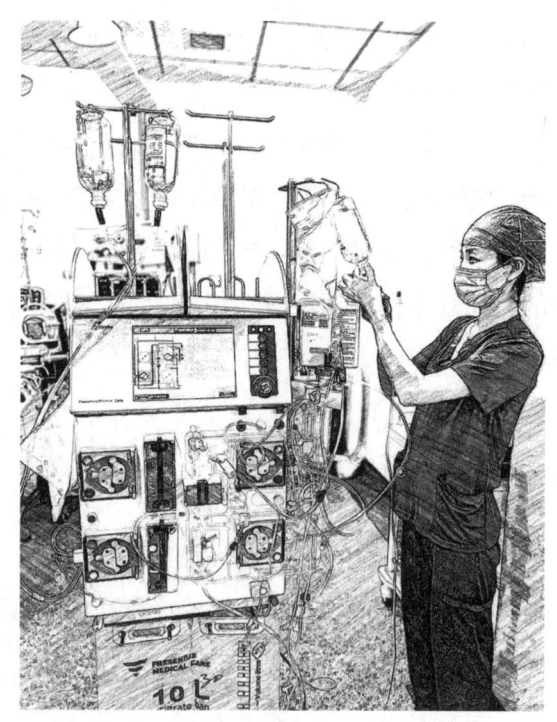

图 5-15

都是训练有素的专业人员,面对急救医护紧密配合,从容有序。经过一段时间的治疗,患者意识转为清楚,体内毒素得到清除,患者痊愈出院。

曼陀罗科普

在很多武侠小说里都会有曼陀罗的踪迹,荒村古店里,总有一些英雄豪杰莫名其妙地被一种叫"蒙汗药"的东西给害到了。而其实,"蒙汗药"里的主要成分就是曼陀罗。

曼陀罗,又叫曼荼罗、醉心花、洋金花。夏季至初秋正是它开花的季节,其为茄科草本或半灌木,叶宽卵形,花直立向上,形似漏斗,上部白或茄紫色,基部淡绿,淡雅而秀丽。曼陀罗广布于世界各大洲,中国各省区都有分布。常生长于住宅旁、路边或草地上,曼陀罗有很多药用价值,《中国秦岭经济植物图鉴》记载曼陀罗全株有毒,曼陀罗含莨菪碱,有镇痉、镇静、镇痛、麻醉的功能。曼陀罗提取物对用于治疗心衰、室性心律失常、心绞痛、高血压危急患者均取得较好的疗效。

《本草纲目》中描述它"绿茎碧叶,叶如茄叶,八月开白花,凡六瓣,状如牵牛而大"甚为贴切。喜温暖、向阳及排水良好的砂质壤土。不论园林绿地,抑或住宅庭院,皆可见其身影。

曼陀罗中毒会有哪些表现呢?

曼陀罗中毒是误食茄科曼陀罗属植物的种子、浆果或幼苗引起的有毒植物食物中毒。因为曼陀罗中有一种生物碱,这种生物碱中的主要成分为阿托品以及东莨胆碱,大剂量的东莨胆碱能够抑制中枢神经。

曼陀罗中毒可表现为副交感神经功能阻断症状:口干、皮肤潮红、吞咽困难、声音嘶哑、皮肤干燥、心动过速、瞳孔散大、对光反射迟钝或消失。

中枢神经系统兴奋症状:头痛、头晕、行路不稳似醉酒样。

严重者12~24小时后出现烦躁不安、谵妄、幻听、幻视、神志模糊、抽搐及痉挛等症状,最后导致死亡。

曼陀罗中毒目前主要依靠急救处理、对症治疗。曼陀罗中毒轻度者可治愈,严重者预后差。

曼陀罗中毒后治疗原则

中毒严重的患者可能会在短期内出现痉挛、昏迷、呼吸困难等危急症状,甚至导致死亡,严重威胁机体健康。

曼陀罗中毒患者在经过诊断明确后,多需要立即进行洗胃、催吐、导泻以尽快排出毒物减少吸收,同时使用解毒药物进行治疗。对于存在呼吸抑制、酸碱平衡失调、高热、躁狂者对症治疗。

1. 促进毒物排出:出现曼陀罗中毒的症状后,应立即用手指刺激咽喉部,排出有毒物质,到达医院后可以进行洗胃、导泻等治疗,以保证身体内的毒物顺利排出;

2. 解除毒素:可使用甲硫酸新斯的明注射液、硝酸毛果芸香碱注射液等解毒剂进行治疗,减轻中毒症状;

3. 对症治疗:如果因大量呕吐、腹泻,引起水、电解质、酸碱平衡紊乱,可静脉补充葡萄糖注射液、氯化钠注射液等电解质溶液进行调节,当患者呼吸受抑制情况严重时,还需进行机械通气,以维持呼吸道通畅。

曼陀罗中毒应该如何预防?

曼陀罗除了很多药用价值,观赏价值也很高。曼陀罗花期长,花大,枝叶扶疏,花形美观,香味浓烈,很多人尤其老人小孩很容易误食,所以曼陀罗中毒多为意外发生,因此日常注意避免食用来源不明的野菜、野果,不私自配制饮用药酒。平时加强宣传教育,尤其是教育儿童识别曼陀罗,不要误食曼陀罗浆果,防止曼陀罗的种子混入可食豆类,防止曼陀罗的幼苗、叶子混入菠菜等蔬菜中,在食用菠菜等蔬菜时,要挑除菜叶的杂草杂叶。

武侠小说虽然好看,但是我们还是要区分小说和现实的区别,全面认知,科学饮食。现在医学的发展则利用花的药理特性研制成了以曼陀罗为主的中药麻醉剂,这种对它的开发,为我国以及世界麻醉学的发展做出了巨大的贡献。

16 身体最重要
——心肌炎

急诊接诊了一名年仅26岁的年轻女孩，频发室早，心力衰竭，心源性休克，随时都有心脏停搏的风险。遂紧急联系重症医学科（ICU）和心血管外科会诊，考虑到患者为急性爆发性心肌炎，随时可能猝死，当即将患者转往重症医学科（ICU）紧急抢救。

患者小陈刚满26岁，最近因工作需要经常加班到半夜，工作非常辛苦。1周前，着凉后出现打喷嚏、流鼻涕、鼻塞等感冒的症状，小陈仗着自己年轻力壮，没把感冒当回事，连药都没吃。3天后，她开始发烧，随后逐渐感到胸闷、憋气，上下楼梯都费劲。在同事的劝说下来到了医院。但她的病情急转直下，她从急诊室被送到重症医学科（ICU）的时候，已经变得辗转反侧，烦躁不安，问话不愿意回答，面色苍白，浑身湿冷，摸不到脉搏，测不到血压。心电监测提示频发室早，床旁超声心动图检查提示心脏已经有些扩大，心脏功能明显降低。

重症医学科（ICU）立即展开抢救，同时紧急联系了由心血管外科，心血管内科，感染科，超声科等专家组成的全院会诊团队，经过气管插管、机械通气、强心、镇痛镇静等治疗后患者病情仍未改善，生死攸关之际重症医学科（ICU）体外膜肺氧合（ECMO）团队立即启动，经过周密部署安排，短短1个小时内ECMO运转起来。随着患者血液流经ECMO的膜肺，平均动脉压、氧饱和度逐渐上升，心率也开始趋于稳定。经过制订精细化的治疗方案，从抗凝、血流动力学监测、ECMO流量的调整、氧供氧耗的管理等全方位进行把控，患者的血流动力学稳定，心脏功能逐渐改善。在医护精心治疗和专业护理下，ECMO生命支持技术的帮助下，患者转危为安，渡过了"生死劫"，ECMO辅助5天后成功撤离，患者心功能恢复，逐渐康复。

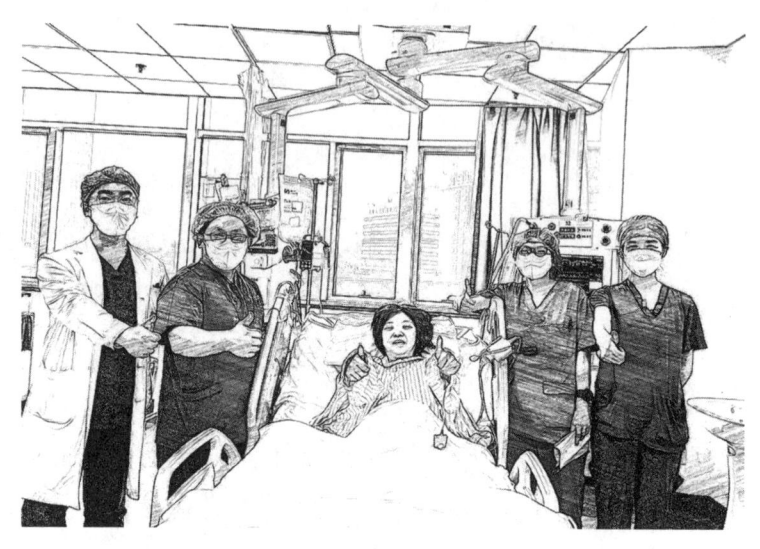

图 5-16

心肌炎科普

爆发性心肌炎是急性心肌炎中最为危重的一种类型，急性起病，患者很快出现严重心力衰竭、循环衰竭以及各种恶性心律失常，并可伴有呼吸衰竭和肝肾功能衰竭，严重威胁患者生命。爆发性心肌炎通常由病毒感染引起，科萨奇病毒、流感及副流感病毒、腺病毒及其他多种病毒均可引发。我们每个人都得过感冒，大多数人经过数天至两周就会自愈，因此不易引起人们的重视。但您可知道，小小感冒有时也可引发一些严重的并发症，比如爆发性心肌炎。

为什么心肌炎往往会和感冒扯上关系呢？

病毒无处不在，人体免疫力下降后，病毒就会乘虚而入，侵入上呼吸道，就是我们常说的"感冒"。当病毒从血液流经心脏，会直接侵犯、攻击心肌细胞，可能造成心肌细胞损害，引起局限性的或弥漫性的病变，这就是心肌炎。简单来说，如果把整个心脏比作一支训练有素的精英部队，那么负责执行指挥的司令部（窦房结）发出命令，通过"有线电台"（心脏传导系统）传达信息给基层士兵（普通心肌细胞），通过有节律地收缩和舒张的"泵"功能机制，为身体的各个器官生产和运输富有氧气和营养物质的血液。然而这支全年无休的劳模部队有时全员却是大冤种,因为部队里混进来病毒这个"奸细"。虽然机体有兄弟连细胞保卫团(白细胞)的人脸识别功能,但道高一尺魔高一丈,面对机体的免疫通缉令,这些病毒暗地里招兵买马,靠着改头换面的把戏,骗过了白细胞的法眼,偷渡成功,并且还鸠占鹊巢,利用我们的细胞给他们生宝宝,一支强大的病毒军团就这样建立起来。

心肌炎怎么会这么严重?

屋漏偏逢连夜雨,如果身体给出信号时还不引起重视,病毒会直接侵蚀心肌细胞,引起心肌变性、坏死、功能异常。同时,白细胞在与病毒旷日持久的大战中释放了大量的炎性因子形成炎症风暴(免疫介导损伤),所谓"伤敌一千,自损八百",慢慢地,"士兵"伤亡惨重,导致"精疲力尽(心力衰竭)","有线电台"破损严重,会出现"信号传导不稳定(心律失常)",如此恶化下去,会造成其他器官嗷嗷待哺,因缺血缺氧而功能衰竭,最终造成机体死亡。

如果您觉得:老年人才会得心肌炎吧?

那您就大错特错了!爆发性心肌炎可从来不"挑食"哟!无论您是老年人,中年人还是青少年它都来者不拒皆是"客",尤其是小鲜肉们独得恩宠,谁叫您们经常熬夜追剧打游戏,觉得年轻没问题。并且它可不是"重男轻女"的老顽固(无明显性别差异),而是一年四季都"恪尽职守,偏爱冬春"的"辛勤园丁"。

感冒时、感冒后出现哪些症状需要重视?

年轻人平时身体健康、没有基础疾病,但是在长时间熬夜、疲劳、情绪波动等情况下出现心悸、胸闷、胸痛、呼吸困难等普通感冒以外的症状时,也应该引起重视,需及时就医检查。

爆发性心肌炎的救治方案有哪些?

爆发性心肌炎的救治分为"三部曲":即生命支持治疗(包括循环支持、呼吸支持和肾脏支持)、免疫调节治疗和抗病毒治疗,三管齐下,争分夺秒,实施全方位救治,以提高救治存活率,挽救患者生命。

普通小感冒时也不能掉以轻心,应积极治疗原发感冒,更重要的是要注意休息。近年来,多例青壮年猝死的消息,就是因为年轻人认为自身体质好,在生病期间没有注意休息，继续努力加班工作，导致猝死的悲剧发生。无论时代如何发展，世界怎样变迁，人的身体健康，生命安全永远是第一要事，我们要养成良好生活习惯，早睡早起，只有身体健康了，才能做万事，行万路。

高血压的危害
——主动脉夹层

　　高血压是一种很常见的疾病，大多数情况下患者都不会有太多的不适症状。然而，如果不加以注意和治疗，高血压会导致多种严重的后果，其中主动脉夹层就是一种极其凶险的疾病。随着高血压的发展，主动脉的血管壁可能受到压力的影响，从而逐渐失去其强度和弹性。当主动脉壁发生损伤时，血液可能会渗入主动脉壁的内层，使得主动脉壁出现了撕裂或剥离的情况，从而形成了主动脉夹层。

　　56岁的杨叔是一名工程师，平时工作较为劳累，饮食和休息也时常没有规律。去年他在单位体检时被检测出有高血压，医生建议他每日服用一片降压药，但因当时没有症状，所以并未引起他的重视。最近，单位有个重要项目，他一周下来几乎没有休息过一天。

　　直到有一天晚上，杨叔突然感到胸口剧烈疼痛，就好像胸口要被撕开来，同时心脏跳动异常加速，这种感觉让他喘不过气。杨叔感到非常害怕，他知道自己的身体出了大问题，满头大汗、手脚冰凉的他痛得难以忍受，儿子急忙拨打了120急救电话。

　　不久之后，一辆救护车赶到了他家门口。杨叔在医院急诊科接受了全面的检查，包括抽血、心电图检查和胸部X光片等。这些检查显示他的心脏功能无异常，但是他的主动脉壁出现了可疑的改变，而且收住院时他的血压高达188/112mmHg！医生随即进行了主动脉CTA检查，通过这些检查确认了他患有急性A型主动脉夹层，主动脉夹层是一种相当危险的疾病，如果不及时治疗，可能会引发血管破裂等严重后果。

当急诊医生确认了杨叔的病情后，用药物控制了杨叔的血压，紧急联系心脏外科会诊并转入重症医学科（ICU）进行降压及镇痛镇静治疗，医护团队紧急完成术前准备，心脏外科团队实施"主动脉窦部成形+升主动脉置换+全弓置换+象鼻支架植入"。术后再次转入 ICU 继续治疗，术后实施重症监护、呼吸机辅助呼吸、心功能监测及各脏器功能对症治疗。重症监护 5 天后，杨叔终于转回普通病房，身体恢复十分顺利，术后复查心脏彩超，显示手术效果很理想，再无胸闷、胸痛症状，也没有其他不适反应。目前杨叔已康复出院。成功及时地救治患者，为患者减轻痛苦，带来了新生。

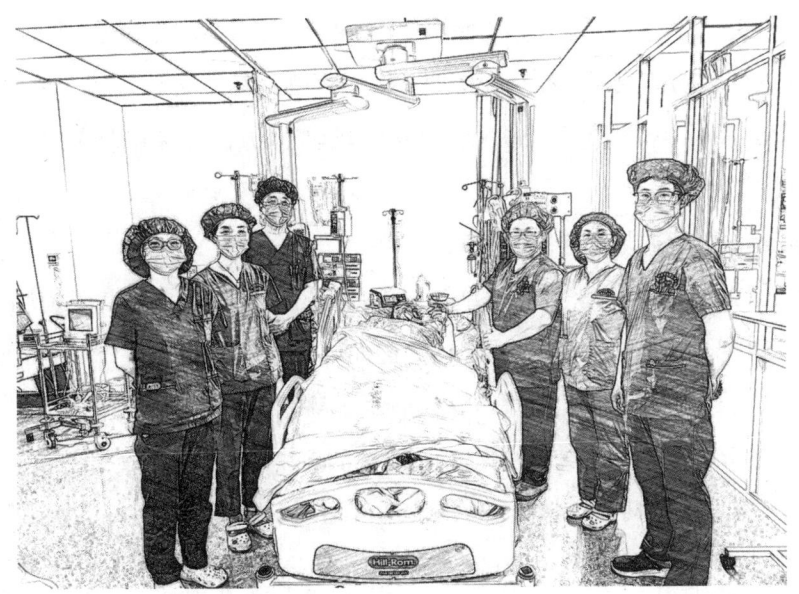

图 5-17

主动脉夹层科普

主动脉夹层是一种严重的血管疾病，常常会导致突然性死亡。在过去的几十年里，随着高血压患者人数的增加，主动脉夹层的发病率也在逐渐上升。因此，了解主动脉夹层的症状、原因、治疗方法和预防措施非常重要。

什么是主动脉夹层？

主动脉是人体中最大的动脉，它从左心室发出，向下延伸到身体的各个部位。主动脉夹层是指某种原因导致主动脉内膜撕裂，血液通过这个破口进入动脉壁中层，使主动脉壁分离形成动脉真、假腔，血液沿着主动脉壁扩展，可累及升主动脉、胸主动脉甚至达腹主动脉及其分支。其特点是起病急、进展快、死亡率高，被视为临床上最为凶险的"夺命杀手"。主动脉原本的真腔与撕裂后的假腔就像"三明治"一样分层，常被称为"夺命三明治"。

主动脉夹层一般分为 Stanford A 型和 Stanford B 型。只要夹层累及升主动脉就是 Stanford A 型主动脉夹层，此类夹层撕裂的破口接近心脏，病变累及主动脉近心端甚至整个主动脉，最常见 3 种致死性原因：心包填塞、急性心梗、主动脉瓣关闭不全导致急性心功能衰竭，容易在短时间发生猝死。另一种情况是 B 型主动脉夹层，一般仅累及降主动脉，此类夹层撕裂破口远离心脏，夹层累及部分主动脉，死亡率相对较低。

高血压和主动脉夹层有什么关系？

该疾病与高血压存在紧密联系，因为高血压是主动脉夹层的常见原因之一。长期的高血压状况会导致主动脉内膜损伤，进而导致主动脉壁弹性下降，甚至引起局部脆弱部位，再加上其他危险因素如动脉硬化等影响，导致主动脉夹层的发生和发展。因此，对于高血压患者来说，控制血压是预防主动脉夹层发生的关键。减轻和控制高血压的方法包括保持健康的饮食、适度运动、戒烟和限制大量饮酒等。

主动脉夹层是一种危及生命的心血管疾病，发病率较低，但是病死率极高。它的病因很多，包括先天性和后天性因素。

一些先天性疾病可以导致主动脉夹层，包括主动脉畸形：主动脉分支血管不正常，可能会使血液流量增加并对主动脉施加过大压力，从而导致主动脉壁受损和夹层。遗传因素：如马凡综合征会导致主动脉弹性下降，甚至引起局部脆弱部位，再加上其他危险因素影响，就容易导致主动脉夹层的发生和发展。

而后天性因素可能是导致主动脉夹层的更常见原因，包括：长期的高血压会导致主动脉内膜受损，使主动脉壁弹性下降，甚至引起局部脆弱部位，再加上其他危险因素如动脉硬化等影响，就容易导致主动脉夹层的发生和发展。吸烟和饮酒也是主动脉夹层的常见危险因素，这些习惯会直接或间接地损害血管壁，增加夹层的患病风险。直接外伤可引起主动脉夹层，钝挫伤可致主动脉局部撕裂、血肿而形成主动脉夹层。

哪些症状要警惕主动脉夹层？

主动脉夹层的症状取决于夹层的位置，程度和大小，且与其他心脏问题的症状相似，如心脏病发作。典型的临床表现是突然剧烈的胸痛或上背痛，常被描述为撕裂的感觉，并会延伸到颈部或背部。这种疼痛可能与剧烈的运动或重体力劳动有关，也可能在平静的状态下产生。在较早的阶段，疼痛可能只出现在一侧胸部或腰部。除了突发的剧烈疼痛外，主动脉夹层还可能引起气短、呼吸困难、胸闷或头昏等症状。

此外，主动脉夹层也可能导致其他体征和症状。例如，乏力、恶心、呕吐、失去意识或出现视觉障碍等。在严重情况下，还可能出现脑血管疾病的症状，例如说话困难、嗓音沙哑、肢体无力或半身不遂等。如果发现上述任何症状，应立即就医。

当然，除了上述典型的症状外，有些患者的主动脉夹层表现较为轻微或无症状。这些患者通常是那些主动脉壁分离较小、影响较少的患者，他们可能没有突出的疼痛或其他症状，但仍需定期进行医学检查以便及早发现病情变化。

主动脉夹层有哪些治疗方法？

1. 开胸外科手术：手术在全身麻醉下进行，胸部正中切口，切除病变的主动脉行人工血管替换。手术难度大，手术时间长，手术风险高。适用于 Stanford A 型主动脉夹层。

2. 微创介入手术：经股动脉介入下置入人工覆膜支架，对降主动脉夹层破口进行覆盖封闭。手术创伤小，出血少，术后恢复快。适用于 Stanford B 型主动脉夹层。

3. 药物保守治疗：控制血压，止痛，镇静。药物保守治疗常用于较轻症的 Stanford B 型夹层或手术前治疗，但有夹层破裂风险。

在手术之前，医生需要进行全面的评估，确定患者的手术风险和手术方案。手术后，患者需要严格遵守医生的要求，定期复查和随访，以确保手术效果和避免复发。

如何预防主动脉夹层？

主动脉夹层的预防首先从高血压的预防入手，规律服药，将血压和心率控制在正常范围内。尤其对于有家族史的患者：家族性高血压，家族性心血管疾病包括主动脉夹层，马凡氏综合征等，更应注意每年定期体检，包括心脏彩超和增强CT等检查。

其次，改善生活方式，勿熬夜，养成良好的生活和饮食习惯；适量运动锻炼，切勿暴饮暴食，不能酗酒。

还有，主动脉夹层易发生在寒冷的冬季，秋冬、冬春交替的时节。因此，在冷暖交替、天气骤变时节应注意保暖，居家休息。

在日常生活中，我们应该关注自己的身体健康，保持良好的生活习惯，再次提醒大家如果高血压患者出现胸背部撕裂样疼痛，应立即就医，如果不幸罹患主动脉夹层要保持镇静及时救治。

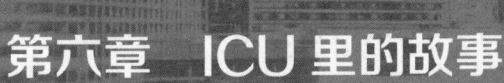

第六章　ICU 里的故事

 流浪汉的因祸得福

熙来攘往的医院里，也有这么一类人。他们日日夜夜践行着医学的真谛，他们身体力行抒写着医者的情怀。无论面对什么样的患者，他们都全力以赴，因为在他们眼中，患者不分高低贵贱。他们就是——医护人员。

人来人往的医院里，偶尔会有这么一类人。他们没有身份，没有家属或单位，也没有经济来源。他们中有流落街头的醉汉、智障人士，有群众发现的突发急症患者，也有在交通事故中受伤的人。他们被定义为——三无人员。

一天夜里，一名中青年男性因车祸导致胸部、腹部多处损伤，由警察急送至急诊科，病情危重，如不及时治疗随时可能危及生命。接诊医生考虑患者腹部闭合性损伤需急诊手术治疗，而此时患者处于昏迷状态，无法联系到其亲属及相关人员，经警察分析判断这名年轻男性很可能是一名流浪汉，暂定为"三无人员"。经请示院领导，马上给予开通绿色通道，给予实施检查、化验、会诊等，经过检查评估，发现患者很可能存在腹腔出血，需要进行腹部探查术，术中发现腹腔内有血液约2000ml，脾破裂，有活动性出血，小肠破裂穿孔，肠系膜多处撕裂伤。经普外科医生团队全力抢救，顺利完成"剖腹探查＋脾切除术＋小肠破裂穿孔修补术＋肠系膜修补术＋腹腔冲洗引流术"，因患者出血多，生命体征不稳定术后需要转入重症医学科（ICU）进一步治疗和监护。

ICU 床位紧张，因白天收治了几名危重患者，现在没有床位，科住院紧急通知

开启重生之门
——走进重症医学（ICU）

护士准备一张加床来收治这名患者，加床没有床怎么办？大家都知道坐公交车，如果后上车的人员没有座位需要站着，等有座位了再坐下。然而患者没有病床站着可不行，于是赶紧联系普外科住院，告知术后送患者，需要连同床一起推过来，然后护士紧急准备收治患者所需要的各种物品，包括呼吸机、监护仪、约束带、注射泵等等，工作在有条不紊地进行着。

患者术后被推进了ICU，医护人员紧张而有序地忙碌着，输血、补充液体、升压药物维持血压。患者衣衫褴褛、蓬头垢面，从手术医生口中得知患者估计是一名流浪汉，ICU的所有医护人员没有因为他是三无人员而懈怠，患者生命体征稳定后，护士给予患者进行了全身擦浴，感觉患者突然换了一个人，经过5个日日夜夜生与死的搏斗，护士反反复复给患者翻身、叩背，医师日日夜夜守护在床旁观察生命体征，用心维持着患者每一次的心跳和呼吸。患者慢慢地醒过来了，醒过来后我们发现患者20岁年龄却只有3岁的智商，对于家里情况什么也不知道，患者一天一天好起来了，慢慢能吃饭了，护士们对这个三无人员都很照顾，"来，给你带了我亲自做的蛋炒饭，香喷喷呢，快吃吧！""指甲那么长了，别动呀，给你剪一下指甲……"虽然ICU的工作量大且紧急，但大家总会惦记着他，吃饭的时候谁有空便会主动去看一眼，生怕饿着他。

这个三无人员一天天好起来了，然而他一直住在ICU也不能解决根本问题，得让患者找到自己的亲人，科室联系了警察人员，想通过警察来找到他的家人，警察受理了这件事情，工作人员利用公安部门的人脸识别技术进行比对核实，系统很快给出了近十条相似度较高的比对结果。通过查询得到的信息，公安、民政部门同步进行核实，联系到了相似度最高的李某男子所在的派出所及村委会，"我儿子小时候得了脑炎智力一直都有严重缺陷，不知自己姓名、住址，已经走失了1年，一直没回来，我们家找遍了他平时可能去的地方，也跑了周边好几个市县，但寻人犹如大海捞针，一直没有找到。"走失者的父亲在电话里告诉警察人员。在当地派出所和科室的配合下，将姓李的男子带到了ICU，一进ICU男子就认出了自己的儿子，抓住儿子的手不放，老人一见到他，顿时老泪纵横，这个三无人员是他的儿子，一年前在火车站走失了，在场的工作人员都松了一口气。

第六章
ICU 里的故事

深夜，当万家灯火渐渐熄灭，重症医学科（ICU）的荧荧之光仍然守护着患者的安危……终于在所有人的努力下，患者渡过重重难关，并找到了自己的亲人，也许是因祸得福。在生命的列车上，ICU 的医护们用专业和青春守护着危重患者的生命，用精心、耐心、爱心和疾病赛跑，不轻言放弃任何一名患者。ICU 的故事每天都在演绎，愿这里的故事少一些叹息，多一些温馨，少一份悲痛，多一份感动。

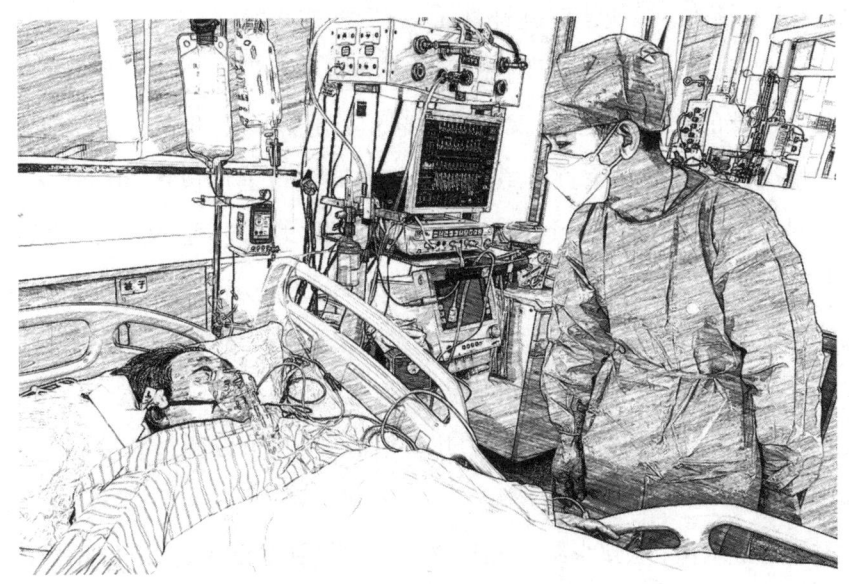

图 6-1

2 受伤的心

半年前，才刚上高二的婷婷早恋了，对方是她通过网络认识的。在婷婷心里，男孩特别懂她，对自己的好甚至都超过了自己亲生父母。两人简直是无话不说，对于这个难以启齿的秘密，她守护得很小心翼翼，生怕被别人知道，可即便隐藏得再好，也难免会留下一些蛛丝马迹，最后还是被妈妈发现了。可想而知，这个年纪的恋爱，还是网恋，又怎么会被父母支持呢？

为了不让婷婷进一步沦陷，妈妈强制性地没收了手机，斩断了她和网恋对象的联系。在妈妈的步步紧逼之下，这段恋情只能不了了之。自那之后，婷婷性情大变，不爱说话也不爱笑了，连学校也不愿意去，总是一个人躲在房间里。妈妈以为孩子只是闹情绪，过不了多久就会好的，可是万万没有想到可怕的事情发生了，妈妈那天进入婷婷的卧室叫她吃晚饭，眼前的一幕让妈妈彻底崩溃了，婷婷躺在床上，手腕部正在流血。妈妈当时就吓坏了，赶紧叫来婷婷父亲。婷婷反而无所谓地说道："反正也不痛，出血出死了倒好，还能早点死……"

女儿赤裸裸的求死之心，让父母很是恐惧！赶紧将女儿送往医院急诊，医生看见这种情况就猜到是自杀就紧急给予婷婷伤口进行消毒包扎，但在医生对婷婷进行查体时发现她面色苍白、意识模糊、血压下降、心音遥远。婷婷的腕部的伤口不深，没有划破动脉不至于导致目前这种状况，医生心理想，难道还有其他问题，这时他发现婷婷上衣的左侧胸部有血渍，解开衣服发现婷婷左前胸有一处约 1cm 的伤口，紧急行胸部 CT 检查发现左侧胸腔积血、心包积液，医生立即判断婷婷心脏破裂，心包填塞，心脏被刺破救回的几率很低，抢救可以说是分秒必争，需要紧急手术！

婷婷到达手术室，抢救小组立刻建立中心大静脉输液通路，麻醉诱导、气管插管，交叉配血。输血科紧急为患者配好同型血的足够单位血液。术中发现婷婷膨胀的心包内充满鲜红色血液，探查发现心脏竟有一处伤口。幸运的是，由于伤口紧贴胸骨，出血较慢，加上没有伤及左心室，延长了救治时间。破口这个位置距离心脏最重要的血管——冠状动脉仅几毫米，可以说刀刃再偏一点伤及了冠状动脉，婷婷可能就当场毙命了。手术主任冷静娴熟地迅速堵住出血口，缝合刺破的心脏，血终于止住了。由于失血多，心跳加快，医生们要在不断跳动的心脏上完成心脏破裂伤口的缝合修补，难度可想而知。

父母焦急地在手术室门口等待，生怕女儿有什么闪失，时间一分一秒地过去，对于他们来说每一秒都是煎熬，可怜天下父母心。

手术终于顺利完成，婷婷术后被转入了重症医学科（ICU），从急症入院到心脏裂伤缝合止住血到最后来到重症医学科（ICU）历时 2 个多小时，患者的生命终于从死亡线上被拉了回来,转入重症医学科(ICU)后随着浓缩红细胞的输注和大量补液,患者血压慢慢上来了,心率也逐渐下降到 100 次 / 分。在场的所有人松了一口气,同时也对婷婷的行为觉得不可思议。

婷婷术后第二天成功脱离了呼吸机,大家都为她感到高兴,但是婷婷却一直闷闷不乐,不与人沟通,护士发现这个问题便询问婷婷父母孩子平时是什么状态,与家属交流中才知道,婷婷自杀的缘由,婷婷目前急需解决的问题是心理疏导,护士经常耐心地开导婷婷,倾听婷婷的诉说,给予患者心理上的支持,护士稍闲下来的时候都会陪她聊天,在她情绪低落的时候及时给予安慰。解铃还须系铃人,在婷婷父母进行探视时,我们看到婷婷父母的无助和脆弱,也希望婷婷能恢复至一个活泼开朗的女孩,于是请来了心理科医生给婷婷和婷婷的父母同时进行了心理疏导。婷婷的父母也认识到了因为自己对婷婷关心不到位,使婷婷没有安全感和心灵慰藉,再加上青春期荷尔蒙在作祟,从而使婷婷从其他人身上寻找情感寄托,当父母简单粗暴地对待早恋,婷婷也就出现了叛逆极端抵抗。因此提醒父母一旦发现孩子早恋,不要慌张,也不要愤怒,更别着急打骂,认真沟通,了解孩子为何这么做。这就能减少很多早恋造成的各种悲剧。

父母怕婷婷转回病房自己照顾不好,怕万一再有什么闪失,所以申请在 ICU 再多住几天,让婷婷再好好恢复恢复,为了让父母更多地陪伴婷婷,我们每日安排 2 次探视。其实早恋并不会因为父母或外界的反对就彻底消失,但它可能会因为过度压抑与压制而扭曲或变本加厉。因此父母要做的就是多花时间陪伴,给足关爱,及时关注他们的心理需求,是很有必要的。

经过大家的共同努力,婷婷慢慢地走出了心理阴影,变得爱说爱笑了,父母心理的石头也落地了,转回普通病房后,婷婷父母给我们送回了锦旗,感谢我们医治好婷婷受伤的心,同时也医好了她真正的心病。

孩子在青春期的时候喜欢上一个人,大多是出于本能,是一种纯真的情感流露。这是青春期正常的情感体验,这时候不应该指责,而是要告诉孩子它并不可耻。父母要懂得尊重和接纳孩子朦胧的感情,这样孩子们才愿意敞开心扉,分享自己的故事,寻求帮助。

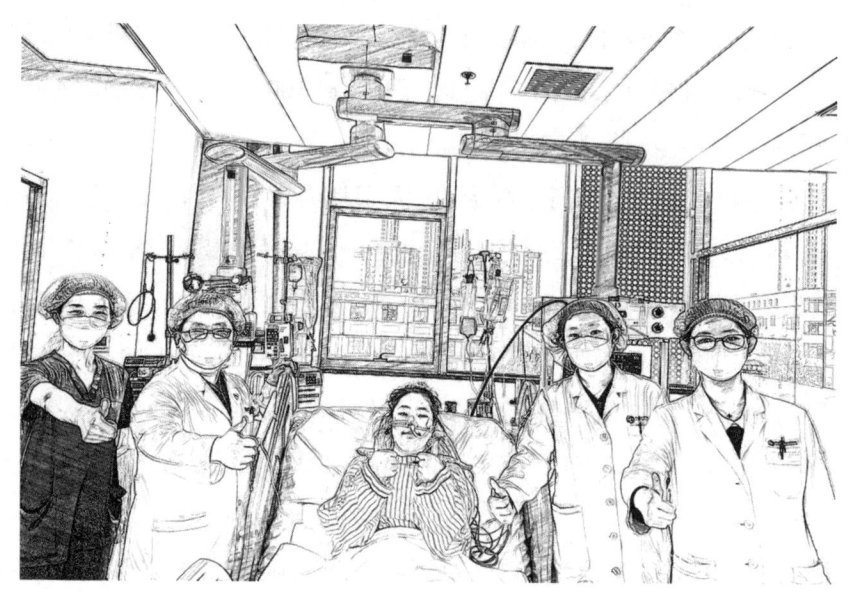

图 6-2

3 柳暗花明

"意外怀孕、生孩子没钱交费"……这样的故事似乎已经不再新鲜,在电视中、小说里经常出现,但在现实中看到刚出生的孩子因为没钱医治的遭遇时,还是会有很多感触。第一次真实地碰到这种事情,感觉孩子好可怜,大人很无助,眼泪差点掉下来……

一名怀孕 30 周双下肢浮肿的 32 岁孕妇佳佳,因视力模糊 3 天到当地青岛某医院妇产科就诊。经过该院妇产科诊察,诊断考虑重度子痫前期,并发 HELLP 综合征,病情出现急剧恶化住进了 ICU 病房。妇产科主任考虑到 HELLP 综合征的发病通常都是比较快的,必须尽快地终止妊娠,否则不但会给孕妇造成极大的伤害,胎儿也会有危险,甚至会造成母婴双双死亡的严重后果。佳佳自己也知道这次可能是九死一生,于是她要求转至天津医科大学总医院,因为佳佳的父母在天津,同时她也相信总医院医疗水平能够救治她，佳佳的爱人紧急连夜将孕妇转送至总医院重症医学科（ICU），入院后科主任立即请相关科室讨论治疗方案及手术相关事宜，因佳佳血小板少，手术中可能出现出血无法控制的情况，手术风险极大。为了抢救母子生命，最终拟定了可行的剖宫产手术方案，并做好术中应急预案。在妇产科和麻醉科和重症医学科（ICU）团队的共同努力为其顺利剖宫产下一名女婴。术后，佳佳继续在重症医学科（ICU）治疗，女婴也需要在新生儿室治疗，但孩子父亲却执意要将孩子抱回家。

然而意想不到的是在重症医学科（ICU）的门口的平车上却发现了一名小婴儿，这么小的孩子怎么会在这里？婴儿大概只有三斤多，呼吸很微弱，身体状况特别虚弱，虽然孩子很小但还挺白净的，不禁让人产生怜悯之心。原来这个孩子是佳佳的，佳佳还在ICU里抢救，目前没有脱离危险，孩子的父亲实在拿不出钱来救孩子，在这里也没有亲人，只能把孩子抱走，可是又没有人能帮忙照顾，就带孩子来到这里，这里是离妈妈最近的地方。其实也能理解孩子的爸爸为什么会这么做，同时需要要应对两个患者，救一个就已经是拼尽全力了，实在无能无力了，孩子的爸爸只能把未足月的孩子放弃治疗。

大家都知道早产的孩子需要在暖箱里才有活下来的一线希望。知道了事情的缘由，虽然正直中午休息时间，但是情况紧急，科室主任紧急联系医院总值班、医务处、新生儿室商讨一个最佳方案，如何保证早产儿的救治，医院紧急开通了绿色通道，为早产儿办理了0元入院，同时新生儿室的科住院亲自来接这位小患者，ICU护士长也一路陪同将小患儿护送至新生儿室，小患者被放入了暖箱，大家的心理也感到了无比的温暖。

通过和孩子父亲交谈才知道，佳佳的父母虽然在天津，可是佳佳的父亲和母亲已经离婚了，目前都组建了新的家庭，而且年龄都60多岁了。佳佳之前有过一段婚姻并且有两个孩子，离婚后两个孩子的照顾就落在了佳佳的父亲身上，所以佳佳的父亲已经不能再出钱出力，佳佳的母亲身体不好自己就需要人照顾。佳佳的爱人家里是农村的，父母没有经济来源，根本帮不上忙。综合分析来看，佳佳的爱人做出抱走孩子这个决定，内心也是万般煎熬的，谁都想两个都保住，奈何能力有限，万不得已之下只能二选一，终于柳暗花明又一村，好消息一个接着一个，经过5天的抢救之后，佳佳脱离了生命危险，1周后小婴儿也逐渐平稳，经过检查，孩子除了体重小了点，其他方面还是挺健全的，10天后佳佳母女俩病情稳定，一家三口终于团聚了。

提起ICU，很多人噤若寒蝉，想到的是冰冷的器械，如果您遇到的ICU医生，讲话很急，有时可能还有点不耐烦，请您一定要原谅他。因为他们在跟家属解释病情的同时，还要看护患者，也许马上要进入抢救状态。

ICU里的人生故事，每天都在上演。有人陪伴，有人孤独。有人欢笑，有人哭。有人走着离开，有人躺着离开。但是ICU医生是内心温暖的医生，ICU护士是内心温暖的护士，ICU是有温度的重症医学科……

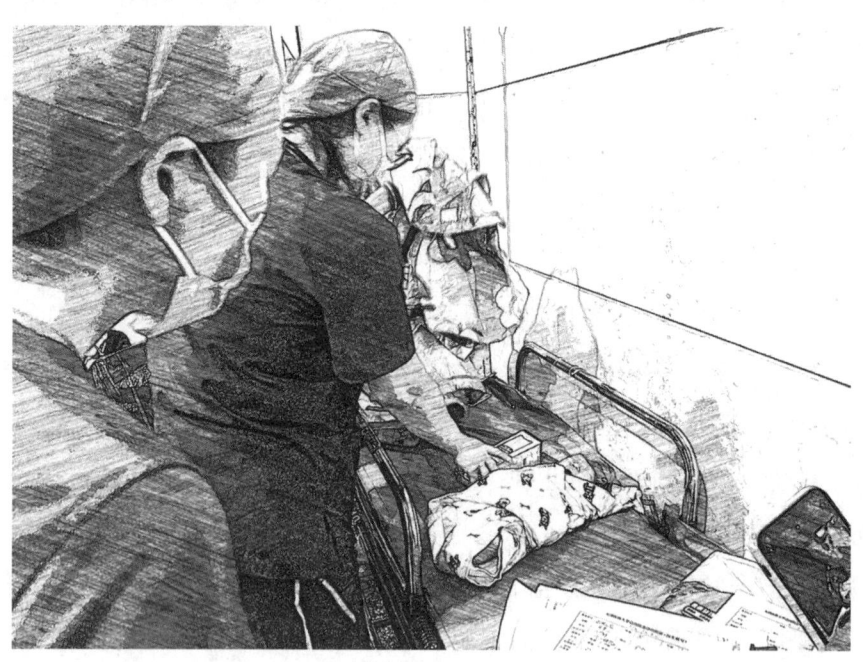

图6-3

4 有时去治愈　常常去帮助　总是去安慰

进入重症医学科（ICU）就会看到大门上写着"谢绝探视"几个大字，所以很多人都感觉ICU是一个冰冷，没有暖意的地方。以为这里见多了生死，习惯了离别。殊不知，这里其实比别处容易见到关怀、善良与温情。因为工作在这里的医护人员都对生命充满了尊重与珍惜。

今年8月21日，李奶奶因无尿、呼吸困难，收入重症医学科（ICU）进行治疗，入院时病情危重，ICU医护人员及时为老人实施了呼吸机辅助通气、血液净化等多脏器支持治疗。入院以来，李奶奶数次出现病危，科室多次进行讨论，但由于老人高龄、基础状态差，已没有治愈的可能，病魔随时会将老人的生命吞噬，目前最重要的是延长其生存时间，了却老人最后一桩心愿——等待身在海外的孙女归来，得以相见。

生命的伟大与强劲，值得我们去敬畏；生命的渺小与脆弱又值得我们去守护。李奶奶住进ICU里很坚强，面对每天繁琐的治疗从来没有拒绝，每次都是那么的配合，李奶奶由于气管插管不能说话，每次与护士交流都是眨眨眼睛或者动动手，在进行血液净化治疗时，李奶奶坚持治疗过程中减少活动，保证机械正常运转。在老人与时间赛跑的日子里，ICU的医护人员成了一个个延长李奶奶生命的助推器。发现患者血压下降，查找分析病因，并给予去甲肾上腺素静脉泵入；气道里有痰液了，给予及时进行吸痰；严格做好每一次护理与操作。医生有条不紊地下达医嘱，护士熟练操作密切配合。医护人员细致入微的监测，及时、专业的救治，一分一秒毫不松懈，为老人与时间赛跑的生命筑起了一道道坚固的城墙，随着病情的进展，李奶奶的身体状况每况愈下。

路的尽头即使布满了寒冷与黑暗，我们也会给您带去温暖与希望。李奶奶无法用语言表达自己的想法，但她可以用点头或摇头及手势和我们进行交流，看护她的护士都会亲切地以"奶奶"这个称呼来与她进行沟通、交流，来缓解奶奶对孙女的思念之情，让她感觉到孙儿随时都在身边照顾她，我们还会将橡胶手套吹成气球样，在上面画上一个大大的笑脸挂在床旁，鼓励李奶奶开心地度过每一天，给李奶奶带去心理上的更多慰藉。功夫不负有心人，孙女终于从澳大利亚赶回来，我们给她争取了时间，陪奶奶走完了人生的最后一程，让奶奶最后安详平静地离世。

孙女在奶奶的事情尘埃落地后给科室送来了锦旗同时还写了感谢信，"感谢您们尊重老人的求生意志和情感，感谢您们尊重生命同时也尊重死亡，正是因为有您们这样对生命负责的医生和总医院这样有效率的医疗机构，她才能延续这么久，感恩一路走来遇到的所有医生和护士，感恩总医院，感恩生命中的美好"。

这些故事对ICU医护人员而言，都是普通到不能再普通、平凡到不能再平凡的事，可每一件都是那么感动人心。让患者和家属暖了胸怀，湿了眼眶，心灵得到慰藉的不只是我们精湛的技术，也不是我们多么娴熟的操作，更不是喊的响亮的口号，而是一个温暖的举动、一个亲切的微笑、一个简单的握手、一个平凡的拥抱、一句简单的鼓励……天灾人祸、疾病无情，我们会不忘医者初心，怀抱一颗赤子之心，砥砺前行！

西方医学之父希波克拉底认为："医术是一切技术中最美和最高尚的。"严谨的科学态度、精湛的医学技术和温暖的人文关怀，从来就是医疗服务中不可或缺的组成部分。ICU是医院危重患者的抢救中心，更是医学技术和人文关怀的结合体，一方面用精湛的技术帮助患者维系生理功能，另一方面用浓厚的人文关怀鼓励帮助患者度过难关。在ICU接受治疗的患者，有昏迷的，也有清醒的，有治疗效果明显的，也有病情不可逆转的，医者仁心，我们守护不同的患者，也会护他们的家属一方周全。

"To care sometimes, to relieve often, to comfort always"。用中文描述就是"有时，去治愈；常常，去帮助；总是，去安慰"。ICU——捍卫生命的最后一道防线，"敬佑生命，救死扶伤，甘于奉献，大爱无疆"是每一位ICU医务工作者的初心和使命。面对危重症患者，ICU的工作者用精湛的医学技术去治愈，用满满地人文关怀去帮助与安慰，一手技术、一手关怀，用双手给危重患者带去希望与温暖，无声地守护着每一个生命。

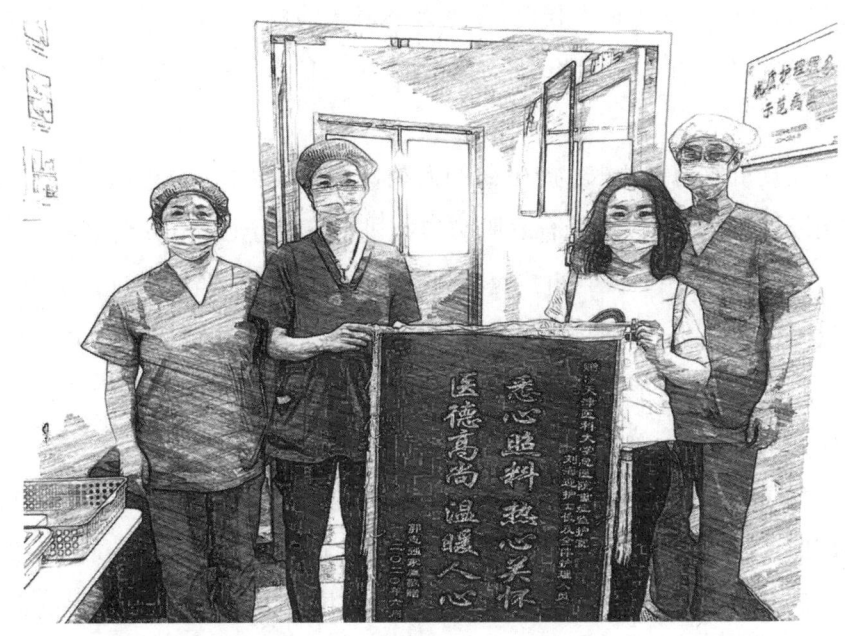

图 6-4

5 完整的家

一阵急促的电话铃声打破了重症医学科（ICU）里的平静,"患者车祸,腹部外伤,下肢骨折已经陷入昏迷……"正在急诊会诊的科住院电话里急忙说道,重症医学科（ICU）的医护人员严阵以待,准备接收患者。

患者严重车祸外伤,深度昏迷,点头样呼吸,血压测不出,腹部膨隆,生命危在旦夕。ICU 团队在科主任的组织下紧张有序地进行气管插管,呼吸机辅助通气,液体复苏。待生命体征稍平稳后,立即在监护下进行全面检查,明确伤情:肝脏右叶裂伤、腹腔积血、骨盆骨折、左侧股骨中段骨折。

由于患者伤情复杂且伤势严重,立即组织普外科、骨科、胸外科、麻醉科等多学科会诊。肝破裂、骨盆骨折、股骨骨折,创伤性休克,大家一致认为应该立即进行剖腹手术，患者生命体征不稳定，手术及麻醉风险极大。基于普外科丰富的创伤急救手术经验以及强大的麻醉团队术中保障和 ICU 术后的严密监护，立即为患者进行手术。

术中发现肝脏有 3 个长约 10cm 的大裂口在不断出血，普外医生为患者行间断肝门阻断控制出血，然后缝合肝脏裂口并进行填塞止血。同时骨科行右下肢股骨骨折牵引术，术后患者回到重症医学科（ICU）进行术后监护及进一步救治。

经过医护团队的全力抢救，患者血压逐渐稳定，伤口渗血明显减少，尿量逐渐恢复，终于在鬼门关前把患者拉回来了。但损伤控制手术只是第一步，后续还会有创伤性休克、创伤性凝血病、感染等难关需要度过。

患者名叫小张来自普通的农村家庭，平时靠开货车赚钱，可是天有不测风云，因为加班加点疲劳驾驶发生了车祸，导致现在这个样子。小张家里有 2 个孩子，上面还有两位七十多岁的老人。妻子也没有工作，小张一直以来都是家里的顶梁柱，原本收入不高，生活拮据的一家人，现在突然发生这种事情简直是雪上加霜。

张母和妻子每天守在医院，为节省钱，两个人每天以吃馒头为主，同时为了凑住院费，已经借遍了所有的亲朋好友，眼看后期的住院费没有着落，焦急万分。

小张还那么年轻，又不是得了救不了的病，必须想尽一切办法来救他，只有小张活着，这个家才是一个完整的家。一方有难，八方支援，科室当得知患者家庭收入不高，医院费用支出困难后，科室支委向全科同志发出倡议：伸出双手，奉献我们的爱心，以捐款形式为患者提供帮助。科室全体医护人员纷纷慷慨解囊，参与捐款，20 元、50 元、100 元……一张张饱含着爱心的纸币，见证了医护人员们为患者奉献爱心的一片情谊。一笔笔捐款犹如涓涓细流，汇入了捐款箱，也温暖了小张的心。尽管此次捐款数目不多，但它却承载了医护人员满满的祝福与希望。我们相信，涓涓细流可以流淌成浩瀚大海，点滴爱心可以汇聚成爱的洪流。愿这个家庭看到希望，增添战胜病痛的力量！

经过半个月的治疗患者终于转出 ICU，母亲用慈爱而激动的目光看着儿子，妻子更是喜极而泣。小张一家人向医护人员连连道谢，感谢 ICU 医护人员精湛的技术、精心的护理、优质的服务、无私的帮助，给了他们一家人生活的希望。数日后，小张身体恢复良好,各项指征达到出院标准,终于可以回家与儿女们团聚,开始自己崭新的生活。

小张出院后送回了一封亲手书写的感谢信,他说:"每一个人都是家庭里重要的一份子,缺了任何一个对家庭来说都是不完整的,医生治病救人,挽救的不仅是一个生命,更是其背后完整的家庭。你们用精湛的技术和精心的护理,让生命垂危的我能够重新健康地回归家庭,用默默的奉献和辛勤的汗水,将救死扶伤的人道主义大旗举得更高,更加飘扬"。每次看到这封感谢信,我都深受感动信心倍增,我知道我们的付出是有价值的。

天津医科大学总医院重症医学科(ICU)在院党委和科主任的领导下,传承科室团结、互助、友爱、进步的时代新风,救死扶伤,仁心仁术,病魔无情,医护有爱,医护人员用医疗技术治疗患者疾病的同时,更用他们的爱心,抚慰患者受伤的心灵,以实际行动践行医者仁心,书写人间大爱。

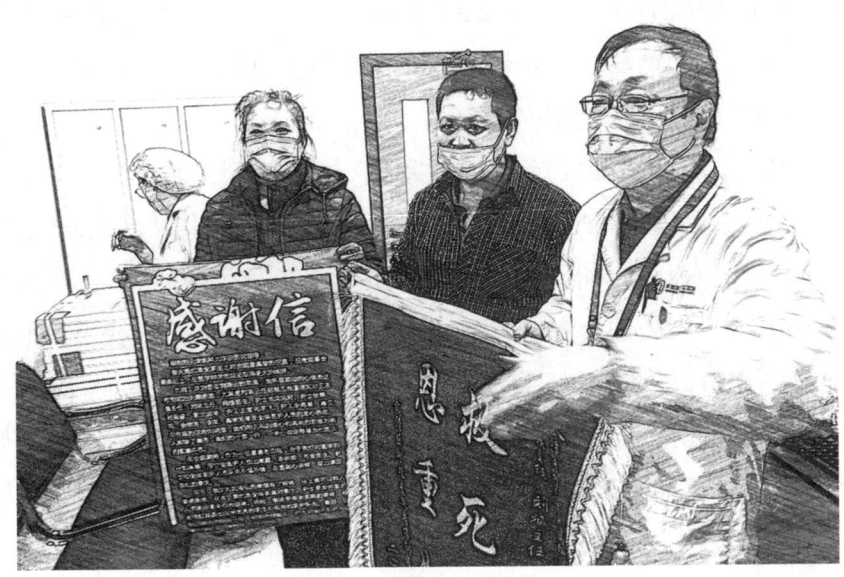

图 6-5

6　ICU 里的婚礼

提起婚礼，您能想到的是什么？是甜蜜的旋律，是梦幻般的婚礼现场，是彼此宣读对未来的誓言，还是新人相拥亲吻？在我的记忆里，印象最深刻的却是那场在重症医学科（ICU）里最简单的婚礼。

说起这场婚礼，还要回到七年前的那个雨夜。

夜幕笼罩着整个天空，窗外淋淋漓漓下着绵延的小雨，仿佛在诉说着伤心事，此刻，ICU 病房里还是像往常一样忙碌，滴滴答答的监护声，早已掩盖了窗外的雨声。每个人形色匆匆，脸上都充斥着悲伤的情绪。

原来就在刚才，前两天我们收治的一位 21 岁的确诊白血病的女孩情况再度恶化，我们都感到很伤心，女孩本来是要在两个月后结婚的，却连续几天高热不退，女孩以为自己就是普通感冒，可是到医院一检查，却发现是白血病，女孩严重贫血于是被收治到重症医学科（ICU），她瘦小的身体，躺在病床上愈发显得瘦弱。

收治女孩的那天也是一个雨夜，滂沱的大雨下个不停，而今天，又下起了细密绵延的小雨，这注定是一个悲伤的故事。

女孩的男朋友在 ICU 的门外掩面大哭，一个三尺男儿，再也没办法控制自己的情绪，此刻他只是一个等待自己女朋友的男孩，他无法在伪装坚强，他不能理解为什么是女孩得白血病，为什么上苍一次次跟他开这种生死的玩笑。在这个时候任何语言都是苍白无力的，等他情绪慢慢平静，男孩笃定地说："我想在她还清醒的时候给她一个婚礼，你们能不能帮我？"

因为女孩很虚弱，是没办法出 ICU 的，只能在 ICU 里办这场婚礼，可这却是史无前例的，为了圆男孩女孩一个梦，男孩说女孩生在一个单亲家庭，她很渴望能有一个自己的家，能有自己的孩子，能和男孩幸福的生活，男孩说，他没办法陪她慢慢变老，却要给女孩一个家，一场婚礼。我们愿意帮助男孩女孩，我们愿意给这个悲伤的故事，添上一笔彩色。

女孩住在 ICU 的单间病房，这天我们帮女孩化了一个美美的妆，给她涂上了她最喜欢的指甲,为她穿上了她最喜欢的婚纱,我们陪着她坐在床边,等待那个手捧鲜花的男孩,男孩单膝跪地,把戒指戴到了女孩的手上,没有惊天动地的誓言,只有默默地相拥坚守,这大概就是爱情最美好的模样,你不离,我便不弃。

婚礼很简短,因为女孩身体虚弱,很怕感染,双方父母也没有参加这场婚礼,只有男孩和女孩,我们几个医务人员作为见证人。

接下来的几天,女孩精神异常的好,男孩还是如往常一样每天给女孩写一封信,每天把自己对女孩的思念和鼓励用混着油墨香气的文字表达。女孩精神好有体力的时候也会给男孩回一封信,这让我想起老一辈的爱情,那时候车马很慢,一切都很慢,他们只能寄思念于云书,可是这样的爱情才是最坚不可摧的,就像男孩女孩的爱情。

我们被男孩女孩的爱情而感动,科里的每个人都尽自己所能的关爱着这个女孩。这样一个花季的年纪,正是爱美的年纪,住院不能化妆,不能戴首饰,我们就送她各式好看的头花,每天给她换新的头型。因为没有家属陪伴,女孩有时会害怕,我们的责任护士会主动和她聊天,分散她的注意力,有时女孩实在是无法入睡,医生会给少量镇静药帮助女孩入睡。由于女孩白细胞很低,她非常容易感染,而她的身体是经受不起感染的,所以不管医生还是护士,在进行操作时都严格执行手卫生和无菌操作,我们用我们的方式来保护着这个女孩,我们想和死神赛跑,而且要赢得这场比赛,多少个深夜,多少个白昼,医生们讨论着女孩的病情,认真地制订着治疗方案,尽量减少不必要的痛苦,一定要精准的方案,而护理团队们,每次都认真执行医嘱,每次交接班,都认真交接,生怕漏掉今天的护理重点。

最终男孩没能等到女孩痊愈的消息,女孩在某个夜晚突然昏迷了,男孩说女孩知道自己时日不多,女孩不想死在医院,她想回他们的家,回那个他们两个花费了很多心思装修好的家,这样女孩就没有遗憾了,在女孩生命的最后,她的男孩带着她回家了。

虽然如今医疗技术发展得越来越好,许多疾病能够得到有效的控制和治疗,但我们仍然要面对医学不可能治愈一切疾病,也不可能治愈每一位患者的事实。面对生命的逝去,医护人员能做的便是让患者平静、温暖、有尊严地走完人生最后一段时光。当生命必将走向终点,我们希望逝者走得安详,生者没有遗憾。

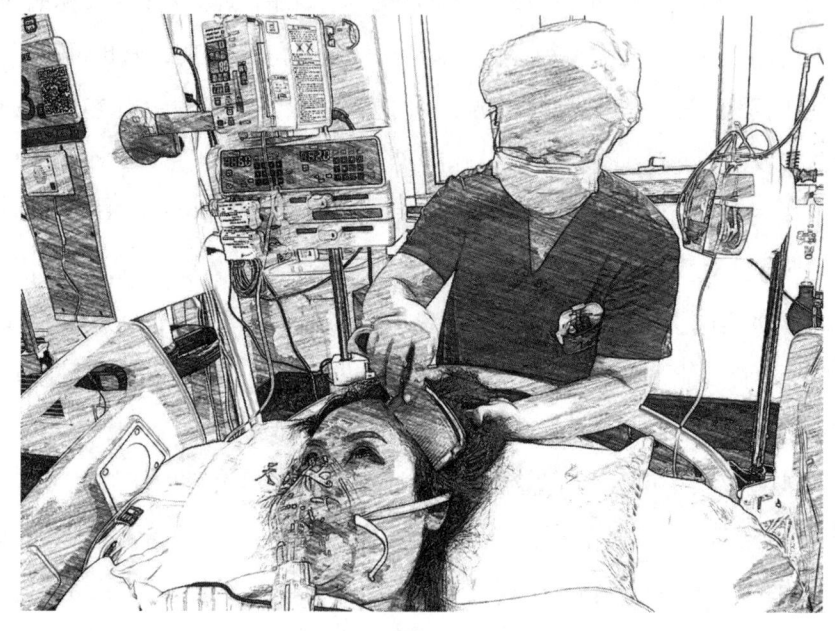

图 6-6

7 生命的守护

2015年8月12日22时51分46秒,本该是夜深人静准备入睡的时刻,可是伴随着一声巨响,一团高达数十米的蘑菇云在上空腾空升起,原来是一家公司危险品仓库发生了爆炸,很多人因此受伤就医。许多医护工作者放弃休息、忘记吃饭、连续作战,为生命坚守、为爱坚持……

天津医科大学总医院勇担重任全力救治,在市卫健委的统一调度下,9名重症伤员同时转入天津医科大学总医院救治。医院高度重视伤员救治工作,伤员到来之前,召开院内协调会,研究伤员安置,医疗、护理和物资保障等工作,开通绿色通道,确保伤员得到最好治疗。

陈某就是重症伤员中的一员,他是该公司的一名员工,事故发生时因为加班,刚下班离开公司,然而没走多远就发生了爆炸!伴随着一声巨响陈某就被巨大的冲力推了出去,直接没有了意识……

陈某的家在距离公司大约10公里的地方,爆炸发生时家人还在等他回家,伴随着巨大的爆炸声,本已熟睡的两岁的孩子吓得哇哇大哭,可是,小宝贝哪里知道,他差点因此失去挚爱的爸爸!爆炸声过后妻子及母亲立刻意识到爆炸的地点是陈某单位的方向,而陈某刚刚还和他们通过电话,说他在回家的路上,可是此时却还没有到家!妻子立即拨通陈某的电话,然而电话那头只有嘟嘟的无人应答的声音!60岁的老母亲慌了,儿子在哪里?外面到底发生了什么?妻子强装镇定安慰着婆婆:"不会有事的,一会儿就回来了!"可是她的心此时却感到从未有过的恐惧:你在哪里?你快回来……

漫长的等待后,家里人接到了电话,然而打电话的却不是陈某本人!原来是民警打来电话通知家属陈某受伤严重,家属需立即赶往医院!接到噩耗,母亲一度晕厥,妻子更是不愿意相信,不能接受,但她必须坚强,丈夫此时需要她!于是安顿好孩子,她和婆婆立刻赶往了救治医院……

见到陈某,妻子泪如雨下,原本高大帅气的丈夫,此时已经变得快认不出来了,头部外伤,颅骨骨折,肋骨胫骨骨折,全身皮肤多处爆炸上,气道灼伤!全身插满了管子,周围都是运转的机器,不断的发出各种报警声,一群医生护士围在他身边,做着检查和治疗。妻子怕了,她颤抖着手抚摸着丈夫身上的伤口,她怎么也想不到,说好马上到家的丈夫怎么就变成了这样?母亲更是哭泣着一遍一遍地呼喊着儿子,可是此时的陈某正处于昏迷阶段,什么都不知道……陈某病情危重,在市卫健委的统一调度下,陈某被转入了总医院重症医学科(ICU)。

总医院重症医学科(ICU)在危、急、险、重面前勇于承担责任,在伤员救治中力争零死亡,最大限度减少病残率。积极开展相关学科专家进行会诊,参照专家组的讨论意见,科室很快为陈某安排了头部手术,解决颅内出血的问题。同时行气管切开术,最大范围保护患者气道,医护更是从细节出发,杜绝一切次生感染的可能,另外为了避免患者长期卧床后期可能出现的肢体功能下降,护理上更是给予了许多康复手段！

深夜的病房很安静，只有机器发出的滴答声。月光如水，照进ICU的窗户，映在白色的病床上，柔柔的……陈某躺在床上，一动不动！ICU的门外，柔弱的妻子和年迈的母亲已经连续在这里守了7天！生离死别很残酷，当一个人躺在病床上时，对于外面的一切他也许都不知道，可对于家属来说，守候是他们对患者最大的守护和支持！

而医务人员面对的，却是要和死神展开战斗！陈某经历了昏迷、出血、感染、康复等多个难关，我们要做的是从死神手里把命抢回来，并且把他健康的患者交给家属！所以我们看见主治医生无论在哪，只要陈某出现一点病情波动，她会立即出现在病床前诊治；听见责任护士不分日夜每隔两个小时翻身拍背发出的扣背声；闻见为了预防感染，病房多次擦拭、消毒产生的消毒水的味道……医务人员用自己肩负的职责在守护着患者的生命！

2015年10月1日下午，此时陈某已经在ICU住了快两个月了！16:30又到了家属探视时间，妻子握着他的手，说道："今天怎么样，有没有自己活动啊？"病床上的陈某努力地眨了眨眼睛，是的，他醒了，60个日日夜夜，他睁开了眼睛、听见了家属的呼唤。在之后的日子里陈某一天一天地进步，慢慢地撤掉了呼吸机，能够用眼神简单的沟通了！

"您来了！他今天特别棒，还自己主动咳嗽呢！"护士看到陈某的进步，特别高兴，兴奋地向家属介绍着！"真是太感谢你们了，没有你们，就没有他的今天！是你们没日没夜的照护，他才恢复得这么好，住了这么久，身上特别干净，我们家属想洗洗都用不上，他这么胖，也没有生褥疮，你们真是辛苦了！是你们救了他的命！看，他也想谢谢你们！"陈某正努力地竖着自己的大拇指！护士笑着向他竖起大拇指"继续加油！""聊什么呢，这么高兴？"原来是主治医生过来交代病情了！"我们得感谢你们！"妻子说道！"患者能够好起来是我们共同的心愿，我们医生是一方面，你们家属的坚持与守护也为他提供了生的力量和坚持的动力。"主治医生说。

小陈接下来的最重要的治疗就是肢体功能康复，主治医生联系了康复医学科，小陈在康复医学科进行了一段时间的专业康复训练，生活已经可以完全自理，最终我们将一个昏迷将近2个月的患者，让他回归了家庭，回归了社会，让我们再次见证了生命的奇迹。

重症医学科（ICU）对很多人来说是神秘的，这里是与死神对决的最后一道关卡，是挽救患者生命的最后一道防线。全体医护人员时刻充当着拯救生命的"特种兵"，和时间赛跑、与死神战斗，用专业和温暖谱写了一曲曲救治急危重症患者的生命之歌。有人说，ICU的大门隔着生与死，对于ICU里的医护人员来说，ICU里承载更多的是希望，职业赋予我们价值感。生命相托，健康所系，必定竭尽全力坚守着生命防线，呵护生命之光，点亮生命之灯，ICU人的精神就是永不放弃。

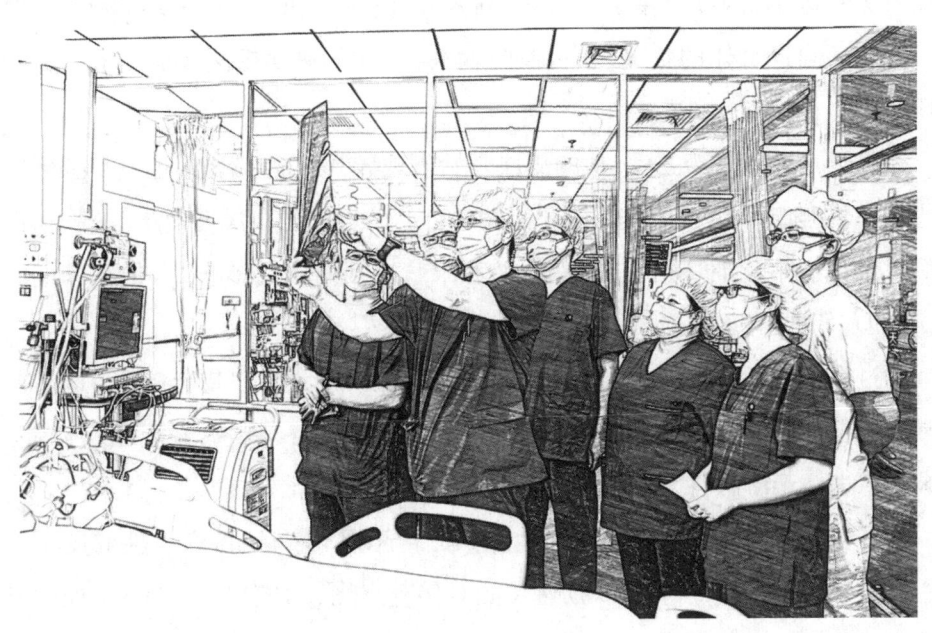

图 6-7

8 美食爱好者的危险冒险

强子是一个热爱旅行和美食的公司职员，他总是喜欢到各个城市去品尝当地的美食和体验当地的文化。他也经常在自己家中厨房里制作各种美食，并将自己制作美食的过程拍成视频发到网上，因此他拥有着许多粉丝和朋友。

一天，强子的一个朋友送给他一块生野猪肉。强子对于这样新鲜、美味的野猪肉非常感兴趣，便欢喜喜带回家准备亲手制作。然而，他食用未经检疫的肉类，很容易感染疾病。强子没想到食用后开始腹泻，他起初认为只是普通的肠胃炎而已。他没有去看医生，因此只用了自己从药店买的消炎药和止泻药来缓解症状。他认为自己知道自己身体的状况，没有及时就医，这样的错误想法让他掉进了更深的麻烦。

在强子吃了消炎药之后，他的皮肤开始出现异常反应。起初，他只是感到皮肤有些瘙痒，但随着时间的推移，他开始发现自己的皮肤正在慢慢剥落。这一切都非常的可怕，特别是当他看到自己的口腔和眼睛也开始受到影响时。他在家里崩溃了，在朋友们的帮助下前往医院就诊。

经过全面的检查，医生最终确认了强子患上了中毒性表皮松解症。这是一种非常罕见但严重的皮肤疾病，它可以引起全身皮肤溃烂、剥脱，甚至危及生命。强子被紧急送往天津医科大学总医院重症医学科（ICU）治疗。

强子被送往ICU的单间病房，他感到非常恐惧、疼痛和痛苦。他的皮肤不仅溃烂而且出现了严重的肿痛、灼热感，同时伴有高烧、口腔溃疡等现象。他的眼睛也发生了化脓性角膜炎，这样的状态让他感到绝望。由于强子全身皮肤破溃，容易并发感染。针对强子不断变化的疾病情况，天总重症团队也不断调整治疗方案，积极会诊利用综合医院优势进行多学科会诊，开展包括抗感染、扩容维持循环、免疫调节、营养支持等治疗。同时科室迅速成立了皮肤专科护理团队，制订详细的护理方案，将个性化护理、基础护理和专科护理合三为一。护理团队每天对强子的皮肤创面进行细心、精心、耐心地处理：用生理盐水对皮肤糜烂面清洁，水疱较大的部位要抽出疱液,结痂脱落后的皮肤要抗感染、促进表皮生长、保持湿润……每一次都需要至少 2 名护士,用时将近 2 小时才能完成一次全身的全面护理。此外,由于强子皮肤破溃自己不敢活动,护士们需要经常协助他调整体位,以避免因为长时间同一姿势引起皮肤进一步受损。

在医生和护士的精心治疗下,10 多天后,强子的皮肤开始逐渐恢复,原陈旧皮疹基本结痂、部分脱落,脱落处可见新鲜粉红色皮肤。患儿面部及背部、耳廓水疱已吸收,瘙痒减轻,眼结膜水肿充血减退,口唇红润,口腔粘膜溃疡基本愈合。经过 20 多天的精心治疗,强子的身体状况逐渐恢复,肌肤也慢慢变得平滑如常。尽管过程曲折,但这一切都是值得的。在接受了几周的治疗后,强子终于从 ICU 转出到了皮肤科继续治疗,虽然他的皮肤还没有痊愈,但已经进入了康复期。

强子的康复离不开 ICU 医护人员的伟大工作。虽然治疗过程中,强子经历了很多艰难困苦,但是,令人感动的是,他感受到了医护人员对他的关爱和照顾,这些人给了他最温暖的陪伴和抚慰。在 ICU 治疗期间,强子遇到了许多医护人员,他们无私地给予关心和帮助。每次医护人员走过床旁时,都会不由自主地鼓励他,温柔的话语、细腻的眼神……让强子感受到了温暖,医生们也不断地调整治疗方案,针对他病情的反应进行调整和修正,及时发现和解决问题并及时向家人汇报病情变化情况。

在 ICU 里,强子学到了很多,并非常感激医护人员的照顾。他意识到健康是非常宝贵的,如果不能及时正确地治疗,将会导致严重问题。医护工作不仅是一份职业,更是一种信仰和责任。他们的付出让强子和其他患者恢复健康,重新拥有生活的希望。强子很感激他们的贡献,也向全天下的医护人员致敬。经过这次非常艰难的经历,强子从此开始重视健康饮食。

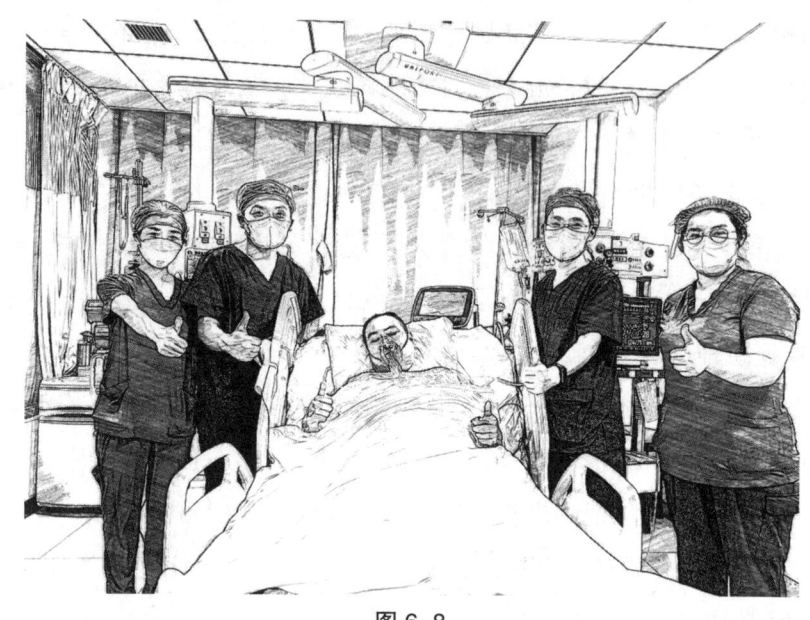

图 6-8

9 世上最爱您的男人

这个世上,最爱您的男人是谁?

丈夫爱您,可是随着岁月荆棘,爱有可能散去;孩子爱您,可是随着长大成家,爱却成了疏离!

其实最爱您的男人,甭管您什么时候,随叫随到的男人,尽可能给您一生幸福的男人,不是丈夫,不是儿子,而是:父亲!

说到这里我想到了一个让父亲伤碎了心的一个姑娘。那天晚上交完班,听到有人在病房里吵闹。过去一看,是个 20 岁左右的姑娘,正在做血液灌流治疗。患者叫小芸,她一看到我,马上拉着我说:

"医生,你就让我出院吧,我只不过想吓唬一下我男朋友,他老是跟其他女人聊天,我就抿了一小口农药,我感觉现在啥事也没有了,可是医生偏不让我走。"

我问:"你喝的什么农药?"

她说:"我在网上买的百草枯。"

我当时心里咯噔一下,如果小芸喝其他的农药救治成功率还很大,唯独喝百草枯能治过来的寥寥无几。看着姑娘稚气的脸庞,如花的年纪,脑袋里浮现出可怕的字眼:百草枯给你后悔的时间,不给你后悔的机会。

我:"你男朋友呢?是他给你送到医院来的?"

小芸:"嗯,医院里没有地方呆,我反正也没什么大事,我让他回去了。"

我:"你父母呢?"

小芸:"我爸爸在家呢!我没让你们告诉我爸爸!我就喝着玩的想吓我男朋友!没那么严重!"

小芸不知道喝百草枯的严重性,不管她如何解释辩解,我坚持要了她父亲的电话。过了大约1个小时,她父亲来了,是个黝黑的男人,穿着普通但整洁,一看就是一位老实本分的农民,脸上留下了岁月沧桑的痕迹。

男人:"我是小芸的爸爸,小芸现在怎么样了,严重吗?"

我:"怎么您自己来的,小芸妈妈怎么没来?"

男人:"小芸妈妈在小芸3岁的时候就生病走了,是我自己给她带大的。我怕娶个后妈对我女儿不好,所以她从小缺少母爱。"

我皱了皱眉,这位父亲接下来怎么办?一个男人又当爹又当妈,把女儿拉扯大,其中的艰辛可想而知。他为了女儿他付出了太多,如果他知道了,辛苦养育了20年的女儿可能要离开他,他肯定接受不了。我沉默了一阵子,开口了:"小芸她喝了百草枯,这是最致命的农药,无药可解,虽然只是一小口,但对她的影响可能是致命的。"

男人很惊讶地说:"你们搞错了吧?我女儿现在挺好的,她打电话刚说饿了想吃馄饨。"

我说:"百草枯就是这样,现在看起来没什么事,过一个星期到一个月,药物会聚集到肺里,然后整个肺慢慢失去呼吸的功能,最后人呼吸不了,只能……而且,没有解药。"

男人再问："那有没有可能治好？"

我说："除非她喝的是假药，或者她喝的足够少，能够熬过这一关，我们现在正在尽最大的努力救她，能用的治疗已经都给上了！"

她爸不再说话，愣在那。后来小芸的爸爸每天来ICU门口询问病情，看到医生就问"我女儿能治好吗？"但得到的都是一样的答复。有一天下班，我看到小芸的爸爸一个人蹲在楼梯口，手抓着头，看着很无助，3天不见，这男人好似老了十岁。他低着头，嘴唇似乎在颤抖，那种心酸与无力感没法形容，我想去劝他，但不知道要如何去劝。社会历来教育男人"男儿有泪不轻弹"，一个男人被人撞见流泪似乎也不是件光彩的事。但男人也只是一个血肉之躯，在病床上的是他唯一的女儿，是他唯一的亲人，是他的全世界。

小芸不知道自己病情的严重性还跟刚来时一样，每天吵着说自己没病，要回家，吵着说她男朋友怎么不来见她。父亲每次来探视时即使心在滴血，他在女儿面前也要强装笑脸，也只有躲在人后，他才有偷偷垂泪的资格。

一个多星期后，开始听不到她吵闹回家的声音了。因为这时候，她开始呼吸困难，已经需要靠呼吸机帮她呼吸了，没有办法说一句话了。又过了一个多星期，她爸终于认命，带她回了家。

百草枯是一种高效能的非选择性接触型除草剂，对人畜具有很强毒性，误服或自服可引起急性中毒，已成为农药中毒致死事件的常见病因。成人致死量为5～15毫升。百草枯经消化道、皮肤和呼吸道吸收，毒性累及全身多个脏器，严重时可导致多器官功能不全综合征。肺是主要靶器官，百草枯对

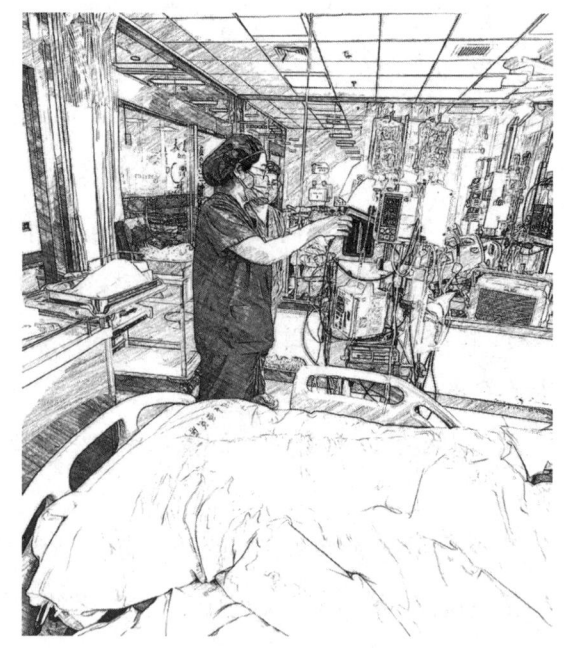

图6-9

肺的伤害最大，会引起肺纤维化，肺最后就完全没法呼吸——憋死，也是百草枯中毒致死的主要原因。请所有人珍爱生命，不要辜负爱我们的人。

从始至终，她的男朋友，就来看过女孩一次，就再也没有来过。她以为世界上的男人都会像父亲一样宠着自己，可不知道，这世上，除了她父亲，别人根本不会在乎她是谁。父爱如巍峨高山，给您踏实的依靠。他或许不苟言笑，他或许待您严厉无比，但却始终陪着您成长，默默在您身后做您的保护伞，他是世上最爱您的男人。

10 用关怀与呵护去温暖每一颗心

有人说，ICU门外的墙，比教堂能聆听到更多的祷告，那里被视为生命的高原。门内的患者徘徊在生死一线，门外的家属亦或担惊受怕，亦或以泪洗面。ICU总是容易给外界一种冷峻之感，殊不知，在病魔营造的绝望氛围之下，有一群奋不顾身的人在全心全意呵护着被病痛折磨的患者，让他们的心灵感受到温暖，让这个科室涌动着暖流。

这天早上，我像往常一样换好工作服，准备接班。刚走到片区，就听见夜班的同事正在苦口婆心地劝导一名年轻女性患者，"不要怕，血滤没什么可怕的，做完血滤，你就会舒服多啦！"我循着声音的方向看去，那个坐在病床上的小姑娘正是风华正茂的年纪，再看一下诊断：系统性红斑狼疮。我不禁想，这么年轻得这个疾病，真是挺让人感到惋惜的。正在沉思之际，小姑娘开始气急败坏地发着脾气，"我为什么老是咳嗽？难受死了！快给我吃点止咳药！"夜班同事安慰道："你目前的症状根源不在咳嗽本身，不是只靠止咳药就能解决的，你的血氧指标特别不好，你需要血滤治疗，减轻水肿，不然止咳药也只是治标不治本。"小姑娘根本不能平卧，只能坐位，憋喘严重，床旁早已备好一台冲完管路的血滤机，只待小姑娘同意，就可以开始血滤治疗了。

但是问题的关键就在这里，虽然治疗是第一位的，但毋庸置疑的是，对于这种意识清醒的患者，必须得到患者的认可与配合、充分倾听患者的意愿与需求。如果患者坚决不同意，我们既无法顺利开展血滤操作消除患者的病痛，更无法让患者感受到医护工作者对她发自心底的关怀。

通过一番耐心的沟通，我了解了小姑娘的顾虑：担心自己的病症已经十分严重，今后可能再也不能离开血滤机，自己还这么年轻，不想以后的日子就与血滤机为伴。得知这一情况后，我也就清楚了问题的根源，正如前面提到的，ICU内给患者一种冷峻之感，尤其是对于一个朝气蓬勃的年轻人，其内心难免产生恐惧与不安的情绪，这种情绪使其过度悲观。估计此时此刻单纯依靠讲道理无法从根本上缓解她的担忧，消除其负面情绪。基于这一情况，我将小姑娘病情的预后与顾虑结合起来，劝慰小姑娘道："你认为开始血滤治疗以后需要终身治疗，无法逆转，其实这个判断为时尚早。如果你在急性发病期积极配合治疗，待病因控制后肾功能是可以慢慢恢复的，等你病情平稳后医生会全面评估你的肾功能情况，以后你定期体检，控制危险因素，减少对肾脏功能损伤，是可以像正常人一样生活的。你现在需要做的就是配合治疗，才能尽快地恢复。我们也希望你能尽早好起来。"小姑娘仍有些将信将疑，但已经基本接受了我的建议，并且主动提出想让母亲进来见面。这毫无疑问是一个孩子在内心脆弱时最真挚的诉求，母亲的到来既可以进一步带来温暖、帮助她走出心理阴霾，又能够充分体现重ICU的人文关怀精神。

果不其然，母亲温暖的目光与柔和的话语，成为了小姑娘的强心剂，在母亲的鼓励与我们的劝导之下，患者彻底打开了心扉、放下了顾虑，第一次血滤治疗顺利开始了。随着血滤治疗的进行，患者的血氧饱和度由最开始的90%上升至95%，咳嗽憋喘症状也有所减轻，渐渐地可以由坐位变成半卧位，最终可以平躺着舒舒服服地睡了一觉。有了第一次的基础，后来的几次血滤治疗都进行得很顺利，我们对小姑娘的关怀与呵护也一直伴随着整个治疗过程。在经历了这些之后，患者已经充分信任了医护人员，情绪由最开始的烦躁不安，逐渐转为稳定平和，并和医务人员说说笑笑，我们每天都给她梳个可爱的麻花辫，护工阿姨也帮她梳洗得干干净净，现在的小姑娘已经在精神状态方面恢复到了生病之前的样子，像处在这个美好年纪的其他女孩一样干净明媚、笑靥如花、充满希望。

因为怕她在 ICU 里无聊，我们特地跟小姑娘的母亲沟通，可以带些她爱看的杂志来，让她在 ICU 里看，缓解治疗过程中可能产生的紧张情绪，也可以让她觉得时间过得更加轻松愉快。现在的她，完全不见当时的暴脾气，每次为她做完治疗或护理后，都会开心地喊着"护士姐姐，医生姐姐，谢谢你们了！"

提起 ICU，好多人认为，里面都是冰冷的仪器设备，是不断响起的监护报警声，是突发的各种病情变化和紧急抢救，是一场又一场的生离死别，医生或护士的一句话，就能让一个人甚至一个家庭或喜或悲，惊喜与崩溃就在一瞬间。事实上，这里更是与病魔抗争的主战场，是挽救无数患者的生命之舟，尽管科室里的医护人员每天都在行色匆匆地忙碌着，像战士一样与病魔做着残酷的斗争，但他们也一直在用关怀与呵护去温暖每一位患者的心，用专业技能与细致周到的呵护帮助每一位患者。医者仁心，"医"是手段，"仁"是态度，以仁者爱人之心为每一位 ICU 内的患者服务，让其感受到温暖、远离病痛折磨，是我们矢志不渝的追求。

有人曾说，己心温暖，则世间温暖。人与人之间，人与万物之间，都有千丝万缕的联系。你若温情，世间便温暖，有温度才有情感，有情感才有热爱，有热爱才有快乐。其实，ICU 里，真的很温暖……

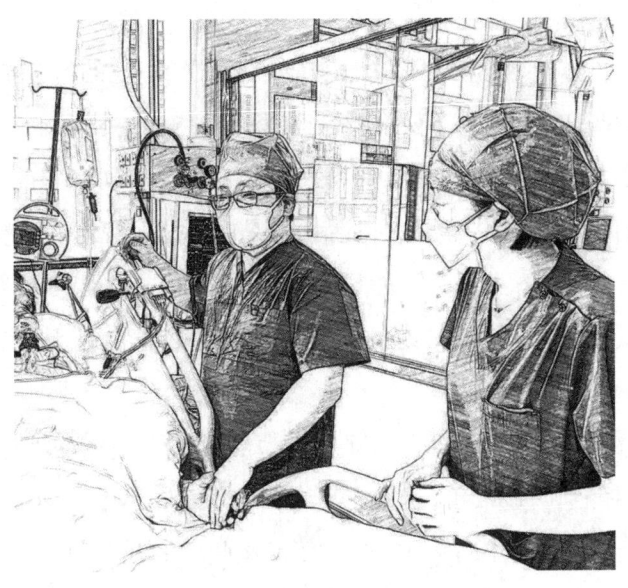

图 6-10

11 一善染心，万劫不朽

又是一年莺飞月，每到细雨飘飞的清明时节，空气中凝聚着淡淡的哀伤，我的内心就会泛起一阵涟漪，不禁想起五年前那个接力生命的小伙子，清明节的雨有着悲伤的底色，此刻的春天我依然饱含热泪，因为，那是我见过的最悲伤的告别，也是我听过的最厚重的心跳……

时间倒流到五年前的三月份，真是病来如山倒，平日里健壮如牛的大雷如今却因为重症肺炎躺在了ICU的病床上，用他妻子小梅的话说，钢筋铁骨之躯怎么连一个肺炎都扛不住呢？心急如焚的她每每都是擦干难掩的泪水，故作坚强地站在丈夫面前，鼓励他一定配合医生和护士的治疗，而一向乐观的大雷吃力地拉着妻子的手，喘着粗气，还安慰她说：“放心吧，这里的大夫、护士可好了！我这两天也不怎么难受了，等我好了，今年暑假，我一定带着你和儿子回老家看看咱爸咱妈……"话音未落，妻子一下子松开丈夫的手，头也不敢回，匆匆地离开了病房，而丈夫挥起他那挽留的手却重重地落在了病床上，他随即叹了口气后又大口大口地喘着气，面色青紫。

怎知来日并不方长，病魔如飞似地来袭，当天下午，他的氧合指数还不到200，我们深知，这么低的氧合指数，双路吸氧已无法维持他的氧合水平了，不得已，大雷在床旁进行了气管插管并接上了呼吸机，妻子再次来到病床前，隐忍的泪水不停地在眼眶里打转，而她说的每一句话无不是哽咽着。我站在一旁，一阵莫名的酸楚，涌上心头，我弯下身子，在大雷耳边低声地劝慰着他：“要坚强，会好起来的！”，其实，在我看来，我当时说的那些话显得那么苍白且无力。阳光总在风雨后，请相信有彩虹！

大雷的病情却每况愈下，科室当即决定为他紧急行ECMO治疗。在治疗期间，大雷的低氧血症得到明显改善，经过七天的严防死守，医生给他撤除了ECMO，这让刚刚见到曙光的我们稍松了一口气。然而，在此后的几天里，大雷的病情出现反复，尽管我们已尽了最大的努力，但仍无力阻止他的病情出现恶化，生命的脆弱无时无刻刺痛着我们每个人的心,但我们更加难以体会到妻子小梅内心的伤痛。

生命无常,大雷最终陷入了深度昏迷,生命的迹象正在悄无声息地流逝,无论我们的团队如何努力,他却始终未再睁开双眼,接连受到数次打击的妻子,眼睁睁地,慢慢地失去着难以割舍的丈夫,默默承受着常人难以承受的悲痛,这种痛,无人能懂,而此刻,已近崩溃边缘的她却毅然做出了一个令人难以置信的决定,她含泪向主管医生张主任提出请求:"我自愿无偿捐出我丈夫所能用的器官,让更多的家庭免受痛苦。"在场的每个人,听了无一不感到震撼,而作为我科器官捐献协调员的张主任,听了妻子小梅的话,也忍不住背过身去,摘下眼镜,偷偷用镜腿轻轻拭去含在眼角的泪水,他转过头,郑重地答应了小梅的请求。也就在那时,我们的张主任真正地成为了传递生命的使者,将看似冰冷的死亡变得温暖而有意义,蓦地,小梅一下子扑到了丈夫的怀里,失声痛哭,她拉起丈夫的手,细细端详着,仿佛要把他的模样永远刻在心里:"大雷啊,你别怪我替你做这个决定,这也是你的心愿,对吗?我替你来完成!"此时此刻,又有谁不会认为他们的心是相通的呢?他们有着相同的希冀!

那一年,他的生命被永远定格在了27岁。感谢你来过,每每想到你,我的内心感到无比温润,这个艰难的人生课题被你给出了令人称赞的答案。可这个故事还远远没有结束——他的一个肝脏、两个肾脏使等待器官移植的患者重获新生。如此珍贵的一份厚礼,胜过那漫天的繁星,而你就是夜空中最亮的那颗星。有你在,照亮了我们前方的路,我们会更好地活;有你在,照亮了前行中的黑暗,我们的心灵不再不知所措。其实,你依然活着,不是吗?"死而不亡者寿",有爱的故事,必定在延续……

这个故事的主题不是死,而是生,不是结束,而是另外一个个鲜活生命的开始,我们的故事在人群中传播着,至今,也被传颂着,你的名字在我们每个人的心中都是有温度的,你的生命谱下的是生生不息的绝唱,你的人生里永远都是逗号,因为你是未完待续的,明天以后还有明天……

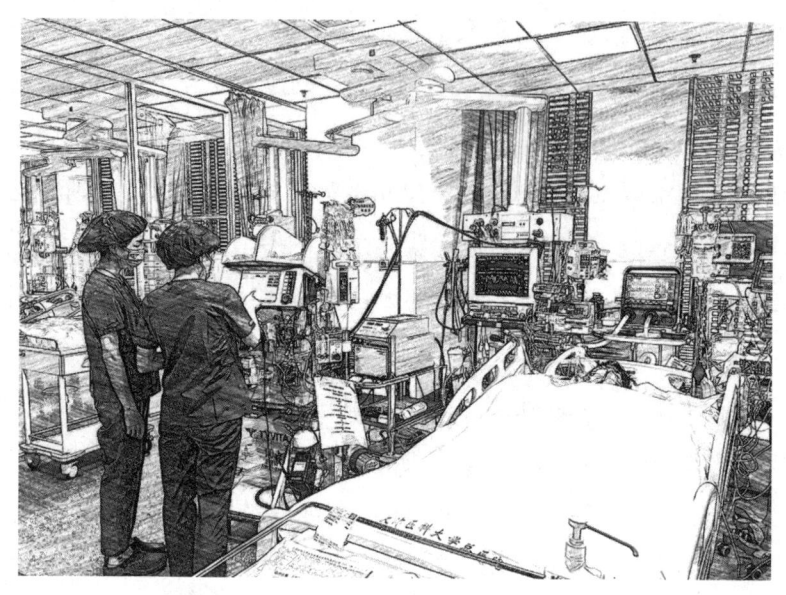

图 6–11

12 重生之门

ICU 的大门，神秘而冷静，但它从来不是"死亡之门"，而是一扇"重生之门"。因为在 ICU 里，患者从来不是形单影只，重症团队的守护让无数一只脚踏进了鬼门关、生死未卜的患者，在生与死的较量中得到了重生。

阿姨是一名克罗恩患者，在最终确诊之前，家属对这个病一无所知。起初，患者并没有什么症状，会偶尔发烧，总是会在晚上发烧，出一身汗，转天就好了，这种情况可能持续了一两年。直到 2019 年 10 月，发烧的频率越来越高，甚至达到了一周三次的程度，人也变得消瘦，患者和家属才下决心到大医院彻底查查。这期间，她们也走了许多弯路。看了中医，喝了一段时间中药，住院输液保守治疗等等，做了各种检查，最终她们遇到了韩主任，她看了检查片子，用最简短的话告诉患者：唯有手术才能解决，尽早手术，就能正常生活，就能吃饭了。当时阿姨已经不能吃

第六章
ICU 里的故事

饭只能靠喝营养液维持,而且发生了一次急性肠梗阻,听到主任的话,就像抓住一根救命稻草,随即要求马上住院进行手术。

2020年1月7日阿姨在全麻下行腹腔镜辅助全结肠切除、末端回肠－直肠吻合、部分空肠切除、空肠－空肠侧侧吻合、部分回肠切除、回肠－回肠侧侧吻合。手术之前,家属已经做好了手术难度大、风险高等心理准备,可是患者的严重程度还在家属的预想之外,8点手术开始一直持续到晚上9点,历时11个小时,手术室里医护人员全力进行着手术,患者在里面经受着生死考验,手术室外家属焦急地等待,这是没有经历过的人无法想象的。直到手术结束后,阿姨被推到了重症医学科(ICU),术后13根引流管,家属悬着的心暂时放了下来。因为之前有同病房的患者,做了手术也先回ICU等病情稳定就能转到普通病房了,所以家属以为阿姨也是这样。看不到患者,只能在家属等候区等着,其实阿姨远比家属想的严重,医生和家属交代了病情并告知病危,主刀主任也在凌晨两三点被叫了回来,并告知家属阿姨遇到了术后出血的危险情况,医护人员正在全力进行抢救,那种紧张的气氛无法言表,家属已经站不住了,蹲在ICU的门外,嘴中不停地喊着:"妈妈,你坚持住啊,妈妈你回来,我求你了,我不能没有你呀"。阿姨一定是听到了,她挺了过来,可是危机情况远远没有过去,术后的出血情况稍有好转,但凝血功能又开始紊乱了,持续给予阿姨输注血、血浆。嘴里的气管插管再加上身上的各种引流管让她痛苦不已。探视的时候家属看到她一动不动地躺在那,她想说话也说不了,家属看着很着急,这时候护士拿来了纸和笔,告诉阿姨有什么想说的就写下来,"我能坚持""想外孙""喝水",这个好办法瞬间让冰冷的气氛有了暖流。护士鼓励着阿姨:"阿姨你很棒,咱们努力加油。"一边说一边把阿姨的被单往上拽了拽,眼睛不停地看着仪器数据和输液、输血情况,一边告诉家属,阿姨今天的体温、心率等情况。除了探视短短半个小时,其他的时间家属都在家属等候区等候,每天提着心就怕被医生叫去谈话,等候的家属都知道,只要是被大夫叫过去谈话,肯定是患者有什么病情变化了,或需要什么相关检查签字了。阿姨的家属常会被叫到,给他们细致地讲述病情,签各种检查操作的字,同时每一次都不忘安抚家属焦急的情绪。阿姨像一个不争气的小孩,术后出血、昏迷、肾衰、肺部感染、谵妄等等的危险情况,她一个都没有逃掉，当一个个问题接踵而至，家属几乎崩溃，看着她因为肾衰全身水肿，每天排尿袋里只有100毫升的尿量，因为气管插管嘴干裂抠了血痂，看着她因为谵妄乱蹬的腿上青一块紫一块，家属一度想要放弃了。ICU是一个会发生死亡的地方，死亡是生命的一部分，所以当我们感觉到生命在一步一步走向不可避免的死亡时，家属放弃治疗是可以理解的。但是我们觉得阿姨放弃治疗实在是可惜，最终通过与家属的积极沟通，在家属的极力配合下，阿姨的努力下，医护人员的坚守下，我们把一个一个的问题解决掉，这样不行就换另一套方法解决，这个药效不好就换另一种药。阿姨的病情在一天一天地好转，慢慢地能够表达各种各样的需求了："我想喝点热水""腿疼、能不能给我揉揉腿""我想翻身""我想吃草莓"等等，当然医生和护士像哄小孩一样地哄着呵护着，当阿姨在进行换药拔管等操作的时候，护士会像女儿一样紧紧地握住她的手，减少阿姨的紧张及疼痛感。阿姨的外孙子需要上学不能来看她，于是写了一封信，来问候关心姥姥，护士把信一字一字地念给她听，阿姨想到过不了多久就能出院回家见到外孙子了，立刻心情好起来，还主动和护士聊一些和外孙的趣事。

医生、护士、家属陪着护着阿姨一路走过了荆棘，走出了痛苦，走进了阳光。我们经常把ICU医生的坚持比喻成唐僧去西天取经。当他们走在戈壁中，在炎炎烈日下，他们不知道能否走到西天，取到真经。但是他们内心有信仰，有信仰才能一步一步走下去，走下去

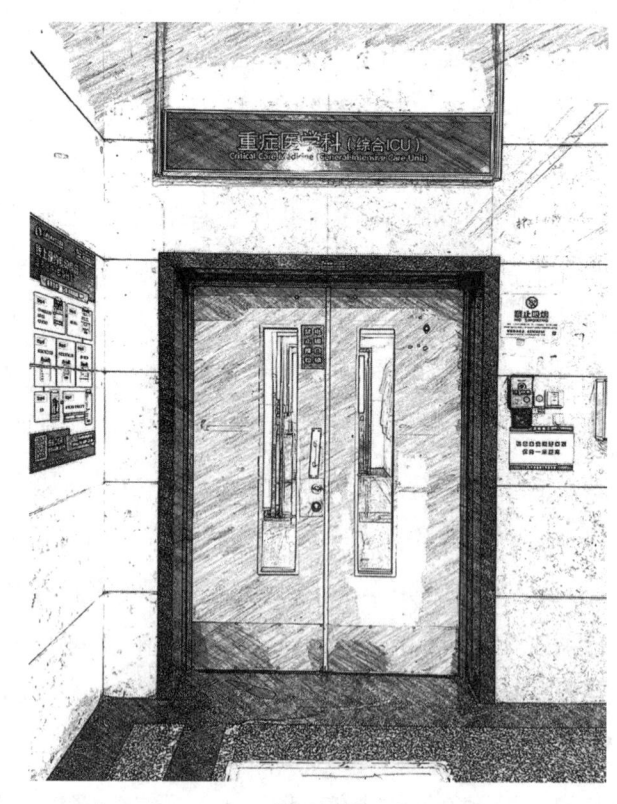

图6-12

才能看到结果。

也许对于医生和护士来说,阿姨只是他们成千上万个病患之一,但对于阿姨来说,医护人员的照护就是一道温暖的阳光,驱散了疾病带来的所有阴霾。阿姨病好已经三年多了,身体虽然没有之前能跑能跳,也还算健康,人也胖了好多,有了精神头。在阿姨病好后一年多,她的女儿意外迎来了第二个宝宝,如今阿姨一直在帮忙带孩子,隔辈亲得不得了,让人心生羡慕,她的女儿常会开玩笑和阿姨说,您把生命活成了传奇,阿姨笑着对女儿说:那是因为我走进了一道重生之门,那里的人们给了我重生的能量和信念。

13 从"心"开始

ICU对于普通人来说是一个望而却步的地方,可是,生活中总有一些人会因为这样那样的原因不得不住进这个地方,而对于我们医务人员来说,铁打的营盘流水的兵,患者是一波又一波,我们的任务就是用我们最大的努力把患者治愈出院。但是,结局往往是有人欢笑有人悲,在这里上演着各种各样的故事,总让人难以忘怀……

阳阳是一名先心病患儿,18个月大的他,跟随父母生活在哈尔滨。阳阳妈妈一直在两难抉择中,如果治疗,得需要大量的治疗费用,但是他们家庭经济十分困难,如果不治疗,孩子随时会有生命危险。身边也有人给阳阳妈妈出主意,不行就把孩子送福利院吧,这样有病的孩子对自己负担太大了。但是阳阳妈妈坚决不同意把自己的孩子抛弃,于是就艰难地一边打工挣钱,一边照顾着生病的阳阳。可是,就在前段时间,由于本身疾病再加上流感的原因,阳阳已经得过好几次肺炎,而且反反复复总也不好,本来考虑等孩子长大一些再考虑手术的事情。可是,频发的肺炎就像是晴天霹雳一样,让他的父母感到十分担忧,怕他那瘦小的身躯会雪上加霜从而变得越来越差,最终酿成不可弥补的遗憾,于是便慕名前来我院找心

开启重生之门
——走进重症医学（ICU）

外科专家吴主任就诊。

在这个春暖花开的季节，当别人都带着孩子外出踏青、赏花、游山玩水的时候，阳阳和他的父母却只能远离家乡，踏上求医之路，他们的内心是五味杂陈的，不知道这样的选择是否正确，可能也只有孩子还在懵懂之中，以为这是一场说走就走的旅行，不知道手术意味着什么，更不知道这将是一场重生之旅。阳阳的父母也只能默默地承受着内心的无助与牵挂，面对这个活泼可爱的儿子，他们别无选择，此时此刻，他们内心的感受可能只有经历过的人才会懂得。4月10号，阳阳在全麻下完成了先心病手术，术后转入到了重症医学科病房（ICU），因提前得知今天有一个小宝宝——阳阳要做心脏手术，科室提前备好了小宝宝用的吸痰管、呼吸机管路、雾化小面罩等等。医护人员看到偌大的床上，躺了一个这么小的宝宝，不禁泛起怜悯之心。护士和医生都在紧张而有序地为这个小宝宝忙碌着，大家不约而同地改变了平时麻利地工作作风，每个人都变得轻手轻脚地生怕弄疼这个小宝宝。阳阳的身躯上插了好几根管子，为人父母，谁也不想看到孩子这样的画面，好在手术十分成功，所有的一切都还是值得的。当我们为他接好心电监护后发现，阳阳的心率偏快，血压偏低，经过综合评估发现阳阳是一个容量不足的表现，于是便遵医嘱进行补液治疗，由于孩子太小，输液速度不能太快，我们果断选择科里精准的注射泵来进行补液，大概过了2个多小时，阳阳开始苏醒，刚开始可能因为麻醉药物没有完全代谢，还算配合，可是又过了一会儿便开始不停地活动双手双脚，还时不时地抬抬小屁股。医生看状，孩子醒得差不多了，呼吸机各项参数和心电监护各项指标都能达标，于是便停掉呼吸机让阳阳自己呼吸，半小时后查血气分析，结果正常，当即给阳阳拔除了嘴里的气管插管，拔掉插管的他着实放松了不少。可能是因为没有爸爸妈妈陪伴的原因，他显得有些无助，有时还会哭闹，毕竟他也是第一次独自面对这么多陌生的面孔，再加上身体上的各种不适。不过，我们的医生和护士们办法可多了，我们提前让妈妈准备了一些阳阳平时爱玩的玩具和安抚奶嘴，这时候就派上用场了。和阳阳妈妈沟通收集资料过程中我们了解到阳阳生病时，总喜欢让人抱着，了解了这一情况，为了能够让阳阳在少使用镇静药物情况下，安静地配合治疗，我们的主管医生、责任护士轮流把他抱在怀里，像对待自己的孩子一样,实施雾化治疗,哄他睡觉。

记得阳阳手术那天夜里,阳阳有些烦躁,即使是抱在怀里他也不开心,看着他那双水汪汪的浓眉大眼并拉着他的小手和他交流,通过他咿咿呀呀的声音,得知他是想要找妈妈了,可能是因为到了晚上阳阳更加想念妈妈的陪伴。通过综合考虑阳阳的病情及缓解家属的担忧于是让阳阳妈妈增加一次探视,妈妈一直在焦急地等待生怕孩子有什么事情,听说能增加一次探视,妈妈特别感激恨不得立刻到达阳阳面前。坚强的孩子看到妈妈的第一眼并没有哭闹,而是叼着奶嘴安静地听着妈妈安慰的话语,妈妈说:"阳阳可能饿了"。"目前阳阳还不能吃,等能吃东西了,我们给阳阳冲奶粉喝。"和妈妈的交流中明显感受到了妈妈的牵挂和心疼孩子的无助感,眼睛中不时还会有泪花闪现,因为不能一直让家属陪伴在身边,于是哄阳阳睡着后,便让妈妈离开了病房。大约凌晨两点的时候阳阳醒了,估计被饿醒了,这时我们赶紧给阳阳冲奶粉,生怕小宝宝等急了,他喝得好极了,喝完奶后阳阳满足地睡着了。

第二天早上,主任和护士长都过来看望了这个小宝宝,经过医生的全面评估,阳阳可以转回心外科病房继续治疗了,真的是拨开云雾见天明啊!对于他的父母来说,绝对是解决了一个天大的问题,再也不用时时刻刻给孩子担忧,对于阳阳来说,手术的意义十分重大,修补完的心脏就像是车里的发动机一样,马力十足。整理完小宝宝地管路,在护士阿姨和医生的陪同下,阳阳转回了心外科继续治疗。心外科考虑阳阳家庭的经济问题,给予申请了"微尘基金",这项基金专门用于救助特困先心病患儿,这样缓解了阳阳家庭的经济问题,10天后阳阳康复出院便能够健健康康成长了。

身患疾病的孩子是不幸的,但阳阳是不幸中的万幸,她的坚强和她父母的"不抛弃、不放弃",以及医生护士们精湛的技术和精心的护理,形成了一种神奇的力量,战胜了共同的敌人——先心病。船的力量在帆上,人的力量在心上,在这段饱含艰辛又充满希望的就医过程,让阳阳迎来了美好的明天。愿此后"面朝大海,春暖花开",阳阳,从"心"开始,开启了新的征程。

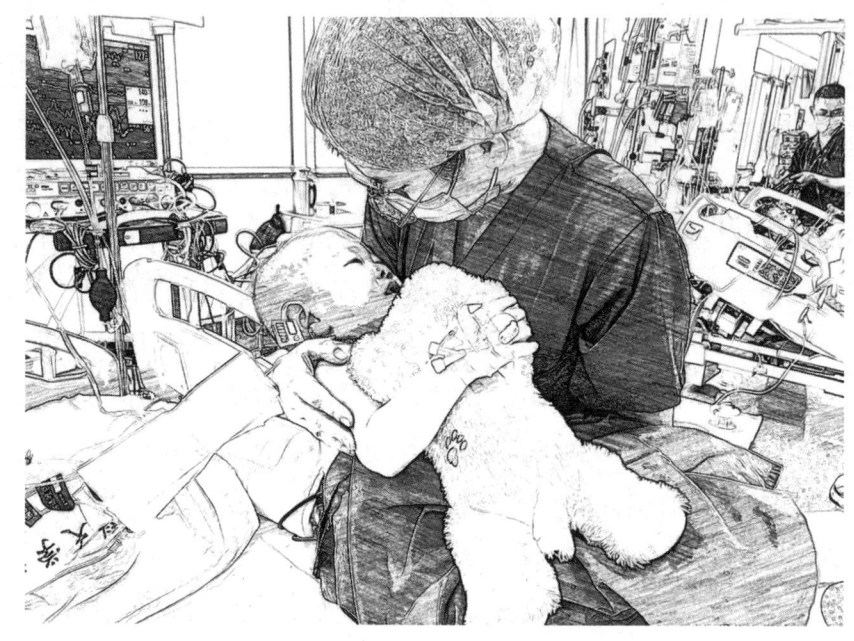

图 6-13

14 保护伞

说起保护伞,您想到了什么?国防的守护?家庭的温暖?父母的庇佑?还是恶势力的权势?

今天,我要和大家讲的是一名 ICU 患者对"保护伞"的理解!

2022 年一个夏日的午后,烈日炎炎,大地像蒸笼一样,马路上发着白光,红蓝相映的灯光下,一辆飞驰的 120 车辆呼啸而过,车上躺着的是一名男孩,高处坠楼受伤,伤势严重,需要立即送医救治!

伴随着救护车紧急的刹车声,男孩被直接送到了天津医科大学总医院,绿色通道进入重症医学科(ICU)立即抢救诊治!

主治医生李主任在给男孩查体后发现,男孩面色苍白、心率加快、血压降低,有明显的休克的表现,需立即安排手术,但是送这名男孩来的是警察,并不是家属,于是李主任马上和男孩沟通,要求他通知家属,但他却表现出明显的不耐烦,表示自己没有家属。

"小伙子,你伤得挺重的,需要家属来照顾你,后续还有很多问题,得有人来帮你处理,你联系一下家里人好吗?"李主任仍试着和他沟通。

"我说了没有家属,用不着他们,我找我大哥来,他会管我的"!

"小强,你还执迷不悟,是不是?赶紧告诉我们你家人的联系方式",这时警察严厉的口气引起了所有人对这个男孩的注意。

原来,男孩名叫小强,22岁,今天是因为躲避警察的追捕,自己企图逃跑才从4楼跳了下来,为了不受伤,他还从楼上找了两把雨伞,企图用撑开的雨伞当保护伞,跳下来的结果可想而知,摔下来后他就动不了了,被警察发现后立马送到了医院……

雨伞也能当保护伞?!他该不是电影看多了吧?相信大家都觉得既无奈又搞笑!

在警察的帮助下,最终李主任联系到了小强的家属,家属表示会马上赶到医院,小强也被立即安排进了手术室!

父母到医院后小强还在手术中,从小强父母那得知因为小时候不好好学习,小强早早辍学出去打工,因为没有好学历,自然也没有什么特别好的工作!但他却觉得自己很聪明,一定要挣大钱,找到的工作不是嫌弃累,就是嫌弃工资少,每份工作都坚持不了多久!

直到有一天他听说有一份工作可以挣大钱,还不累!小强很高兴,终于等来了翻身的机会,他当即和朋友表示自己也要去!

就这样小强带着他的发财梦混进了一个传销组织,跟着里边的人混社会,自此之后他几乎不和父母联系,父母也就无法管教。事发当天,警察们经过调查取证后正在对这个传销窝点进行抓捕,也就出现了他"跳伞"的一幕……

有人说最漫长的等待莫过于手术室外的等待,小强的父母紧紧地握着手,目不转睛地注视着手术室的门,祈祷着他能平安回来……不久,手术室的门打开了,出来的却是神情凝重的手术医生,小强高处坠落后脏器损伤,内脏出血,手术很危险,医生需要和家属如实交代病情告病危,面对泣不成声的父母,赵主任表示一定会全力抢救!随后,手术室的大门又重重地关上,留下的是父母两人落寞的背影。又过了很久,手术室的灯终于熄灭了,有惊无险,小强手术结束了,脏器出血止住了,可是由于高处坠楼后脊髓损伤,小强截瘫了⋯⋯

得知这个消息,母亲直接瘫软到了地上,父亲也很难接受,但冷静过后却表示只要还有命在就好,无论以后怎么样,都会好好照顾儿子一辈子!天下父母心啊!

术后第二天,小强躺在ICU的病床上终于睁开了眼睛,醒来后的第一件事,小强居然是要打电话给自己的"大哥",还说大哥会来照顾他,在小强心里,大哥就是他的保护伞,必须要找到这个大哥⋯⋯

然而,送小强就医的警察告诉他所谓的大哥早已落网,并且为了脱罪,还把罪行都推到了小强身上,企图让小强顶罪,以减少法律的惩罚!得知真相,又听医生说了自己的病情,小强彻底傻眼了,他想不到自己认定的保护伞竟会害自己,更不能接受自己下半生将躺在床上的事实。

面对年迈的父母,小强慌了,一时间他无法接受现实,开始的几天,他情绪非常激动,经常发脾气,大吵大闹,ICU的医务人员见此情况,除了病情管理,更重视小强的心理护理。每天耐心地和他沟通,并给他讲解一些成功的案例,鼓励他积极配合治疗,努力康复训练。每两个小时医务人员就会帮助他翻身活动,避免皮肤被压破,鼓励他一日三餐多摄取营养,促进疾病康复;护士还给他讲了当代保尔张海迪的故事,虽然截瘫,但仍然通过自己的努力改变了命运;鼓励他不要怨天尤人,自暴自弃,使他尽快地从消极悲观的情绪中走出来。

几天后,小强终于平静了许多,他想通了,主动交代了传销的所有证据,还说直到此时,他才意识到自己的行为是多么幼稚,长久以来,能保护自己成长的一直是自己的父母!此次受伤,帮助自己的是医务人员和警察!经过医务人员的耐心开导,小强的心理已经慢慢接受了,即便自己以后不能走路了,但也会好好活着,走好人生的旅程。虽然小强的眼神中还闪烁着悲伤,但嘴角也能看到上扬的微小弧度,他说,一直以来,他错误的价值观促使他犯了许多错,一直想投机取巧,到头来反倒害了自己……

一段时间后，小强的病情平稳，从 ICU 转到了康复科进行康复训练，后面等待他的还有很多的困难，而这些都需要他自己面对。

在 ICU 里，我们经常感叹人的生命是坚强而脆弱的，这里见证了无数的生死瞬间，也看多了人情冷暖，哪有什么保护伞，真正的保护伞永远是自己撑给自己的，只有自身积极努力，才能成就更好的自己。人生的路，一定要靠自己走！

希望小强历经人生的挫折之后，能够重新扬帆，为自己撑起保护伞！

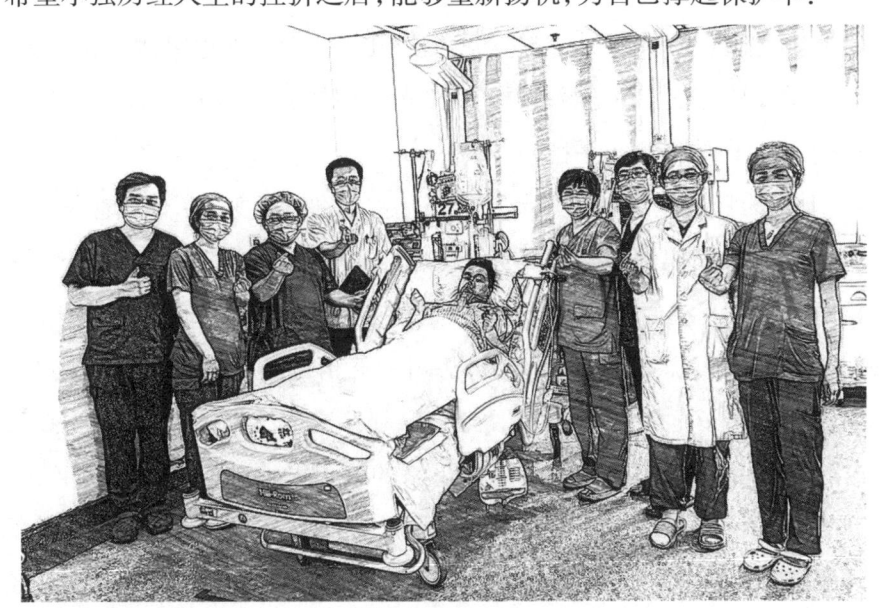

图 6-14

15 生命相托，全力以赴

随着救护车的鸣响越来越近，急诊科医护人员的步履也变得越来越匆忙。他们知道，每一个急诊患者都是一个鲜活的生命，而他们肩负着拯救生命的重任。在急诊室里，医护正紧张而有序地进行着救治。

急诊科来诊的是一位突发呼吸心跳骤停抢救的患者。高龄，昏迷，呼吸微弱，

开启重生之门
——走进重症医学（ICU）

满口鲜血，血压检测不出……各项查体检查都在提示患者病情危重……在急诊科通过抢救复苏，患者心率血压恢复，但随时有生命危险，紧急收治到重症医学科（ICU）继续治疗。

在重症医学科（ICU）经过与家属沟通病情得知，赵大爷既往支气管扩张、脑梗死等多种疾病，都没有系统治疗过，也从没有想过多种疾病组合会这么严重。患者目前心肺复苏术后，生命体征极其不平稳，呼吸和心跳都极度微弱，血液中的氧气含量严重不足。这无疑是一个巨大的挑战，但医护人员并没有放弃，他们全力以赴，与时间赛跑，为患者争取一线生机。经过几个小时的紧急处理，血气分析、脑复苏治疗、输血治疗、各种抢救药物应用、超声评估、中心静脉置管、气管镜检查治疗……患者生命体征趋于平稳。

在接下来的日子里，医护人员严密监测患者的病情变化，不断地进行各种检查和治疗，与患者家属保持密切沟通，及时告知病情和治疗方案。家属们深受感动，相信医护人员一定会竭尽全力救治自己的亲人。

在医护人员和家属的共同努力下，患者的病情逐渐好转。经过一段时间的治疗，患者终于脱离了危险。生命相托，全力以赴！这不仅仅是一句口号，更是医护人员和家属们共同的责任和使命。在接下来的日子里，赵大爷的病情依然十分严峻，医护人员日夜不停地为他进行着各种监护、治疗、护理。几天后，患者逐渐清醒，血压平稳，自主呼吸平稳，经过呼吸康复训练后，逐渐脱离了呼吸机，又经过几天治疗，通过胃肠道评估，患者逐渐停用肠内营养乳剂能经口进食了……医护人员不断地调整着治疗、护理方案，时刻关注着赵大爷的病情变化。通过医护人员的精心治疗和心理护理，患者病情和心情一路向好。

在医护人员的努力下，赵大爷成功脱离了危险期，终于赵大爷从 ICU 转往至康复科继续康复治疗，看到赵大爷脸上洋溢的幸福笑容，跟十几天前那个生命垂危的老人判若两人。他的家人对此感激不已。

在康复科的日子里，医护人员们为他提供了全方位的康复治疗，包括物理治疗、言语治疗等等。赵大爷的身体状况逐渐好转，慢慢地开始能够自己行走，他的家人对此感到非常高兴，非常感激医护人员的专业和付出。

在这个过程中,医护人员们也经历了许多挑战和困难。他们时刻关注患者的病情变化,及时调整治疗方案,同时为患者提供心理上的支持和安慰。他们从来没有放弃过任何一个患者,总是全力以赴地为患者提供最好的治疗和护理。

天津医科大学总医院医护人员们用他们的专业和热情创造了许多奇迹。他们用实际行动践行了"生命相托,全力以赴"的信念,也让更多的人感受到了医学的力量和温暖。

生命相托,全力以赴是每一个医护人员应该秉持的信念。无论病情如何危重,只要患者还有一丝生还的可能性,医护人员就会尽最大的努力去救治。

天总重症人通过昼夜忙碌的监护、观察、治疗、护理,在一个个监护仪、呼吸机、注射泵、输液泵等各种声音交杂在一起的地方创造了一个奇迹!而这样的奇迹每天都在天总重症里上演!24小时×365天收治患者是重症人的日常工作!他们用理想、担当、专业和感恩汇聚而成的家国情怀,坚信通过努力,点点微光必将会汇聚成璀璨星空!

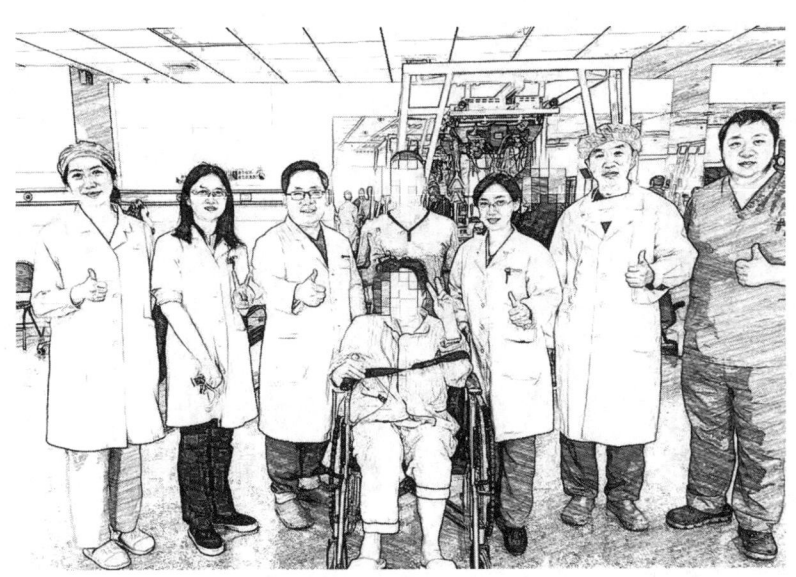

图 6-15

第七章 ICU 里的伦理与法律

1 "医"路护航：医疗法律与伦理的紧密交织

（1）法律规范与伦理准则的内在联系

医疗法律与医学伦理共同构成了规范医疗行为的保障体系。法律通过国家强制确立医疗行为的基本底线，而伦理则依靠行业共识引导医务人员追求更高的职业操守。二者在价值取向上具有高度一致性，都以维护患者权益为核心目标。我国《基本医疗卫生与健康促进法》将"敬佑生命、救死扶伤"这一伦理要求写入法律总则，体现了伦理价值向法律规范的转化。在具体实践中，法律条文是对最基本伦理要求的确认，如《民法典》对知情同意权的规定，本质上是对尊重患者自主权这一伦理原则的法律化。同时，医学伦理的发展又不断推动着法律体系的完善，例如器官移植伦理共识的形成为相关立法提供了重要参考。

（2）医学实践的伦理法律考量

医疗法律在具体适用过程中需要伦理原则的指导和调适。由于医疗行为的专业性和复杂性，单纯依靠法律条文往往难以应对所有的临床情境。在医疗纠纷处理中，鉴定机构和司法机关通常会参考医学伦理指南来理解专业问题，判断医务人员是否尽到注意义务。特别是在紧急救治等特殊情况下，严格的合法性判断可能需要让位于合理的伦理权衡。例如，对于无家属签字的急诊手术，法律允许医疗机构负责人批准实施，但具体决策仍需基于"患者最佳利益"这一伦理原则。这种法律实施中的伦理调适，既保障了法律的严肃性，又确保了医疗决策的人性化。

2　医学伦理"指南针":核心原则与实践路径

(1)尊重原则与权力保障

1)尊重患者自主权的基本内涵

尊重原则(principle of respect for autonomy),是医学伦理的核心原则之一,其内涵包含但不限于对患者自主性的尊重。尊重原则的内涵包括尊重患者的生命,尊重患者的人格尊严,尊重患者的隐私以及尊重患者的自主权。患者自主权(right of autonomy of patients),是患者享有的一种重要权利,它是指具有行为能力并处于医疗关系中的患者,在医患有效沟通交流之后,经过深思熟虑,就有关自己疾病和健康问题做出合乎理性的决定,并据此采取负责的行动。患者自主权的体现之一是患者的知情同意。其可追溯至《赫尔辛基宣言》"受试者必须在知情后自愿同意"的核心精神,在我国,《中华人民共和国医师法》第25条明确规定了"不能或者不宜向患者说明时应当向近亲属说明",正是伦理原则在法律层面的具体体现。

2)尊重患者自主权的前提条件

尊重患者自主权意味着患者要自己做出选择和决定,这需要具备以下前提条件:①医生应为患者提供正确、适量、适度且患者能够理解的信息;②患者必须具有一定的自主能力,情绪必须处于稳定状态,决定必须是经过深思熟虑并和家属商量过的;③患者的自主决定不会危害到他人和社会的利益,否则需要加以限制。

3)尊重患者自主权的伦理要求

尊重患者自主权对医护人员的伦理要求主要包括以下三个方面:①要提供条件,尊重患者及其家属的自主性或自主决定,保证其自主选择医生或医疗小组;②治疗要经患者的知情同意;③保守患者的秘密,保护患者的隐私,尊重患者的人格等。然而,尊重患者自主权并非一成不变的原则,它需要在具体医疗实践中灵活运用,并妥善处理好"病人自主"与"医方做主"之间的微妙关系。在以下特定情况需要运用医疗干涉权：①患者病情十分危急，需要立即进行处置和抢救，来不及获取家属的知情同意，医方必须迅速作出决策，以挽救患者生命；②对于"无主"患者，即身边没有任何人代行其自主权，患者需要紧急抢救，医方应果断采取行动，确保患者得到及时救治；③患者患有对他人、社会有危害的疾病而又有不合理要求和做法，医方可以采取必要的医疗干涉措施，以保护公共利益和患者自身的长远利益。

4）尊重患者自主权在 ICU 的实践

在重症监护室（intensive care unit, ICU）的临床实践中，保障患者的自主权面临特殊的挑战。ICU 患者往往因病情危急，如遭遇休克等紧急状况，或是意识水平发生改变，陷入昏迷状态，甚至依赖生命支持技术如机械通气、体外膜肺氧合等维持生命，这些情形都极大地限制了患者的自主决策能力。为了有效保护这类患者的自主权，引入了预先医疗决定、意定监护人制度以及委托代理人制度等一系列机制。这些机制旨在确保在患者无法自主表达意愿时，其医疗决策权能够得到合理且合法的代表和执行。

（2）有利原则与最佳利益

1）有利原则的含义及分类

有利原则（principle of beneficence）作为医学伦理的核心原则之一，要求医护人员在医疗活动中应主动采取行动促进患者健康福祉，最大化医疗行为的积极效益，同时避免因不作为或决策失误导致患者利益受损。《中华人民共和国基本医疗卫生与健康促进法》第 32 条明确规定，医疗卫生人员应当遵循医学科学规律，合理采取诊疗措施，保障患者最佳利益。在临床实践中，依据医疗行为的主动性与利益指向的维度，可将有利原则的实施分为：①主动促进健康与避免不作为；②个体利益与群体利益的协调；③短期效益与长期福祉的平衡；④专业判断与社会价值的融合。因而，忽视可及的有效治疗手段，滥用无效医疗，片面追求短期生理指标改善而忽视长期生存质量，将社会价值（如科研需求）凌驾于患者个体利益之上均是不道德的行为。

2）有利原则的相对性

在医疗实践中，医疗决策常面临多重利益冲突与客观限制，导致绝对的有利往往难以实现。如治疗方案可能改善主要病症却引发新并发症；对疾病严重患者进行延长生存期的干预但可能降低生活质量。根据《中华人民共和国医师法》第23条，医务人员实施医疗措施应当以维护患者健康权益为根本目的。在临床实践中，医护人员若出现忽视可及的更优疗法、过度医疗导致伤害累积、将科研目标凌驾于患者利益的情形则构成伦理违规。医护人员在平衡利益冲突时，需遵循梯度优化原则：优先选择净获益最大的干预措施，对不可避免的次优选择需通过动态评估与风险缓释策略，确保患者健康福祉的可持续提升。

3）有利原则的伦理要求

为实现患者健康福祉的最大化，对医务人员提出如下要求：①树立积极获益的意识，在医疗决策中优先考虑循证医学支持的最佳方案，主动消除无效医疗与不作为倾向，对存在疗效争议的干预措施建立动态评估机制；②善于整合多元利益，通过生理获益、心理支持、社会功能三维度权衡评估医疗措施的净效益值，当治疗方案满足核心指标、生活质量、价值认同要求时方符合有利原则。

4）ICU中的最佳利益实践

患者最佳利益是危重症救治的决策核心，是平衡生命延续与生存质量的伦理准则。研究显示，全球ICU中约15%—30%的治疗属于无效医疗，导致每年近200万患者承受非必要痛苦。在高收入国家，ICU患者接受生命支持技术后1年生存质量达标率不足40%；在中低收入国家，因资源限制导致的治疗不足致使可避免死亡率高达25%。ICU作为高复杂性医疗场景，其诊疗涉及多项高风险干预，因此，ICU必须遵循《医师法》第31条"避免过度医疗"要求，与《医疗纠纷预防和处理条例》第13条关于治疗方案动态调整的规定，确保在挽救生命与维护尊严间实现精准平衡。并在此基础上，构建阶梯式最佳利益决策体系。

（3）不伤害原则与患者安全

1）不伤害原则的含义及分类

不伤害原则（principle of non-maleficence）作为医学伦理的核心原则之一，要求医护人员在诊治过程中应尽量避免对患者造成生理上和心理上的伤害，更不能人为有意地制造伤害。《中华人民共和国民法典》第1221条规定，医务人员在诊疗活动中未尽到与当时的医疗水平相应的诊疗义务,造成患者损害的,应当承担赔偿责任。在临床实践中,依据伤害与医方主观意志及其责任的关系,将医疗伤害分为以下类型:①有意伤害与无意伤害;②可知伤害与不可知伤害;③可控伤害与不可控伤害;④责任伤害与非责任伤害。有意伤害、可知可控伤害及责任伤害都是不道德的。

2) 不伤害原则的相对性

在医疗活动中,绝对的不伤害是不可能的。很多检查和治疗可能给患者带来生理或心理上的伤害,例如手术并发症、药物不良反应等。在临床实践中,凡是医疗护理上是必需的或者属于适应证范围的,所实施的诊疗护理措施是符合不伤害原则的。相反,如果诊疗护理措施对患者是无益的、不必要的或者是禁忌的,而又有意无意地勉强实施,从而使患者受到伤害,就违背了不伤害原则。医护人员在决定采取何种措施时应遵循最优化原则,以最小的损害代价使患者最大获益,对于符合适应证可能带来的伤害要注意尽量避免或将伤害减少到最低限度。

3) 不伤害原则的伦理要求

为预防对患者的有意伤害或将伤害降到最低限度,对医务人员提出如下要求:①树立不伤害的意识,在医疗活动中首先想到不伤害患者,杜绝有意和责任伤害,把不可避免但可控的伤害控制在最低限度;②善于权衡伤害和受益,对有危险或有伤害的医疗措施进行评价,只有相对于受益,危险或伤害能够接受,才符合不伤害原则。

4) ICU 中的患者安全管理

患者安全是医疗质量管理的基石,是关乎生命安全的底线与核心原则。2021年,世界卫生大会通过了首个《2021—2030 年全球患者安全行动计划》,提出"可避免性零伤害"。当前,由不安全医疗行为引发的不良事件已成为全球十大导致死亡和残疾的主要原因之一,其严重性不容忽视。在高收入国家,约有十分之一的患者在医院接受治疗过程中遭受不必要的伤害。而在低收入和中等收入国家,医疗安全形势更为严峻。ICU 作为医疗救治的前沿阵地,其诊疗过程中涉及大量侵入性操作,如气管插管、中心静脉导管置入等,以及使用血管活性药物、镇静镇痛药物等高危药物，使得患者面临着更为复杂的双重困境。因此，在ICU的诊疗实践中，必须进行严格的获益风险比评估，权衡治疗措施的利弊，确保患者在获得必要治疗的同时，最大限度地减少潜在的风险和伤害。这是保障患者安全、提升医疗质量的重要一环。ICU患者安全管理所涉及的医疗事故与纠纷需与第六部分"医疗事故的法律责任与防范措施"第七部分"医疗纠纷的法律解决途径"协同实施，形成系统性风险管理闭环。

（4）公正原则与医疗资源分配

1）公正原则的含义

公正原则（principle of justice）要求医务人员合理分配和实现人们的医疗和健康利益。公正原则包括形式公正原则和内容公正原则。形式公正原则，又叫完全平等原则，是指应该同等分配负担和收益。内容公正原则，又叫合理差别原则，是指应该合理差别分配收益和负担。在医疗卫生领域，公正原则首先强调基本健康权人人平等，在基本医疗保健需求上保证人人应该同样享有。同时，公正原则并非意味着平均分配，应承认非基本健康权的合理差别，对于患者超越基本健康权的医疗需求也应予以恰当满足。

2）公正原则的伦理要求

公正原则要求医护人员做到以下3点：①公正地分配医疗卫生资源，在其中医务人员既有分配宏观资源的建议权，又有参与微观资源的分配权，因此应该公正地运用自己的权利，尽力保证患者享有的基本医疗和护理等平等权利的实现；②公正地保障诊治质量和服务态度，平等对待患者，特别是对老年患者、年幼患者、残疾患者、精神患者等要给予足够的关怀；③公正地面对医患纠纷、医疗差错事故，坚持实事求是，合理兼顾各方利益。

3）医疗资源分配的原则和标准

医疗资源是指提供医疗服务的生产要素的总称，通常包括人员、医疗费用、医疗机构、医疗床位、医疗设施和装备、知识技能和信息等多个方面。医疗资源分配的基本原则是公平原则和效用原则。在临床实践中，主要依据按医学标准、社会价值标准、家庭角色标准、科研价值标准、余年寿命标准等综合权衡，以确定医疗资源的优先享用者资格。其中,医学标准是首要标准,主要考虑病人病情需要及治疗价值;社会价值标准主要考虑病人既往和预期的贡献;家庭角色标准主要考虑病人在家庭中的地位和作用;科研价值标准主要考虑该病人的诊治对医学发展的意义;余年寿命标准主要考虑病人治疗后生存的可能期限。

4)ICU 医疗资源分配的特殊挑战

ICU 作为医院中救治危重病人的核心区域,其医疗资源的分配问题显得尤为复杂而敏感。主要面临以下几个方面的挑战:一是是资源有限性与需求紧迫性的矛盾,二是病情的复杂性与治疗优先级的确定,三是伦理与法律层面的考量,四是技术更新与资源配置的同步性。如何在有限资源下做出最合理的分配,成为 ICU 管理的一大难题。这不仅考验着医护人员的专业素养,也对其道德判断和决策能力提出了更高要求。医院管理者、医护人员、患者及家属等多方面需要共同努力,通过科学合理的分配机制,以确保每位患者都能得到最适宜的治疗。

(5)保密原则与患者隐私保护

1)保密原则的含义

保密原则根植于希波克拉底誓言中,"凡我所见所闻,无论有无职业关系,我认为应守秘密者,我愿保守秘密"。在现代法律框架下,这一伦理义务已转化为明确的法律责任,《中华人民共和国民法典》第 1226 条规定,医疗机构及其医务人员应当对患者的隐私和个人信息保密。泄露患者的隐私和个人信息,或者未经患者同意公开其病历资料的,应当承担侵权责任。尊重患者的隐私,主要包括两方面内容:一是个人的私密性信息不被泄露,二是身体不被随意观察。

2)保密原则的伦理要求

医务人员的职业特点决定其有权了解患者与病症诊治有关的一些隐私,但是患者也有权维护自己的隐私不受侵害。医生有义务为患者保守秘密,以免泄露信息给患者带来伤害。但是,如果患者的"隐私"涉及他人利益或威胁公共安全,如甲类传染病等,则医务人员应当如实上报。但是,对非直接利益相关人应当做好保密工作。隐私保护的本质是在患者权益与社会公共利益之间建立动态平衡。医疗机构需建立"三重审查"机制:医疗必要性审查、最小够用原则审查、去标识化处理审查,以符合要求。

3)ICU中患者隐私保护的特殊性

ICU的特殊诊疗环境使患者隐私保护面临多维挑战,需结合技术防控与伦理规范协同应对。首先是ICU诊疗环境下的信息暴露风险,持续生命体征监测(如心电波形、呼吸机参数)的显示屏可能被非授权人员观测,需设置设备隐私屏并限制非医疗人员接近监护区域;其次,ICU患者由于病情危重,需要进行侵入性操作,往往会导致患者身体暴露,操作需严格执行"最小暴露原则",采用拉帘或屏风遮挡;此外,对意识障碍患者,家属代行决策权前需签署授权书,明确授权范围仅限于当前诊疗必需信息,涉及敏感信息时,启动隐私保护升级程序;最后,在使用临床数据用于科学研究前需通过伦理审查委员会审查,开展教学查房或病例讨论时,对患者资料进行去标识化处理(隐匿患者姓名、住院号等直接标识符)。医疗隐私保护的本质是对人性尊严的守护。在重症医学领域,既要通过技术手段筑牢数据安全防线,更需在临床实践中贯彻"以患者为中心"的服务理念,在救治生命的同时维护人格权利,这既是法律规定的强制义务,也是医学人文精神的内在要求。

破冲突之茧:法律与伦理的协调艺术

在医疗实践过程中,法律规范与伦理准则之间往往存在一定张力,这种张力需要通过建立系统化的协同化解机制来妥善处理。当出现法律规定与伦理判断不一致的情况时,医疗机构应当构建层级化的协调程序。首先,必须严格守住法律底线,确保所有医疗行为都在法律框架内进行。其次,在合法合规的前提下,应当充分发挥伦理的引导作用,力求实现更高标准的医疗实践。这种协调机制的核心在于:既要维护法律的权威性,又要尊重伦理的专业性;既要确保医疗行为的合法性,又要追求医疗服务的人文性。通过建立这样的机制,医疗机构能够在复杂情境中作出更加全面、平衡的决策,既防范法律风险,又提升医疗质量。

医务人员需要同时具备法律意识与伦理素养,这是保障医疗质量的基础。医学教育应当将法律规范与伦理准则有机结合,培养"知法明德"的专业人才。在日常管理中,通过法律与伦理培训等形式,促进医务人员形成"法律是最低要求,伦理是更高追求"的职业认知,最终实现规范行医与人文关怀的有机统一。

临床试验"伦理场":挑战与抉择的交织地带

(1)临床试验的含义与研究价值

临床试验(clinical trial),指任何在人体(受试者或研究参与者)进行的药物系统性研究,以证实或揭示试验药物的作用、不良反应和(或)试验药物的吸收、分布、代谢和排泄,目的是确定试验药物的疗效与安全性。临床试验作为医学研究和药物开发的关键环节,其目的在于评估新药、新疗法或医疗设备的有效性和安全性,进而推动医学科学的进步和患者治疗方案的优化。然而,这一过程中涉及研究者、受试者、资助者等各方利益与伦理问题。

(2)临床试验实施中的伦理问题

1)知情同意的伦理问题

知情同意作为医学伦理的基石原则,其有效实施面临多重挑战:①知情同意的真实性存疑:受试者可能因不当诱导或信息不对称而作出非自愿决定,此类同意是无效的、不道德的;②知情同意的过程形式化:知情同意不单单是签署知情同意书,研究者和受试者要对试验的全部信息做充分的、可理解的交流;③知情同意缺乏连续性:当研究方案发生变化时,研究者必须及时通知受试者,重新获得知情同意;④特殊人群代理决策:对于无行为能力受试者(如儿童、精神障碍患者),其监护人的决策能力也成为问题;⑤紧急情况下的快速决策:在公共卫生危机等情况下,可能需要简化或加速知情同意程序,这种做法可能侵犯受试者的知情同意权,引发伦理争议。

2）研究设计的伦理问题

临床试验设计的基本原则包括随机、对照、盲法、重复,这些原则可以尽量避免各种主观因素的影响,保证研究结果的科学性和可靠性。然而,在这些原则的应用过程中也可能存在一些伦理问题:①随机分配与对照设计的道德难题:当存在标准治疗时,将受试者随机分配到接受次优治疗或安慰剂对照组,可能被视为不道德。这种安排让受试者承受了不必要的风险;②盲法实施的伦理障碍:双盲法是受试者和试验观察者都不知道是谁在使用试验药物,使患者不能知悉对自己治疗过程的全部信息。双盲法应严格遵循《赫尔辛基宣言》中的伦理要求,全力保障受试者的权益。

3）受试者招募的伦理问题

受试者招募存在伦理问题的根本原因是,在人体试验中,受试者与研究者的目标不同。受试者招募容易出现的问题包括:①受试者入选标准的伦理审查:受试者的选择应有明确的医学标准,不允许用非医学标准来选择或排除受试者;②对受试者的激励补偿不恰当的问题:对受试者参加试验的激励补偿应该是合理的补偿,要避免过度劝诱,避免削弱了受试者自由选择的能力;③弱势群体保护不足的问题:弱势群体,如儿童、老年人、贫困人群和少数民族等,在临床试验中往往处于更加脆弱的地位。他们可能因缺乏信息、经济能力或社会支持而更容易受到不公正待遇。

4）风险与受益评估的伦理问题

临床试验风险分为设计性风险与技术性风险。设计性风险主要源于研究方法本身;技术性风险涵盖身体、心理、社会和经济等多维度的潜在伤害。研究预期受益分为受试者层面、社会受益及科学层面。虽然从长远看三者具有统一性,但在具体研究实施中往往存在价值冲突。应特别注意对受试者利益的考虑必须高于对科学和社会利益的考虑,力求受试者最大程度受益和尽可能避免伤害。任何可能对受试者造成实质性伤害的研究方案都应被否决。

5）新兴研究模式的伦理挑战

随着数字健康技术的发展，去中心化临床试验（decentralized clinical trial，DCT）逐渐兴起。DCT是指在传统临床试验中心以外地点通过远程医疗和移动/本地医疗来执行部分或全部试验相关活动的临床试验。主要面临的伦理问题包括以下3个方面：①数据安全管理问题：DCT依赖于数字健康技术，如何确保数据在收集、传输和分析过程中的安全性和隐私保护，是亟待解决的问题；②参与者的招募与筛选：DCT虽然可以提高参与者的可及性和便利性，但也可能导致招募过程中的不公平现象；③监管法规的滞后性：当前监管法规对于DCT的实施尚存在滞后性，无法有效保障其高质量实施。

在临床试验的全过程中，必须始终坚持保护受试者原则、尊重受试者原则，确保科学价值与人文关怀的有机统一。这需要研究者、伦理委员会和监管机构共同努力，构建更加完善的临床试验伦理治理体系。

5 终末期"十字路口"：医学伦理的深度考量

（1）终末期患者治疗决策的基本内涵

随着医学技术的发展与社会伦理观念的变革，疾病终末期患者治疗决策所涉及的伦理学问题愈发凸显。疾病终末期患者，是指因疾病或伤残造成的，按合理的医学判断无论使用何种医疗措施都无法避免即将来临的死亡。如不进行生命支持，患者将在数小时或数日内死亡，且积极治疗后也无法逆转死亡的趋势。终末期状态的确认需要经科主任或副主任以上级别的医师主持病例讨论，必要时请相关专科医师共同会诊。在终末期患者的治疗决策过程中，必须严格遵循四大核心伦理原则：尊重、不伤害、有利及公正原则。

《疾病终末期医疗决策相关法律问题专家共识》中指出，终末期患者治疗决策的顺位应遵循以下原则：第一，患者本人，如患者本人因疾病无法作出医疗决策，可以通过事先签署的经认可的预先医疗决策文件（预先医疗决定书）作出决策；第二，患者依照法定形式确立的意定监护人；第三，患者依据特别授权委托的医疗代理人；第四，患者的近亲属依法对于疾病终末期患者作出医疗决策。

（2）预先医疗决定的实践困境

预先医疗决定，也称"生前预嘱""预先医疗指令"等，是指患者在意识清楚时，亦即具备完全民事行为能力时，以口头或书面形式为自己预先作出的医疗决定。其内容是一旦自己病情进入终末期、无法治疗、濒临死亡时，愿意接受或不接受何种医疗措施。以书面方式作出的预先医疗决定称之为"预先医疗决定书"。预先医疗决定作为患者自主权的延伸，在临床实践中面临诸多挑战，如预先医疗决定的真实性难以保证、不同医疗阶段对"终末期"的判定标准存在差异、家属意愿与患者先前表达可能发生冲突等。为了确保预先医疗决定的有效性，必须包含三个核心要素：对特定医疗情境的明确描述、对具体治疗选择的清晰表述，以及签署时的决策能力证明。

（3）文化因素对终末期患者治疗决策的影响

在我国医疗情境下，终末期治疗决策深受文化传统的影响。个人自主与家庭决策的权重存在差异，疾病告知方式的偏好不同，对死亡概念的理解也存在分歧。这些文化差异要求医务人员必须具备高度的文化敏感性，在病情告知时充分考虑患者的具体情况。通过高质量的沟通与支持，了解患者是否希望知晓病情、欲了解多少信息以及是否参与医疗决策，从而在维护患者权益的同时，尊重合理的家庭诉求，在专业判断与文化尊重之间寻求最佳平衡点。

（4）终末期患者治疗决策的伦理支持体系

完善的制度保障是终末期医疗伦理实践的基础。为此，需要建立医院伦理委员会的标准化运作流程，确保伦理决策的科学性和公正性；制订生命末期护理的质量控制指标，提升护理服务的质量和水平；加强医务人员的沟通技能培训体系，提高医务人员与患者及家属的沟通能力。特别需要强调的是，应建立跨机构的协作网络，实现预立医疗指示的电子化共享，确保患者意愿在不同医疗场景中得到连贯尊重。此外，持续的专业教育也至关重要，应涵盖姑息医学知识更新、伦理决策能力培养以及自我情绪管理等维度，全面提升终末期医疗的人文品质。

医务人员应深刻认识到，终末期患者的治疗决策不仅关乎医疗技术的运用，更涉及对患者尊严、自主权和生命价值的尊重。在面对终末期患者的治疗决策时，医务人员应秉持专业精神，以患者为中心，综合考虑医学、伦理、法律和文化等多方面因素，为患者提供最适宜的医疗照护。同时，社会各界也应共同努力，推动终末期医疗伦理的完善和发展，为终末期患者创造一个更加温暖、有尊严的医疗环境，让每一位患者在生命的最后阶段都能感受到人性的关怀与尊重。

6 医疗"警示灯"：法律责任与防范策略

（1）医疗事故的概念与分级

根据《医疗事故处理条例》第二条，医疗事故是指医疗机构及其医务人员在诊疗活动中，违反医疗卫生管理法律、行政法规、部门规章和诊疗护理规范、常规，过失造成患者人身损害的事故。

根据对患者人身造成的损害程度，医疗事故分为四级：

一级医疗事故：造成患者死亡、重度残疾的；

二级医疗事故：造成患者中度残疾、器官组织损伤导致严重功能障碍的；

三级医疗事故：造成患者轻度残疾、器官组织损伤导致一般功能障碍的；

四级医疗事故：造成患者明显人身损害的其他后果的。

（2）医疗事故的法律责任类型

1）民事责任：依据《民法典》第1218条至1224条，患者在诊疗活动中受到损害，医疗机构或者其医务人员有过错的，由医疗机构承担赔偿责任。主要体现为经济赔偿，包括医疗费、误工费、残疾赔偿金等。

2）行政责任：依据《医师法》第55条，违反法律、法规、规章或者执业规范，造成医疗事故或者其他严重后果的，由县级以上人民政府卫生健康主管部门责令改正，给予警告；情节严重的，责令暂停六个月以上一年以下执业活动直至吊销医师执业证书。

3）刑事责任：根据《刑法》第335条关于医疗事故罪及其处罚的规定，医务人员由于严重不负责任，造成就诊人死亡或者严重损害就诊人身体健康的，处三年以下有期徒刑或者拘役。

（3）医疗事故的预防措施

1）依法依规执业

①严格遵守规范：医疗机构及其医务人员在医疗活动中，必须严格遵守医疗卫生管理法律、行政法规、部门规章和诊疗护理规范、常规，恪守医疗服务职业道德；

②加强教育培训：医疗机构应当对其医务人员进行医疗卫生管理法律、行政法规、部门规章和诊疗护理规范、常规的培训和医疗服务职业道德教育。

2）完善质量监控

①设立监管机构：医疗机构应设置医疗服务质量监控部门或配备专（兼）职人员；

②明确监管职责：监督本机构的医务人员的医疗服务工作，检查医务人员执业情况，接受患者对医疗服务的投诉，向其提供咨询服务。

3）规范病历管理

①病历书写要求：医疗机构应当按照国务院卫生行政部门规定的要求，书写并妥善保管病历资料。因抢救急危患者，未能及时书写病历的，有关医务人员应当在抢救结束后6小时内据实补记，并加以注明；

②病历保管规范：严禁涂改、伪造、隐匿、销毁或者抢夺病历资料；

③病历复印制度：患者有权复印规定范围内的病历资料，医疗机构应提供复印服务并加盖证明印章，复印过程需患者在场。

4）保障患者知情权

在医疗活动中，医疗机构及其医务人员应当将患者的病情、医疗措施、医疗风险等如实告知患者，及时解答其咨询；但是，应当避免对患者产生不利后果。

5）建立应急预案

医疗机构应当建立医疗事故预防机制，制订医疗事故处理预案，预防医疗事故的发生，减轻医疗事故的损害。

医疗事故防范是系统工程，需要法律制度完善、医疗机构管理、医务人员自律、患者理性维权等多方协同，共同构建安全、和谐的医疗环境。

医疗纠纷"化解密码"：解锁法律解决的路径

（1）医疗纠纷解决的法律界定与部门职责划分

根据我国《医疗纠纷预防和处理条例》第二条，医疗纠纷是指医患双方因诊疗活动引发的争议。处理医疗纠纷，应当遵循公平、公正、及时的原则，实事求是，依法处理。卫生主管部门负责指导、监督医疗机构做好医疗纠纷的预防和处理工作，引导医患双方依法解决医疗纠纷；司法行政部门负责指导医疗纠纷人民调解工作；公安机关依法维护医疗机构治安秩序，查处、打击侵害患者和医务人员合法权益以及扰乱医疗秩序等违法犯罪行为；财政、民政、保险监督管理等部门和机构按照各自职责做好医疗纠纷预防和处理的有关工作。

（2）医疗纠纷的法律解决途径

国务院2018年出台的《医疗纠纷预防和处理条例》中第22条至44条，对医疗纠纷的处理做出了明确的规定。

1）发生医疗纠纷，医患双方可通过下列5种途径解决：

①双方自愿协商：协商解决应当在专门场所协商，不得影响正常医疗秩序。协商解决医疗纠纷应坚持自愿、合法、平等的原则，尊重当事人的权利，尊重客观事实。医患双方应当文明、理性表达意见和要求，不得有违法行为。协商确定赔付金额应当以事实为依据。医患双方经协商达成一致的，应当签署书面和解协议书；

②申请人民调解：由医患双方共同向医疗纠纷人民调解委员会提出申请。一方

申请调解的，医疗纠纷人民调解委员会在征得另一方同意后进行调解。医疗纠纷人民调解委员会应当自受理之日起30个工作日内完成调解。医患双方经人民调解达成一致的，医疗纠纷人民调解委员会应当制作调解协议书。调解协议书经医患双方签字或者盖章，人民调解员签字并加盖医疗纠纷人民调解委员会印章后生效；

③申请行政调解：医患双方申请行政调解应向医疗纠纷发生地县级人民政府卫生主管部门提出申请。主管部门自收到申请之日起5个工作日内作出是否受理的决定，应当自受理之日起30个工作日内完成调解。医患双方经卫生主管部门调解达成一致的，应当签署调解协议书；

④向人民法院提起诉讼：当事人协商、调解不成的医疗纠纷，可以依法向人民法院提起诉讼。当事人也可以直接向人民法院提起诉讼；

⑤法律、法规规定的其他途径。

2）发生医疗纠纷，医疗机构应当告知患者或者其近亲属下列事项：解决医疗纠纷的合法途径；有关病历资料、现场实物封存和启封的规定；有关病历资料查阅、复制的规定。患者死亡的，还应当告知其近亲属有关尸检的规定。

3）发生重大医疗纠纷的，医疗机构应当按照规定向所在地县级以上地方人民政府卫生主管部门报告。卫生主管部门接到报告后，应当及时了解掌握情况，引导医患双方通过合法途径解决纠纷。

4）医患双方应当依法维护医疗秩序，任何单位和个人不得实施危害患者和医务人员人身安全、扰乱医疗秩序的行为。

5）发生医疗纠纷，需要赔偿的，赔付金额依照法律的规定确定。

医疗纠纷预防需要构建多层次、全方位的防控体系。在医疗机构层面，应当重点完善投诉管理制度，建立健全风险预警机制。此外，应积极推行医疗责任保险制度，通过保险机制分散医疗风险；在医务人员层面，必须遵守诊疗规范和操作规程，要规范病历书写，同时加强医患沟通能力，建立和谐的医患关系；在患者层面，帮助患者理性认识医疗风险，引导患者依法维护自身合法权益，指导患者选择调解、诉讼等正当纠纷解决途径。

8 医疗"安全盾":合规管理与风险防控

(1)医院合规的基本内涵

医院合规是指医院根据有关法律法规、医学伦理原则和医院运行规律,依法对医院运营全过程开展独立的合规性审查,识别、防范、化解风险,保障医院可持续良性发展的专门体系和专门活动,是现代医院的重要治理方式。2023年江苏省卫生法学会发布了我国首个《医院合规管理指南》,该指南倡导医院应用法治思维和法治方式合法、规范运营,不断提升医院依法决策、依法管理、依法运行水平,增强医院安全与风险意识,提高医院危机识别、防范、化解能力,推动健全和落实现代医院管理制度。

(2)医院合规管理的基本原则

1)忠实法律原则:医院合规必须严格忠实于法律、法规、规章等规定。

2)身份中立原则:医院合规部门保证不因部门、个人利益偏离忠实职责和依法治院目标。

3)全面合规原则:建立健全事前预防、事中处置、事后补救的工作模式。

4)符合伦理原则:对于医学研究、新技术新项目的开展、医疗技术临床应用的准入、基于循证医学的药品说明书外临床应用等应接受伦理约制的事项。

5)风险隔离原则:建立健全合理区分单位责任、领导责任、个人责任的风险隔离机制。

6)持续更新原则:适时跟踪法律、法规、规章的立改废释,及时应对医院运行中出现的新问题、新隐患、新风险,并向本单位和有关部门提出合理化建议。

(3)医院合规管理的主要内容

1)合法性:主要审查合规对象是否符合法律、法规、规章的规定,是否符合党和国家的方针、政策,是否符合"三重一大""院务公开"等要求。

2)伦理性:主要审查合规对象是否符合医学伦理原则、规范要求。

3)合理性：主要审查合规对象是否符合医院章程，是否保持了政策的连续性、稳定性和协调性。

（4）医院合规管理的种的风险控制

1）医院风险识别：医院合规部门应当组织人员按照医院运行实际情况开展医院风险识别研究，梳理本单位风险点，并提出防控建议。

2）风险教育：医院应当建立案件评析制度，对建议、投诉、纠纷、诉讼案件、行政处罚案件、刑事案件等开展评析、宣教。

3）风险提示与跟踪合规：医院合规部门应当就合规事项专门列出风险节点、风险时段清单，提请职能部门和临床医技科室关注、防范；必要时，医院合规部门主动开展跟踪合规。

4）高风险部门合规：医院合规部门应当对药品、设备、基建、财务等高风险部门主动提供风险防范建议、培训等合规服务。

5）高风险领域合规：新技术、新项目准入；涉及人的生命科技、医学研究；数据、个人信息、隐私与网络安全；医疗文书模版制订；群体性医疗损害责任事件；招标采购；融资、捐赠；人事（劳动）聘用；院务公开、广告；知识产权转让和许可实施等科技成果研发与转化；财务报销和税务；社会保险基金使用；污染防控和环境保护；员工职业危害因素防范、医院感染控制；对外合作。

医疗机构合规管理是现代医院治理体系的核心内容，其本质是通过系统化的制度建设确保医疗活动全流程符合法律法规和医学伦理要求。医疗机构应当通过制度建设与信息化手段相结合，持续提升合规管理效能，最终实现医疗质量提升与风险防范的双重目标，为"健康中国"建设提供坚实保障。